肛肠疾病图谱

不可忽视的
直肠肛门外科疾病

著：（日）稻次 直树

主译：张　宏　王晓锋

北方联合出版传媒（集团）股份有限公司
辽宁科学技术出版社
沈阳

Authorized translation from the Japanese Journal, entitled
「おしりの病気」アトラス [Web 動画付] 見逃してはならない直腸肛門部疾患
ISBN 978-4-260-03955-0
著：稲次 直樹
Published by IGAKU-SHOIN LTD., TOKYO Copyright© 2019

图书在版编目（CIP）数据

肛肠疾病图谱：不可忽视的直肠肛门外科疾病 /
（日）稻次直树著；张宏，王晓锋主译 . — 沈阳：辽宁科学技术出版社，2022.12
ISBN 978-7-5591-2659-7

Ⅰ . ①肛… Ⅱ . ①稻… ②张… ③王… Ⅲ . ①肛门疾病—图谱②肠疾病—图谱 Ⅳ . ① R574-64

中国版本图书馆 CIP 数据核字（2022）第 151888 号

出版发行：辽宁科学技术出版社
（地址：沈阳市和平区十一纬路 25 号　邮编：110003）
印 刷 者：辽宁新华印务有限公司
经 销 者：各地新华书店
幅面尺寸：210mm×285mm
印　　张：15.5
插　　页：4
字　　数：400 千字
出版时间：2022 年 12 月第 1 版
印刷时间：2022 年 12 月第 1 次印刷
责任编辑：凌　敏
封面设计：刘　彬
版式设计：袁　舒
责任校对：卢山秀　刘　庶

书　　号：ISBN 978-7-5591-2659-7
定　　价：198.00 元

联系电话：024-23284363
邮购热线：024-23284502
E-mail:lingmin19@163.com
http://www.lnkj.com.cn

●著者简介

稲次 直樹（いなつぎ　なおき）

1963 年	大阪府立高津高等学校卒業
1970 年	奈良県立医科大学卒業
	奈良県立医科大学第一外科入職（現 消化器・総合外科）
1986 年	奈良県救命救急センター入職（医長）
1988 年	医療法人健生会土庫病院入職（副院長）
	奈良県立医科大学第一外科学教室（非常勤講師）
	健生会土庫病院 奈良大腸肛門病センター（所長）
2002 年	特定医療法人健生会理事長
2013 年	社会医療法人健生会名誉理事長　　　現在に至る

● 作者名单

执笔者

社会医疗法人健生会土库病院
奈良大肠肛门病センター

吉川周作，増田　勉，内田秀樹，
中尾　武，樫塚久記，山岡健太郎，
下林孝好，稲垣水美，横尾貴史，
岡本光平

同病院麻酔科

栗崎　基

同病院病理診断科

宮沢善夫，榎本泰典

共同研究者

奈良県立医科大学消化器・総合外科

小山文一，久下博之，横谷倫世，
福岡晃平，松本弥生，庄　雅之

奈良県西和医療センター外科・消化器外科

石川博文

済生会奈良病院外科

寺内誠司

南奈良総合医療センター外科（消化器・総合）

植田　剛

東神戸病院消化器外科・肛門外科

髙村寿雄

吉田病院消化器内視鏡・IBD センター

藤井久男，岡本　撤，大野　隆

松本協立病院外科・肛門外科

冨田礼花，福澤俊昭，小松健一，
佐野達夫，具志堅　進

京都民医連中央病院肛門外科

川島市郎，松田直樹

健和会病院内科・外科

塚平俊久，本田晴康

西の京病院外科

櫻井隆久

渡邉内科外科クリニック

渡邉　巌

黒川梅田診療所

黒川彰夫

介護老人保健施設なごみだいら

増田芳夫

大阪肛門科診療所

佐々木みのり，佐々木　巌

前田病院外科

香山浩司

やまぐちクリニック

山口貴也

榎本医院

榎本泰三

まつおかクリニック

松岡正樹

なかむら胃腸肛門クリニック

中村浩一

伊藤医院

伊藤太祐

はた医院

畑　芳樹

● 译者名单

主译

张　宏　王晓锋

译者（按姓氏笔画排序）

马　跃　　中国医科大学附属盛京医院普通外科结直肠肿瘤外科

马　楠　　鞍山市中心医院胃肠外科

王晓锋　　中国中医科院广安门医院肛肠科

卢　钰　　中国医科大学附属盛京医院普通外科结直肠肿瘤外科

刘欣宇　　中国医科大学附属盛京医院普通外科结直肠肿瘤外科

刘彦伯　　中国医科大学附属盛京医院普通外科结直肠肿瘤外科

刘鼎盛　　中国医科大学附属盛京医院普通外科结直肠肿瘤外科

关　健　　沈阳市苏家屯区中心医院胃肠外科

孙华屹　　中国医科大学附属盛京医院普通外科结直肠肿瘤外科

李　军　　中国中医科学院北京广安门医院普外科

李泽宇　　中国医科大学创新学院

李泽阳　　中国医科大学附属盛京医院普通外科结直肠肿瘤外科

李　博　　鞍钢集团公司总医院胃肠外科

吴　周　　中国科学院大学宁波华美医院肛肠外科

张　宏　　中国医科大学附属盛京医院普通外科结直肠肿瘤外科

张　鹏　　沈阳市 242 医院普外科

张　煜　　中国医科大学附属盛京医院普通外科结直肠肿瘤外科

武　昊　　中国医科大学附属盛京医院普通外科结直肠肿瘤外科

赵智超　　沈阳医学院附属中心医院普外科

赵　鑫　　中国医科大学附属盛京医院普通外科结直肠肿瘤外科

姜　鹏　　辽宁省肿瘤医院结直肠外科

徐　朔　　中国医科大学附属盛京医院普通外科结直肠肿瘤外科

郭释琦　　中国医科大学附属盛京医院普通外科结直肠肿瘤外科

崔明明　　中国医科大学附属盛京医院普通外科结直肠肿瘤外科

智建文　　中国中医科学院广安门医院肛肠科

谢振年　　中国中医科学院西苑医院肛肠科

阚诗轩　　中国医科大学附属盛京医院普通外科结直肠肿瘤外科

主译

张宏，男，教授，主任医师，医学博士，硕士研究生导师。中国医科大学附属盛京医院结肠直肠肿瘤外科主任。曾留学日本金泽医科大学一般消化器外科，在美国、德国、英国等多所大学医学院访问交流。主持及参与部省级课题七项。发表SCI及核心期刊论文50余篇。主编《腹腔镜结直肠手术经验与技巧》，主译《直肠肛门外科手术操作要领与技巧》《腹腔镜下大肠癌手术》《腹腔镜下大肠切除术》《腹腔镜上消化道标准手术》《腹腔镜下消化道标准手术》《日本静

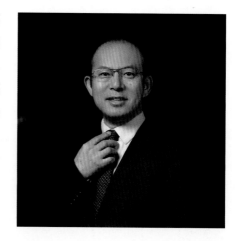

冈癌中心大肠癌手术》《腹腔镜结直肠癌手术》《美国结直肠外科医师学会结直肠外科学》《下消化道癌标准手术图谱》《不可忽视的直肠肛门外科疾病》《直肠癌的现代治疗方法》十一部著作，副主编《结直肠肿瘤腹腔镜手术学–新理念、新技术》《临床造口学》《肿瘤营养治疗手册》《腹腔镜右半结肠切除术–技术与理念》四部著作，参编参译十余部著作。《中华胃肠外科杂志》《中华结直肠疾病电子杂志》通讯编委，《手术电子杂志》《世界华人消化杂志》《中国医刊杂志》《医学参考报肿瘤学频道》编委。率领团队获得2019年中国外科周"第二届结直肠外科精英团队临床技能邀请赛"大赛团体总冠军、最佳辩手奖、最佳营养能手奖三项大奖。荣获2021年度辽宁最美科技工作者称号。

主译

王晓锋，男，主任医师，教授，医学博士，博士生导师，博士后导师，中国中医科学院广安门医院肛肠科副主任。社会兼职：美国结直肠外科医师协会（ASCRS）会员，中国中西医结合学会大肠肛门病委员会青年委员会副主任委员，中国中医药信息研究会肛肠分会常务理事。

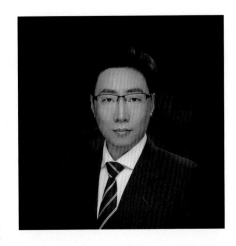

中国民族医药学会肛肠分会常务理事，北京肛肠学会中心医院腔镜委员会秘书长、青年委员会副主任委员，北京整合医学会大肠肛门病分会副主任委员，国家自然科学基金委员会评审专家。主持国家自然科学基金课题1项，北京市自然科学基金课题1项，中国中医科学院科技创新工程项目1项，参与各级课题10余项。发表核心期刊论文40余篇，其中SCI论文5篇，参编专著2部。2008年度中国中医科学院科技进步三等奖1项。2021年度中华中医药学会科技进步三等奖1项。

序言

有助于综合诊疗科、消化内科、大肠内镜科、消化外科、普通外科、肛肠科等科室实际诊疗的《肛肠疾病图谱：不可忽视的直肠肛门外科疾病》出版了。我感到无比的高兴。在这里感谢引导我学习下消化道学的恩师，已故的奈良县立医科大学名誉教授白鸟常男的指导，我想把本书献给白鸟常男教授。

本书的编写目的是什么？

从日本国内直肠肛门疾病的发展来看，伴随着大肠癌、炎症性肠病及老年性排便障碍的发生率增高，多种多样的肛门疾病有着显著增加的趋势。尽管这些疾病的症状相似，但从良性疾病到恶性疾病具有多样性，对下消化道、肛门疾病的诊断和治疗，都超出了大肠外科医生和肛肠科医生的诊疗认知，涉及综合诊疗科医生、消化内科医生、大肠内镜科医生、普通外科医生等。

我在过去的半个世纪，进行了结肠镜检查和治疗工作，掌握了大肠、肛门疾病的内科治疗和外科治疗。其中，现有的治疗直肠肛门疾病的直肠外科医生、肛门科医生已经无法在诊疗中满足患者的需求，在这样的时代，这种想法越来越强烈。因此，我产生了出版一本有助于医生正确诊断与治疗肛门疾病的病例图谱的想法，这样有助于早期发现直肠肛门恶性肿瘤并早期进行治疗。同时，我也希望借此机会展示我们团队的临床研究成果。当这样的想法交集在一起时，我们便开始了书籍出版的准备工作。

本书不局限于"最新的""详细的"等内容，希望在日常诊疗中起到辅助作用，主要从日常病例中筛选直肠肛门疾病，以展示"一目了然的诊断图像"为目标，在本书的撰写过程中我得到了很多协作者、共同研究者的帮助，在此表示衷心感谢！希望本书真正有助于日常诊疗，为尽可能多的患者带来福音。

社会医療法人健生会名誉理事長

健生会土庫病院　奈良大腸肛門病センター

稻次 直树

2019 年 11 月

目录

不同疾病特征图像列表

肛周皮肤病变（1）······················002

肛周皮肤病变（2）······················004

肛周突起性病变·······················006

肛周瘘口性病变·······················008

肛周溃疡性病变·······················010

肛周癌性病变························012

肛门脱出性病变·······················014

用内镜观察的肛管病变····················016

内镜观察直肠黏膜下肿瘤样疾病···············018

内镜观察直肠炎症性疾病···················020

内镜反转观察直肠肛门部病变················022

肛门镜下的肛门病变·····················024

直肠内异物、肛门外伤病例·················026

第 I 篇　直肠肛门疾病基本诊疗

01　直肠肛门的解剖、内镜图像、切除标本和病理组织图像······030

02　器质性直肠肛门疾病·····················034

03　直肠肛门的检查·······················035

　1　直肠肛门检查的顺序····················035

　2　问诊··························036

　　2.1　慢性便秘和直肠肛门疾病···············038

　　2.2　肛门失禁和直肠肛门疾病···············042

　3　肛门视诊、指诊、触诊、肛门镜检查············044

　　3.1　肛门视诊·····················044

　　3.2　肛门指诊、触诊··················045

　　3.3　肛门镜检查····················047

　4　直肠肛门部的内镜检查··················050

　5　肛门疾病的内镜影像···················052

　6　排粪摄影法·······················054

7 放射线非穿透性标记物的使用方法简便的
消化道传输功能检查 056

8 排便造影检查 058

9 直肠肛门测压检查 060

10 肛管超声检查 061

04 肛门疾病的治疗药物——内服药和外用药 062

05 抗血栓用药的情况 064

06 直肠肛门疾病检查、治疗的麻醉方法 065

07 直肠肛门病变局部切除术 066

08 内镜下对直肠肛门病变的黏膜下剥离术（ESD） 068

第Ⅱ篇 直肠肛门疾病图谱

肛门疾病

01 皮赘、外痔 072

02 内痔 075

03 肛裂、肛门息肉、皮赘 087

04 肛周脓肿 093

05 肛瘘 100

06 肛门皮肤疾病 107

直肠、肛门疾病

07 直肠肛门静脉曲张 110

08 直肠黏膜脱垂综合征 111

09 直肠脱垂 113

肛门、臀部疾患

10 臀部慢性脓皮病 119

11 藏毛窦 121

12 Fournier综合征 123

炎症性疾病

13 克罗恩病 125

14 溃疡性结肠炎 139

15 其他直肠肛门炎症性疾病 151

性传播疾病

16 肛门部性传播疾病 ——————————————————— 157

药物相关性病变

17 药物相关性病变 ————————————————————— 164

囊肿性疾病

18 囊肿性疾病 —————————————————————— 167

良性肿瘤

19 良性肿瘤 ——————————————————————— 172

恶性肿瘤

20 恶性肿瘤 ——————————————————————— 181
   1 恶性肿瘤的概要 ——————————————————— 181
   2 腺癌 ——————————————————————— 182
   3 肛门腺癌 ————————————————————— 184
   4 肛管内分泌细胞癌 —————————————————— 187
   5 恶性黑色素瘤 ——————————————————— 188

21 肛门周围的恶性肿瘤 ————————————————— 189
   1 肛周paget病（肛门周围湿疹样癌） —————————— 189
   2 原位鳞状细胞癌（Bowen病） ———————————— 192
   3 基底细胞癌（基底细胞上皮瘤、基底细胞瘤） ————— 194
   4 肛瘘癌 —————————————————————— 195
   5 直肠类癌 ————————————————————— 197

22 其他直肠肛门癌 —————————————————— 200
   1 类基底细胞癌 ——————————————————— 200
   2 肛管鳞癌 ————————————————————— 201
   3 转移性肛管癌 ——————————————————— 201
   4 放射线诱发的大肠癌 ———————————————— 203
   5 肛管GIST（胃肠间质瘤） —————————————— 204

23 其他直肠肛门肿瘤性病变 —————————————— 207
   1 直肠MALT淋巴瘤 ————————————————— 207
   2 直肠恶性淋巴瘤 —————————————————— 208
   3 恶性末梢神经鞘瘤 ————————————————— 209

24 导致息肉的遗传性疾病 ·································211

　　1 peutz-jeghers综合征（黑色素沉着–息肉综合征）········212

　　2 Cowden病（多发性错构瘤综合征）·················213

　　3 Cronkhite–Canada综合征

　　　（息肉–色素沉着–脱发–指甲营养不良综合征）·········214

　　4 家族性大肠息肉病 ······························215

异物、外伤

25 直肠内异物 ·····································216

26 肛门直肠外伤 ···································218

27 直肠阴道瘘 ·····································221

第Ⅲ篇　问与答

内科医生、内镜医生想知道的问与答 ·····················224

【附录】患者、医生之间对疾病的认识的不同！"肛门疾病问诊表"·····231

结束语 ···235

观看视频方法

　　本书中的视频收录了大量肛肠疾病诊疗视频。要观看视频需要微信扫描下方二维码。此为一书一码，为避免错误扫描导致视频无法观看，此二维码提供两次扫描机会，扫描两次后，二维码不再提供免费观看视频机会。购买本书的读者，一经扫描，即可免费观看本书视频。该视频受版权保护，如因操作不当引起的视频不能观看，本出版社均不负任何责任。切记，勿将二维码分享给别人，以免失去自己的免费观看视频机会。操作方法请参考视频使用说明。

视频使用说明

　　扫描二维码即可直接观看视频。视频下有目录，点击目录可以进入相关视频的播放页面直接观看。

不同疾病特征
图像列表

肛周皮肤病变（1）

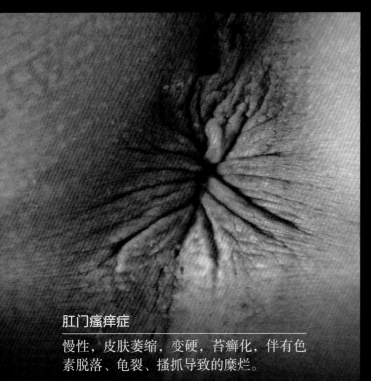

肛门瘙痒症

慢性，皮肤萎缩，变硬，苔癣化，伴有色素脱落、龟裂、搔抓导致的糜烂。

☞ p.107（Ⅱ−06 肛门皮肤疾病）

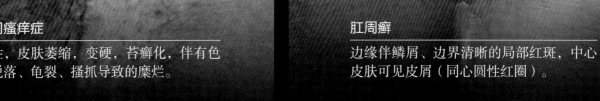

肛周癣

边缘伴鳞屑、边界清晰的局部红斑，中心皮肤可见皮屑（同心圆性红圈）。

☞ p.108（Ⅱ−06 肛门皮肤疾病）

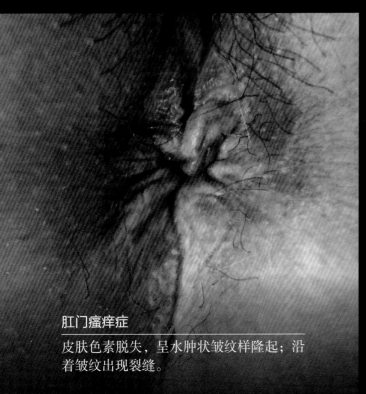

肛门瘙痒症

皮肤色素脱失，呈水肿状皱纹样隆起；沿着皱纹出现裂缝。

☞ p.107（Ⅱ−06 肛门皮肤疾病）

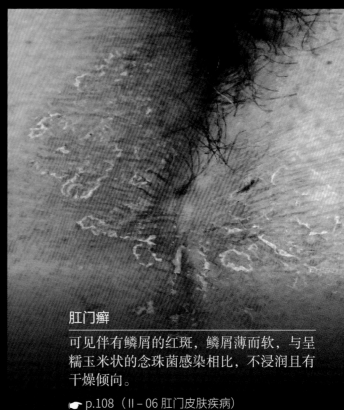

肛门癣

可见伴有鳞屑的红斑，鳞屑薄而软，与呈糯玉米状的念珠菌感染相比，不浸润且有干燥倾向。

☞ p.108（Ⅱ−06 肛门皮肤疾病）

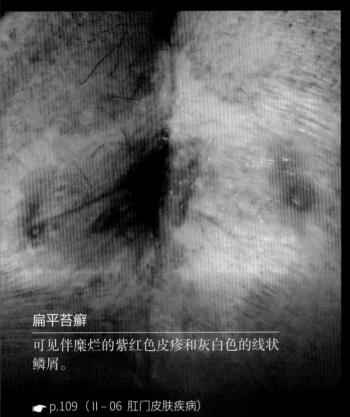

扁平苔癣

可见伴糜烂的紫红色皮疹和灰白色的线状鳞屑。

☞ p.109（Ⅱ-06 肛门皮肤疾病）

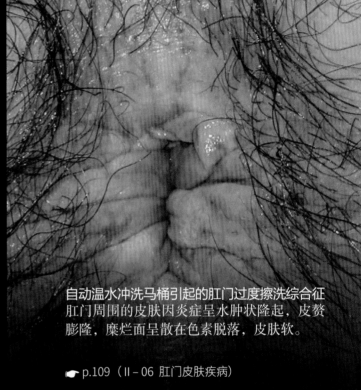

自动温水冲洗马桶引起的肛门过度擦洗综合征

肛门周围的皮肤因炎症呈水肿状隆起，皮赘膨隆，糜烂面呈散在色素脱落，皮肤软。

☞ p.109（Ⅱ-06 肛门皮肤疾病）

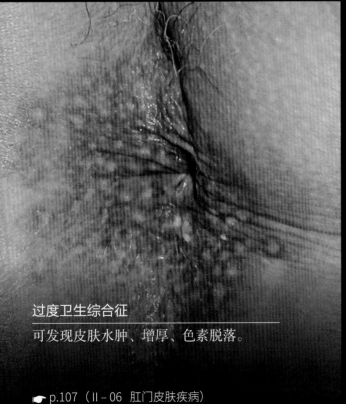

过度卫生综合征

可发现皮肤水肿、增厚、色素脱落。

☞ p.107（Ⅱ-06 肛门皮肤疾病）

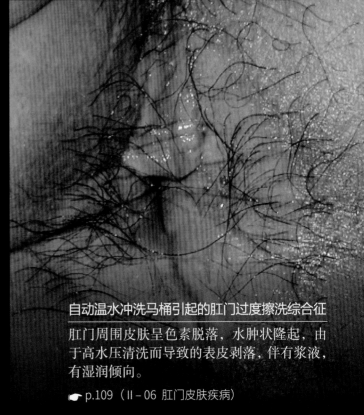

自动温水冲洗马桶引起的肛门过度擦洗综合征

肛门周围皮肤呈色素脱落，水肿状隆起，由于高水压清洗而导致的表皮剥落，伴有浆液，有湿润倾向。

☞ p.109（Ⅱ-06 肛门皮肤疾病）

肛周皮肤病变（2）

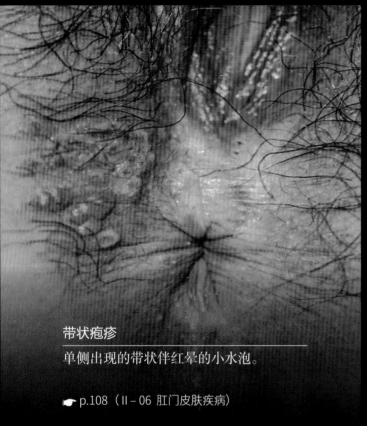

带状疱疹

单侧出现的带状伴红晕的小水泡。

☞ p.108（Ⅱ－06 肛门皮肤疾病）

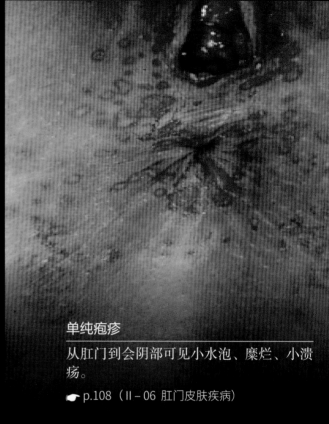

单纯疱疹

从肛门到会阴部可见小水泡、糜烂、小溃疡。

☞ p.108（Ⅱ－06 肛门皮肤疾病）

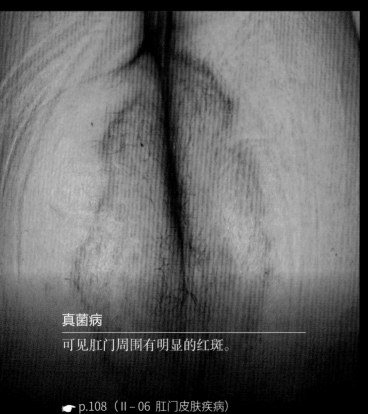

真菌病

可见肛门周围有明显的红斑。

☞ p.108（Ⅱ－06 肛门皮肤疾病）

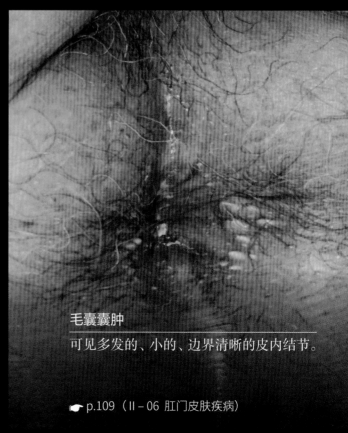

毛囊囊肿

可见多发的、小的、边界清晰的皮内结节。

☞ p.109（Ⅱ－06 肛门皮肤疾病）

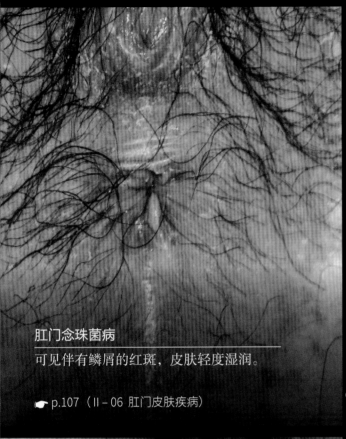

肛门念珠菌病

可见伴有鳞屑的红斑，皮肤轻度湿润。

☞ p.107（Ⅱ-06 肛门皮肤疾病）

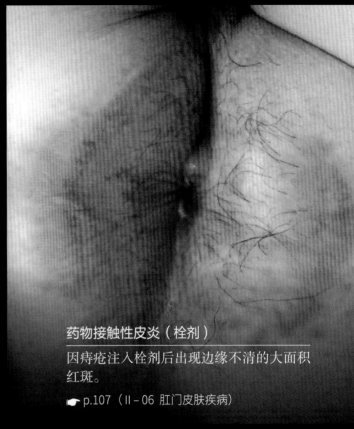

药物接触性皮炎（栓剂）

因痔疮注入栓剂后出现边缘不清的大面积红斑。

☞ p.107（Ⅱ-06 肛门皮肤疾病）

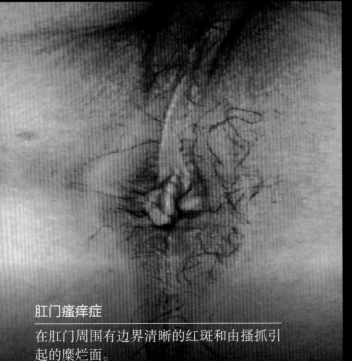

肛门瘙痒症

在肛门周围有边界清晰的红斑和由搔抓引起的糜烂面。

☞ p.107（Ⅱ-06 肛门皮肤疾病）

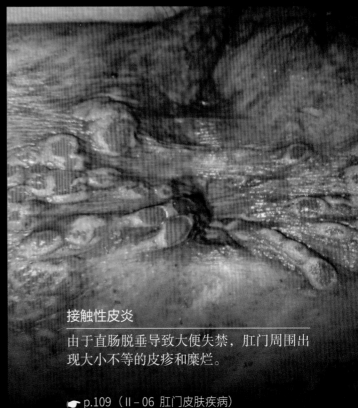

接触性皮炎

由于直肠脱垂导致大便失禁，肛门周围出现大小不等的皮疹和糜烂。

☞ p.109（Ⅱ-06 肛门皮肤疾病）

肛周突起性病变

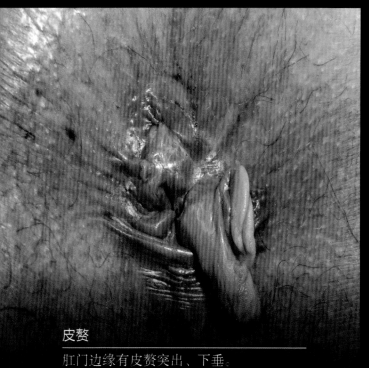

皮赘

肛门边缘有皮赘突出、下垂。

☞ p.72（Ⅱ-01 皮赘、外痔）

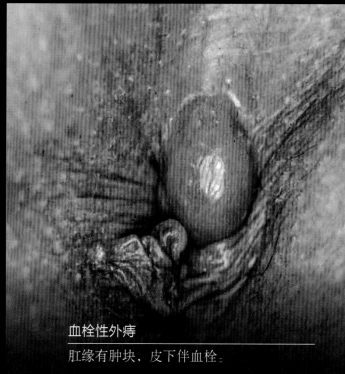

血栓性外痔

肛缘有肿块，皮下伴血栓。

☞ p.74（Ⅱ-01 皮赘、外痔）

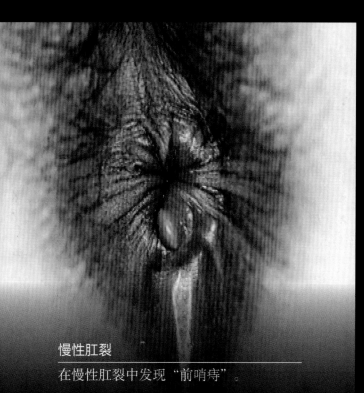

慢性肛裂

在慢性肛裂中发现"前哨痔"。

☞ p.87（Ⅱ-03 肛裂、肛门息肉、皮赘）

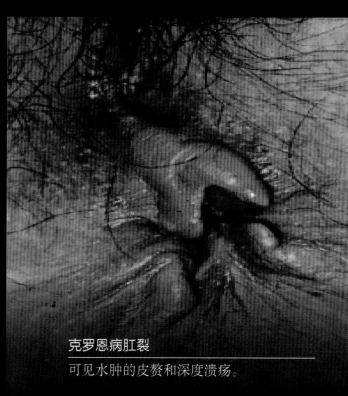

克罗恩病肛裂

可见水肿的皮赘和深度溃疡。

☞ p.130（Ⅱ-13 克罗恩病）

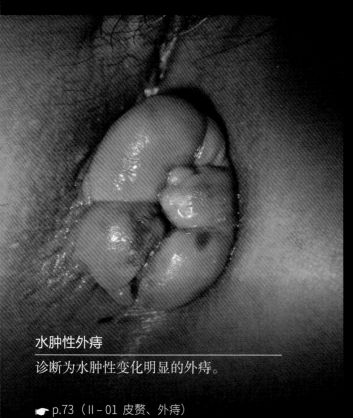

水肿性外痔

诊断为水肿性变化明显的外痔。

☛ p.73（Ⅱ-01 皮赘、外痔）

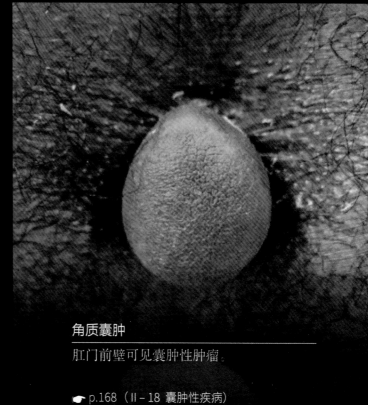

角质囊肿

肛门前壁可见囊肿性肿瘤。

☛ p.168（Ⅱ-18 囊肿性疾病）

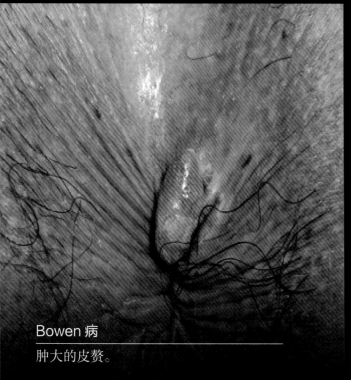

Bowen 病

肿大的皮赘。

☛ p.193（Ⅱ-21 肛门周围的恶性肿瘤）

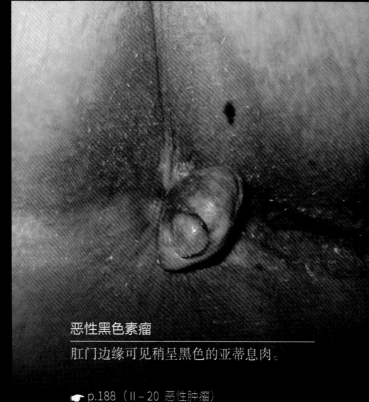

恶性黑色素瘤

肛门边缘可见稍呈黑色的亚蒂息肉。

☛ p.188（Ⅱ-20 恶性肿瘤）

肛周瘘口性病变

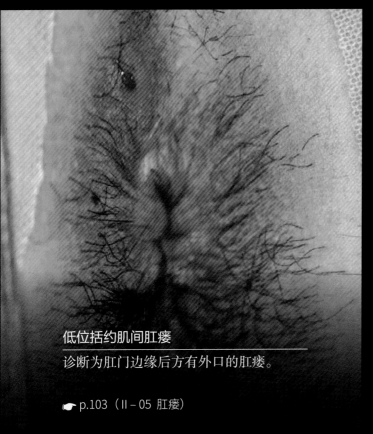

低位括约肌间肛瘘

诊断为肛门边缘后方有外口的肛瘘。

☛ p.103（Ⅱ - 05 肛瘘）

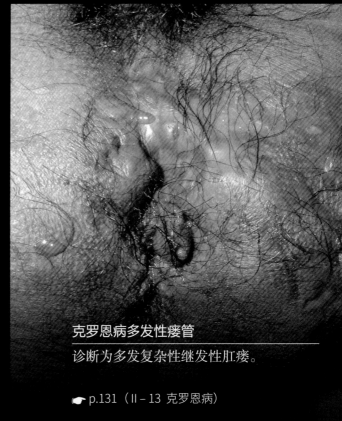

克罗恩病多发性瘘管

诊断为多发复杂性继发性肛瘘。

☛ p.131（Ⅱ - 13 克罗恩病）

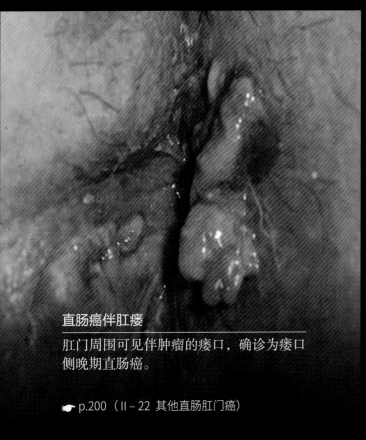

直肠癌伴肛瘘

肛门周围可见伴肿瘤的瘘口，确诊为瘘口侧晚期直肠癌。

☛ p.200（Ⅱ - 22 其他直肠肛门癌）

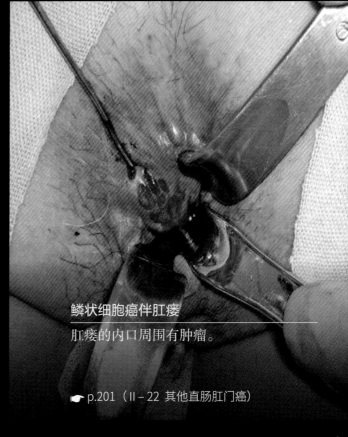

鳞状细胞癌伴肛瘘

肛瘘的内口周围有肿瘤。

☛ p.201（Ⅱ - 22 其他直肠肛门癌）

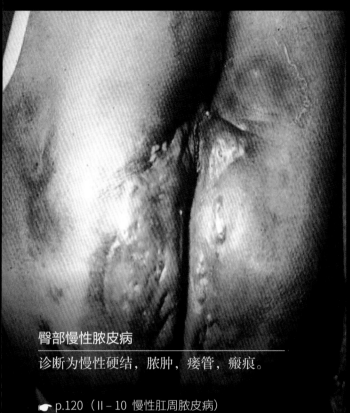

臀部慢性脓皮病

诊断为慢性硬结，脓肿，瘘管，瘢痕。

☛ p.120 （Ⅱ-10 慢性肛周脓皮病）

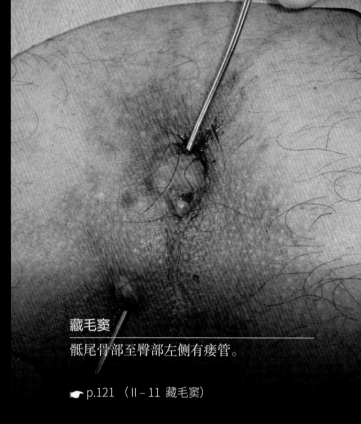

藏毛窦

骶尾骨部至臀部左侧有瘘管。

☛ p.121 （Ⅱ-11 藏毛窦）

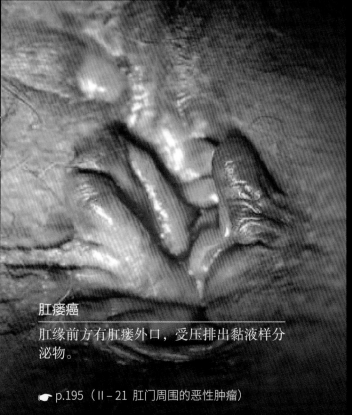

肛瘘癌

肛缘前方有肛瘘外口，受压排出黏液样分泌物。

☛ p.195 （Ⅱ-21 肛门周围的恶性肿瘤）

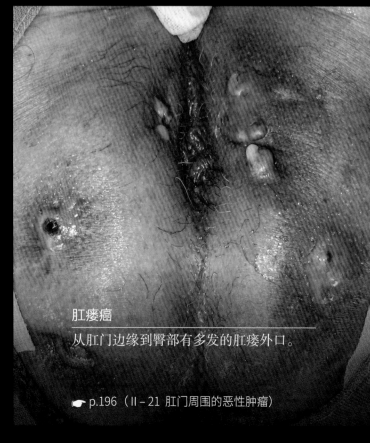

肛瘘癌

从肛门边缘到臀部有多发的肛瘘外口。

☛ p.196 （Ⅱ-21 肛门周围的恶性肿瘤）

肛周溃疡性病变

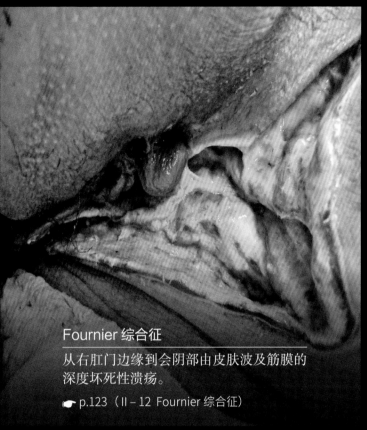

Fournier 综合征

从右肛门边缘到会阴部由皮肤波及筋膜的深度坏死性溃疡。

☞ p.123（Ⅱ－12 Fournier 综合征）

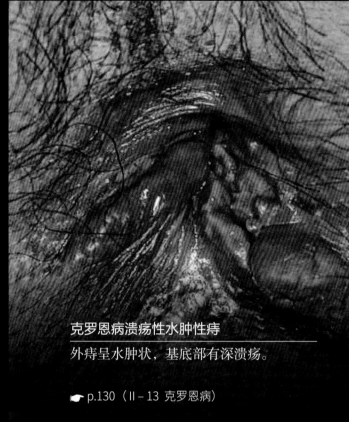

克罗恩病溃疡性水肿性痔

外痔呈水肿状，基底部有深溃疡。

☞ p.130（Ⅱ－13 克罗恩病）

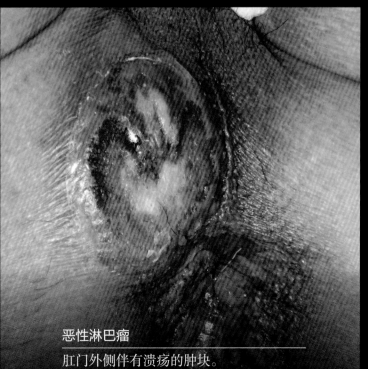

恶性淋巴瘤

肛门外侧伴有溃疡的肿块。

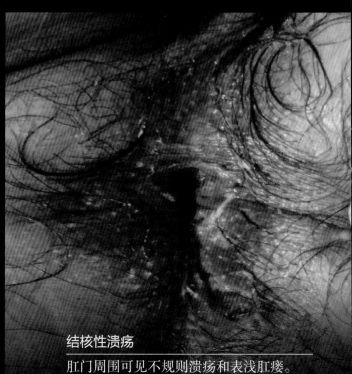

结核性溃疡

肛门周围可见不规则溃疡和表浅肛瘘。

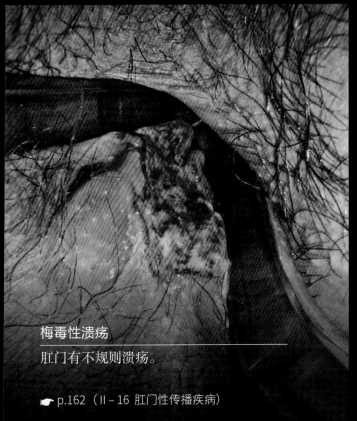

梅毒性溃疡

肛门有不规则溃疡。

☛ p.162（Ⅱ－16 肛门性传播疾病）

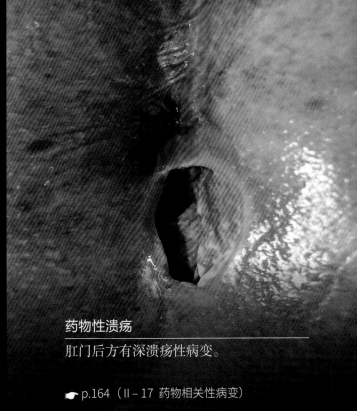

药物性溃疡

肛门后方有深溃疡性病变。

☛ p.164（Ⅱ－17 药物相关性病变）

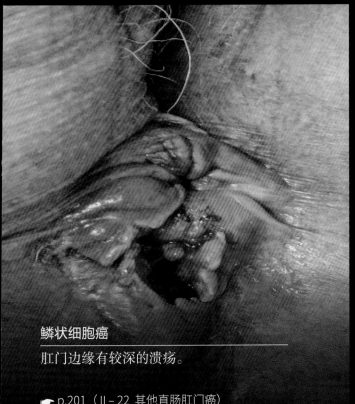

鳞状细胞癌

肛门边缘有较深的溃疡。

☛ p.201（Ⅱ－22 其他直肠肛门癌）

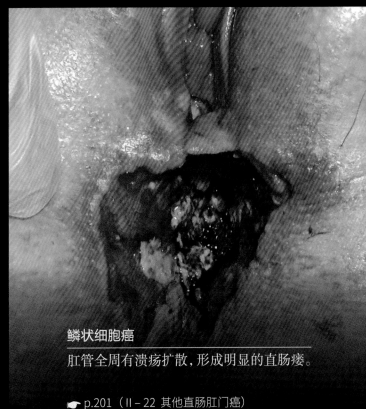

鳞状细胞癌

肛管全周有溃疡扩散，形成明显的直肠瘘。

☛ p.201（Ⅱ－22 其他直肠肛门癌）

肛周癌性病变

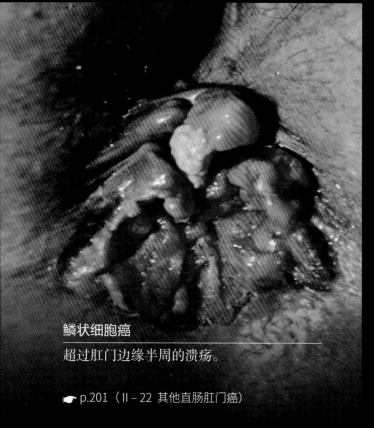

鳞状细胞癌

超过肛门边缘半周的溃疡。

☛ p.201（Ⅱ-22 其他直肠肛门癌）

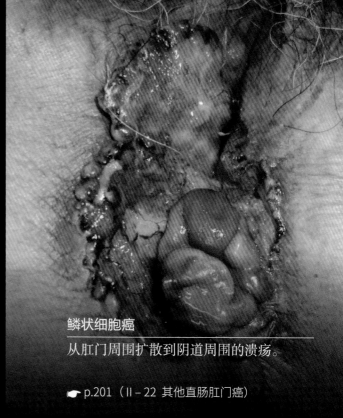

鳞状细胞癌

从肛门周围扩散到阴道周围的溃疡。

☛ p.201（Ⅱ-22 其他直肠肛门癌）

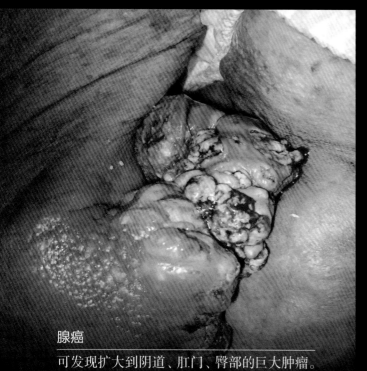

腺癌

可发现扩大到阴道、肛门、臀部的巨大肿瘤。

☛ p.182（Ⅱ-20 恶性肿瘤）

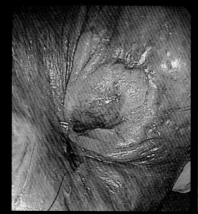

腺癌

从肛管向外扩张的溃疡。

☛ p.182（Ⅱ-20 恶性肿瘤）

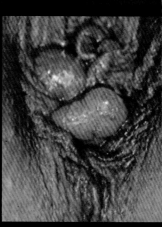

腺癌

晚期直肠癌的肛侧暴露至肛门外。

☛ p.182（Ⅱ-20 恶性肿瘤）

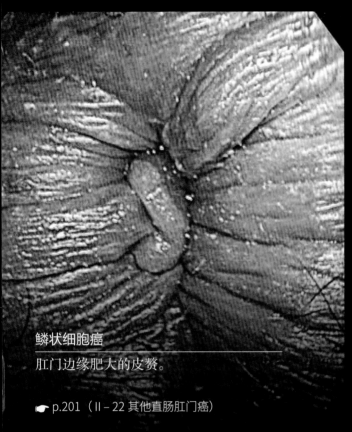

鳞状细胞癌

肛门边缘肥大的皮赘。

☞ p.201（Ⅱ－22 其他直肠肛门癌）

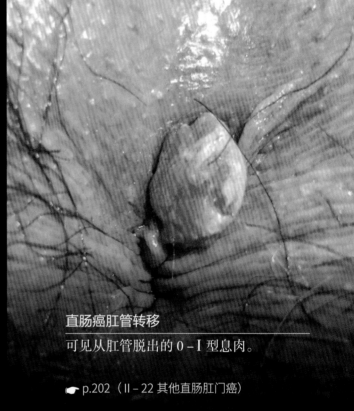

直肠癌肛管转移

可见从肛管脱出的 0－Ⅰ型息肉。

☞ p.202（Ⅱ－22 其他直肠肛门癌）

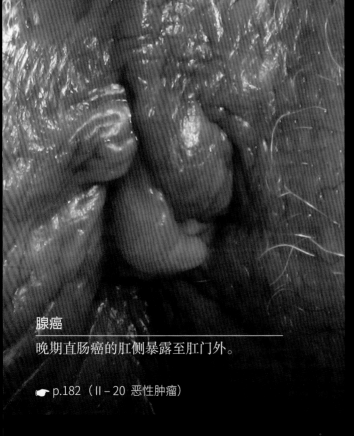

腺癌

晚期直肠癌的肛侧暴露至肛门外。

☞ p.182（Ⅱ－20 恶性肿瘤）

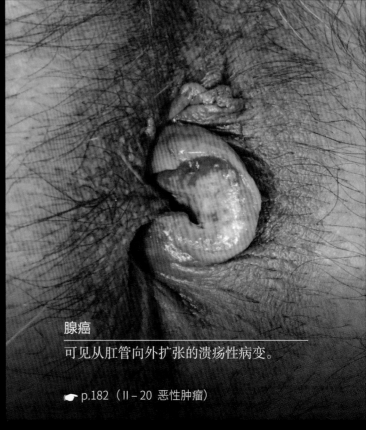

腺癌

可见从肛管向外扩张的溃疡性病变。

☞ p.182（Ⅱ－20 恶性肿瘤）

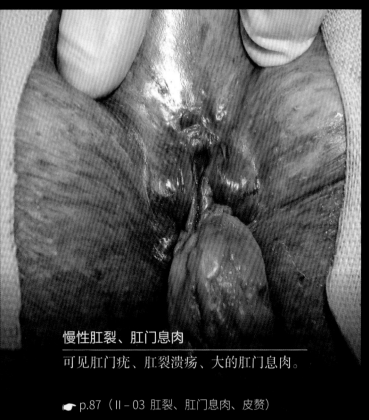

慢性肛裂、肛门息肉

可见肛门疣、肛裂溃疡、大的肛门息肉。

☞ p.87（Ⅱ–03 肛裂、肛门息肉、皮赘）

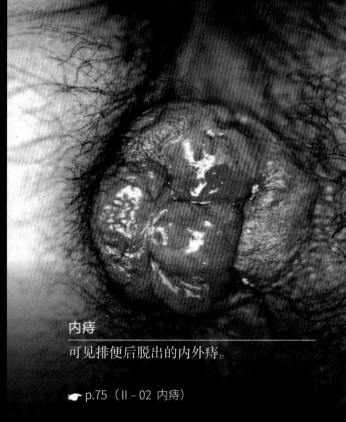

内痔

可见排便后脱出的内外痔。

☞ p.75（Ⅱ–02 内痔）

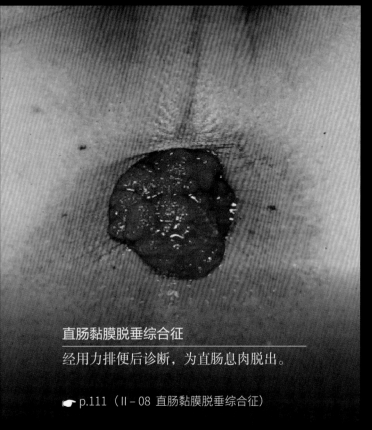

直肠黏膜脱垂综合征

经用力排便后诊断，为直肠息肉脱出。

☞ p.111（Ⅱ–08 直肠黏膜脱垂综合征）

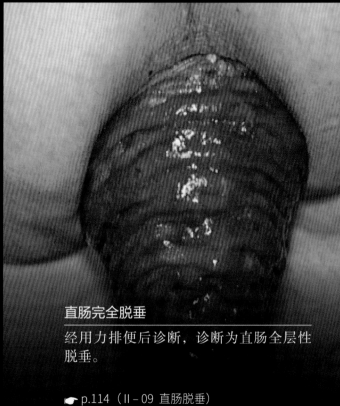

直肠完全脱垂

经用力排便后诊断，诊断为直肠全层性脱垂。

☞ p.114（Ⅱ–09 直肠脱垂）

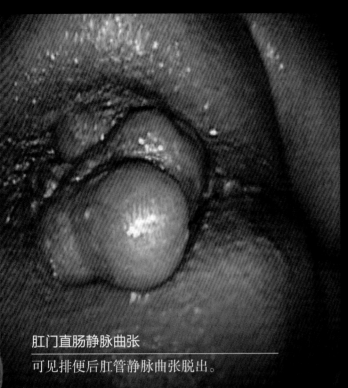

肛门直肠静脉曲张

可见排便后肛管静脉曲张脱出。

☞ p.110（Ⅱ-07 直肠肛门静脉曲张）

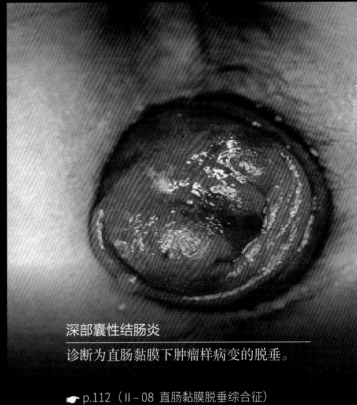

深部囊性结肠炎

诊断为直肠黏膜下肿瘤样病变的脱垂。

☞ p.112（Ⅱ-08 直肠黏膜脱垂综合征）

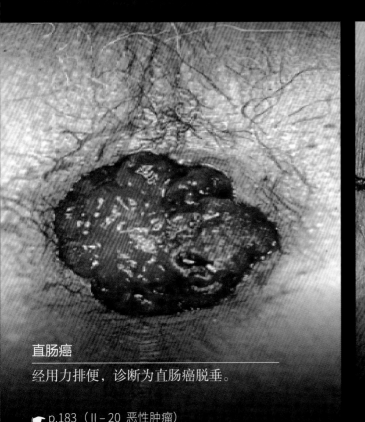

直肠癌

经用力排便，诊断为直肠癌脱垂。

☞ p.183（Ⅱ-20 恶性肿瘤）

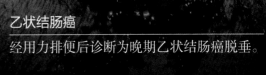

乙状结肠癌

经用力排便后诊断为晚期乙状结肠癌脱垂。

☞ p.202（Ⅱ-22 其他直肠肛门癌）

用内镜观察的肛管病变

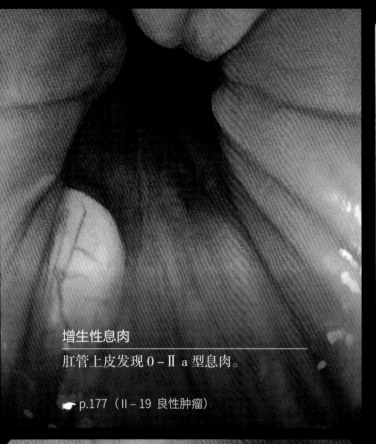

增生性息肉

肛管上皮发现 0 – II a 型息肉。

☞ p.177（II – 19 良性肿瘤）

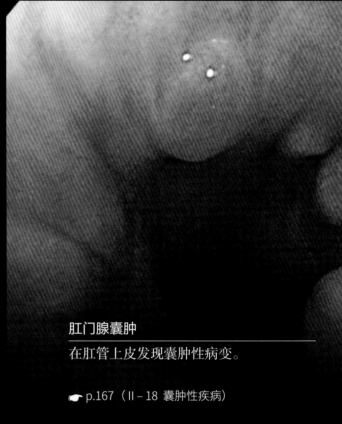

肛门腺囊肿

在肛管上皮发现囊肿性病变。

☞ p.167（II – 18 囊肿性疾病）

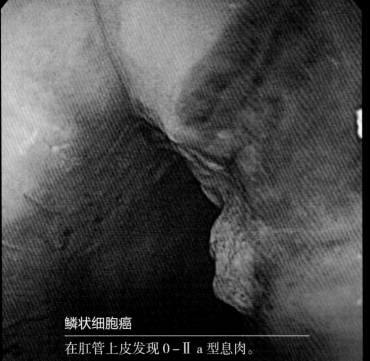

鳞状细胞癌

在肛管上皮发现 0 – II a 型息肉。

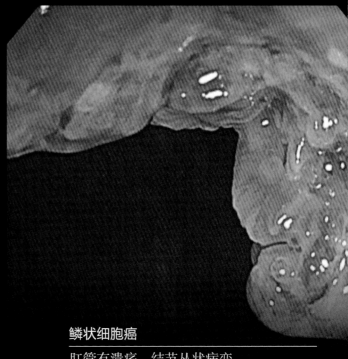

鳞状细胞癌

肛管有溃疡、结节丛状病变。

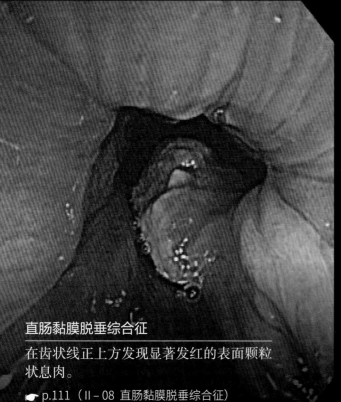

直肠黏膜脱垂综合征

在齿状线正上方发现显著发红的表面颗粒状息肉。

☛ p.111（Ⅱ-08 直肠黏膜脱垂综合征）

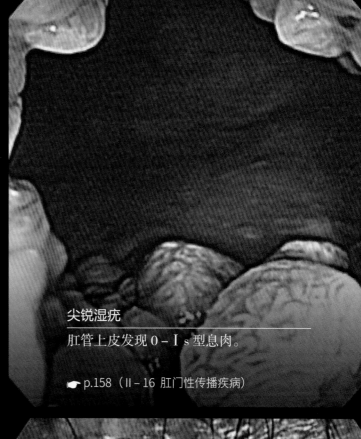

尖锐湿疣

肛管上皮发现 0-Ⅰs 型息肉。

☛ p.158（Ⅱ-16 肛门性传播疾病）

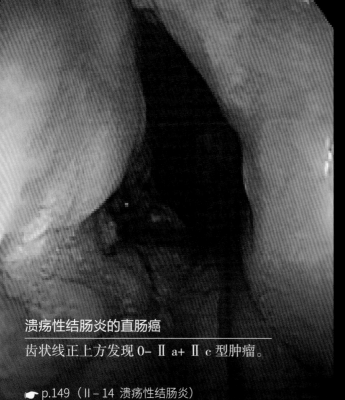

溃疡性结肠炎的直肠癌

齿状线正上方发现 0-Ⅱa+Ⅱc 型肿瘤。

☛ p.149（Ⅱ-14 溃疡性结肠炎）

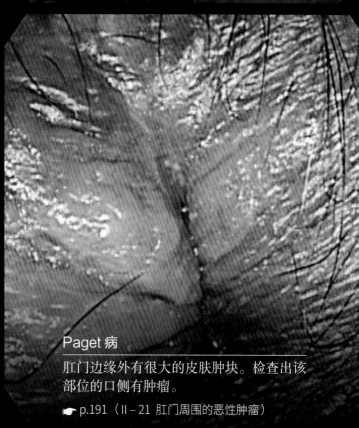

Paget 病

肛门边缘外有很大的皮肤肿块。检查出该部位的口侧有肿瘤。

☛ p.191（Ⅱ-21 肛门周围的恶性肿瘤）

内镜观察直肠黏膜下肿瘤样疾病

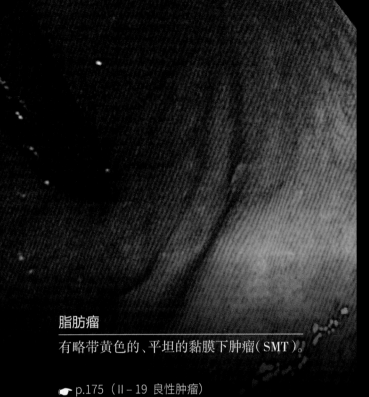

脂肪瘤

有略带黄色的、平坦的黏膜下肿瘤（SMT）。

☛ p.175（Ⅱ-19 良性肿瘤）

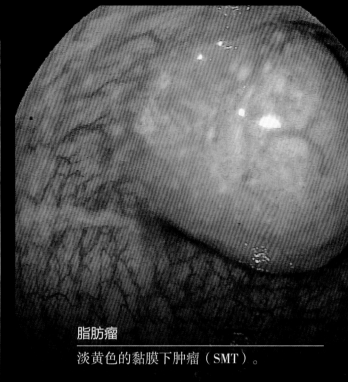

脂肪瘤

淡黄色的黏膜下肿瘤（SMT）。

☛ p.175（Ⅱ-19 良性肿瘤）

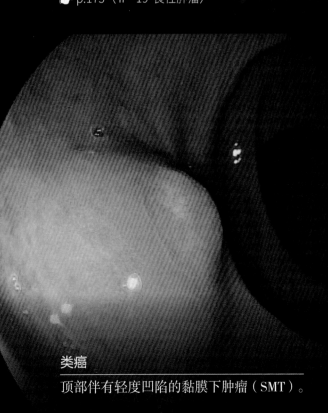

类癌

顶部伴有轻度凹陷的黏膜下肿瘤（SMT）。

☛ p.198（Ⅱ-21 肛门周围的恶性肿瘤）

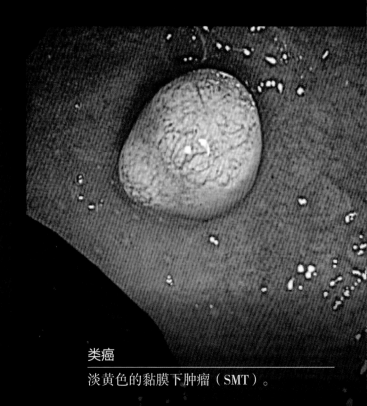

类癌

淡黄色的黏膜下肿瘤（SMT）。

☛ p.198（Ⅱ-21 肛门周围的恶性肿瘤）

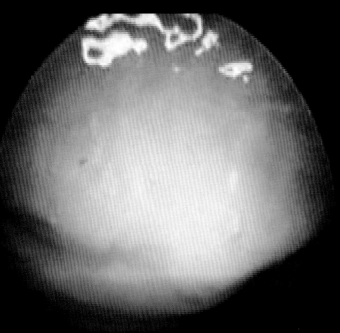

平滑肌瘤

直肠黏膜下肿瘤（SMT）。

☞ p.179（II – 19 良性肿瘤）

淋巴滤泡增生

淡黄色黏膜下肿瘤（SMT）。

☞ p.173（II – 19 良性肿瘤）

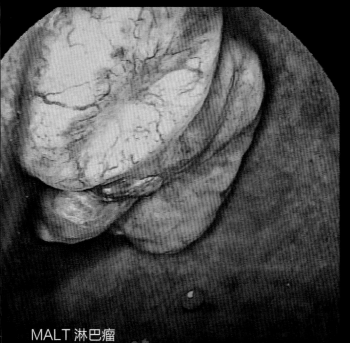

MALT 淋巴瘤

大结节状黏膜下肿瘤（SMT）。

☞ p.207（II – 23 其他直肠肛门肿瘤性病变）

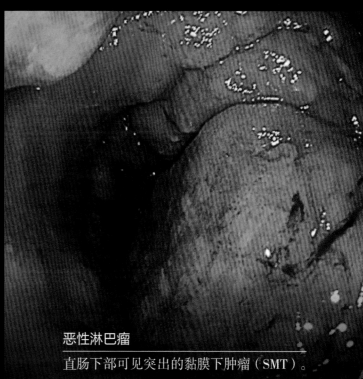

恶性淋巴瘤

直肠下部可见突出的黏膜下肿瘤（SMT）。

☞ p.208（II – 23 其他直肠肛门肿瘤性病变）

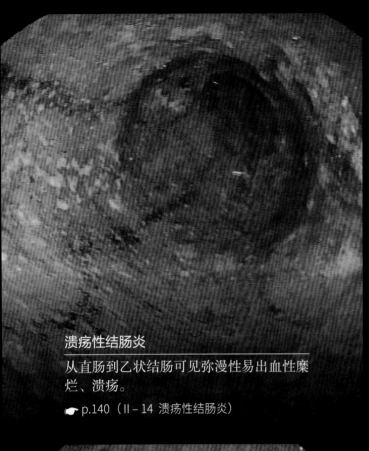

溃疡性结肠炎

从直肠到乙状结肠可见弥漫性易出血性糜烂、溃疡。

☞ p.140（Ⅱ-14 溃疡性结肠炎）

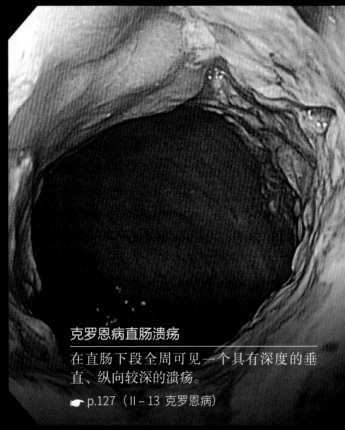

克罗恩病直肠溃疡

在直肠下段全周可见一个具有深度的垂直、纵向较深的溃疡。

☞ p.127（Ⅱ-13 克罗恩病）

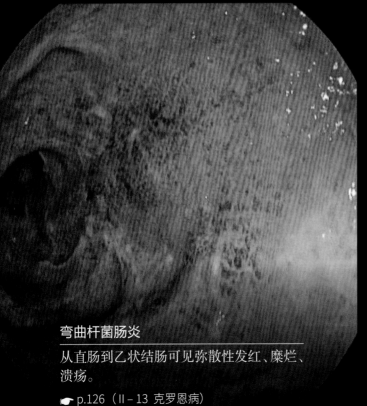

弯曲杆菌肠炎

从直肠到乙状结肠可见弥散性发红、糜烂、溃疡。

☞ p.126（Ⅱ-13 克罗恩病）

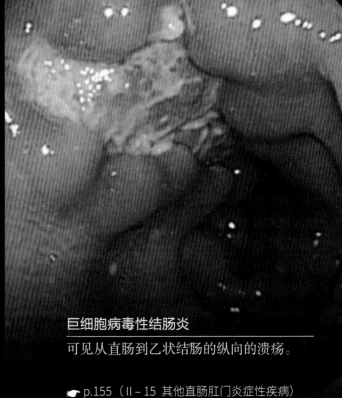

巨细胞病毒性结肠炎

可见从直肠到乙状结肠的纵向的溃疡。

☞ p.155（Ⅱ-15 其他直肠肛门炎症性疾病）

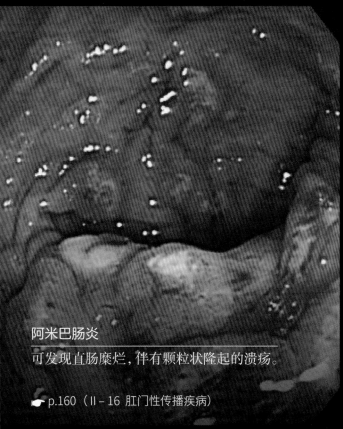

阿米巴肠炎

可发现直肠糜烂，伴有颗粒状隆起的溃疡。

☞ p.160（Ⅱ-16 肛门性传播疾病）

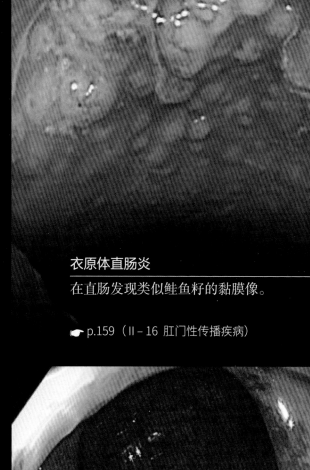

衣原体直肠炎

在直肠发现类似鲑鱼籽的黏膜像。

☞ p.159（Ⅱ-16 肛门性传播疾病）

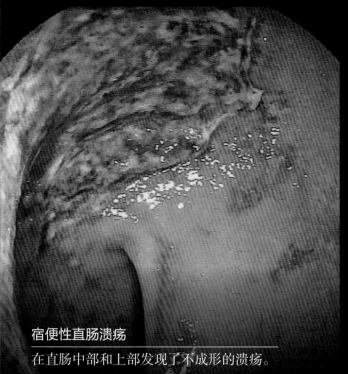

宿便性直肠溃疡

在直肠中部和上部发现了不成形的溃疡。

☞ p.153（Ⅱ-15 其他直肠肛门的炎症性疾病）

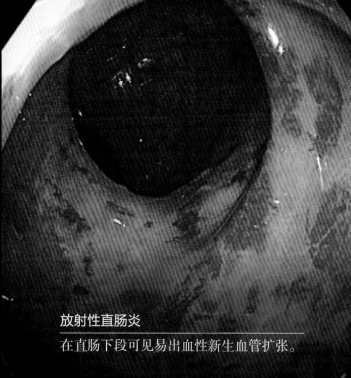

放射性直肠炎

在直肠下段可见易出血性新生血管扩张。

☞ p.151（Ⅱ-15 其他直肠肛门的炎症性疾病）

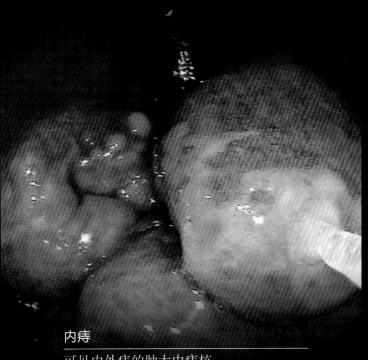

内痔

可见内外痔的肿大内痔核。

☞ p.82（Ⅱ－02 痔）

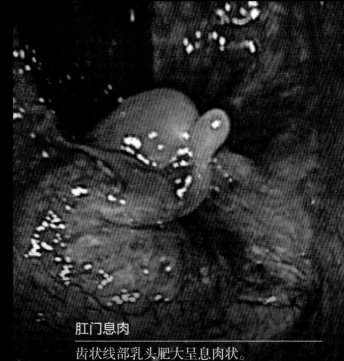

肛门息肉

齿状线部乳头肥大呈息肉状。

☞ p.89（Ⅱ－03 肛门、肛门息肉、皮赘）

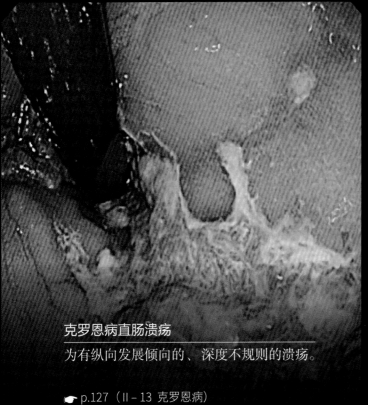

克罗恩病直肠溃疡

为有纵向发展倾向的、深度不规则的溃疡。

☞ p.127（Ⅱ－13 克罗恩病）

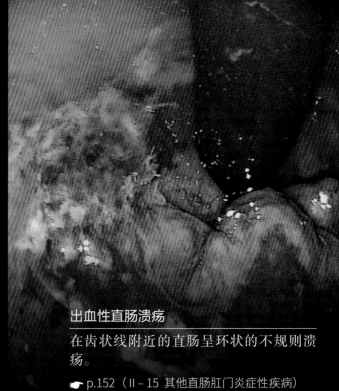

出血性直肠溃疡

在齿状线附近的直肠呈环状的不规则溃疡。

☞ p.152（Ⅱ－15 其他直肠肛门炎症性疾病）

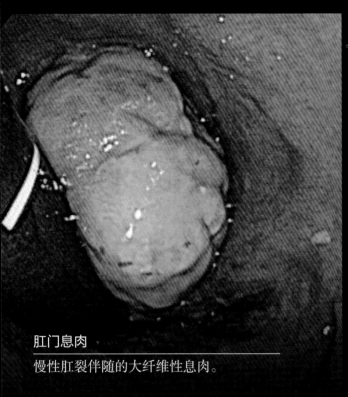

肛门息肉

慢性肛裂伴随的大纤维性息肉。

☛ p.91（Ⅱ－03 肛门、肛门息肉、皮赘）

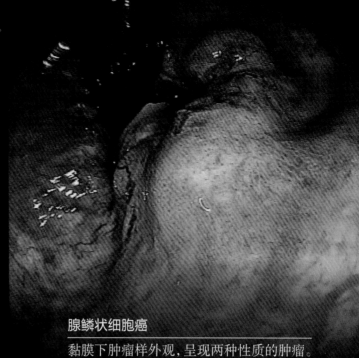

腺鳞状细胞癌

黏膜下肿瘤样外观，呈现两种性质的肿瘤。

☛ p.201（Ⅱ－22 其他直肠肛门癌）

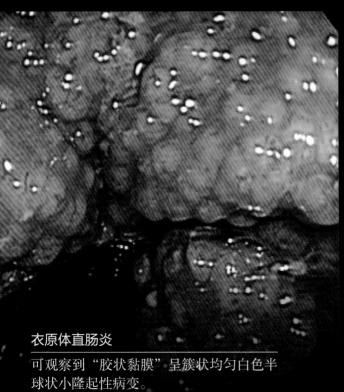

衣原体直肠炎

可观察到"胶状黏膜"呈簇状均匀白色半球状小隆起性病变。

☛ p.159（Ⅱ－16 肛门性传播疾病）

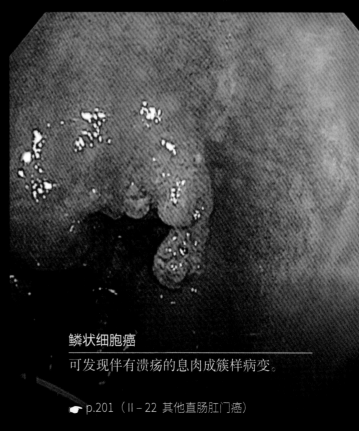

鳞状细胞癌

可发现伴有溃疡的息肉成簇样病变。

☛ p.201（Ⅱ－22 其他直肠肛门癌）

肛门镜下的肛门病变

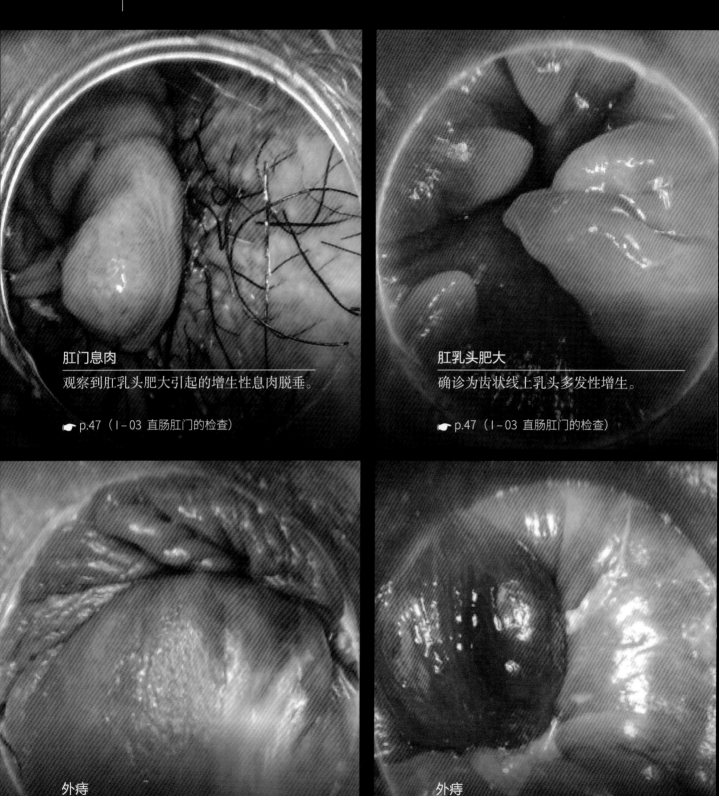

肛门息肉

观察到肛乳头肥大引起的增生性息肉脱垂。

☞ p.47（I–03 直肠肛门的检查）

肛乳头肥大

确诊为齿状线上乳头多发性增生。

☞ p.47（I–03 直肠肛门的检查）

外痔

肛门边缘局部肿大。

☞ p.47（I–03 直肠肛门的检查）

外痔

可见外痔静脉丛肿大引起的痔。

☞ p.47（I–03 直肠肛门的检查）

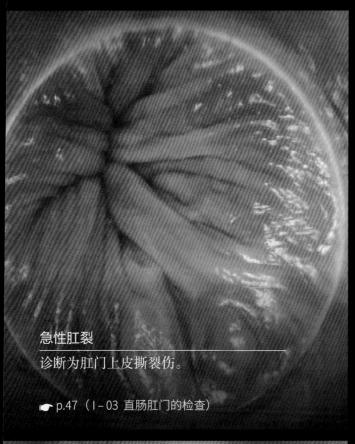

急性肛裂

诊断为肛门上皮撕裂伤。

☛ p.47（I-03 直肠肛门的检查）

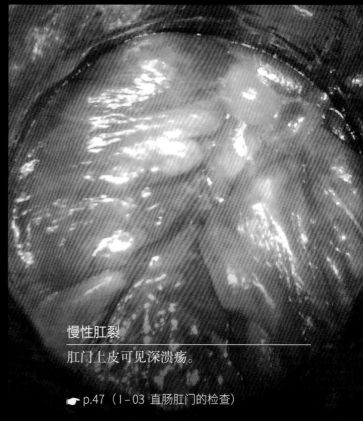

慢性肛裂

肛门上皮可见深溃疡。

☛ p.47（I-03 直肠肛门的检查）

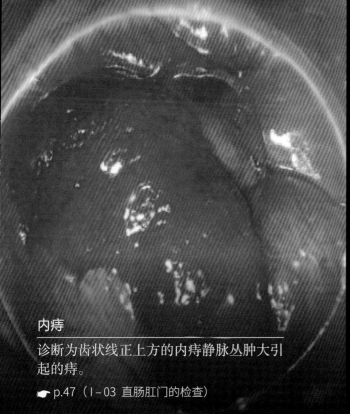

内痔

诊断为齿状线正上方的内痔静脉丛肿大引起的痔。

☛ p.47（I-03 直肠肛门的检查）

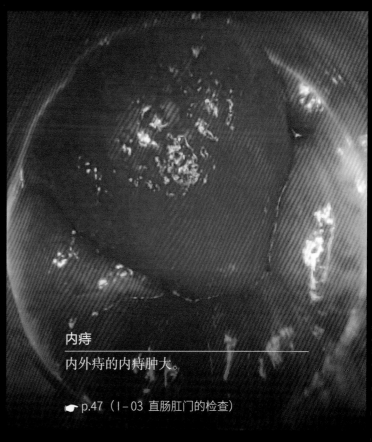

内痔

内外痔的内痔肿大。

☛ p.47（I-03 直肠肛门的检查）

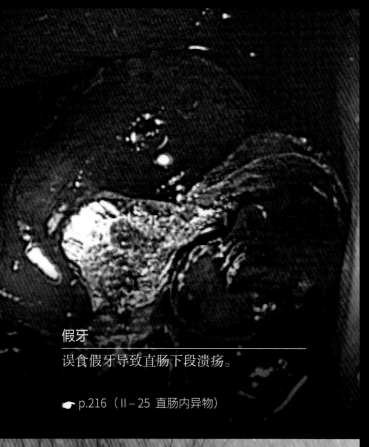

假牙

误食假牙导致直肠下段溃疡。

☞ p.216（Ⅱ–25 直肠内异物）

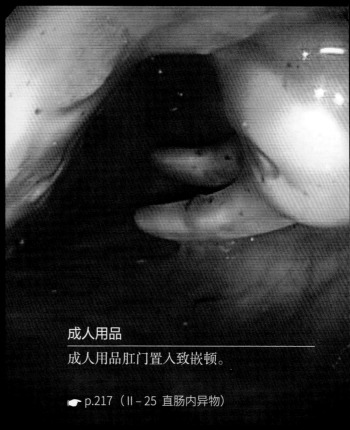

成人用品

成人用品肛门置入致嵌顿。

☞ p.217（Ⅱ–25 直肠内异物）

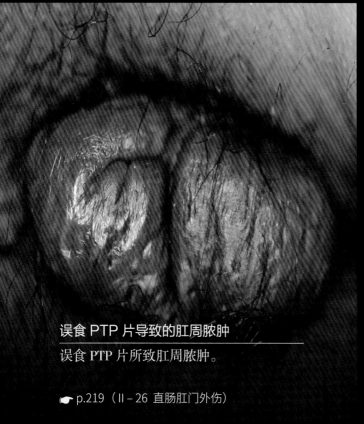

误食 PTP 片导致的肛周脓肿

误食 PTP 片所致肛周脓肿。

☞ p.219（Ⅱ–26 直肠肛门外伤）

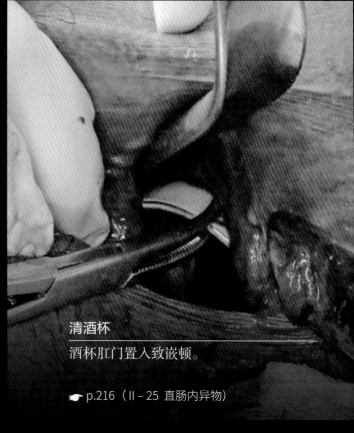

清酒杯

酒杯肛门置入致嵌顿。

☞ p.216（Ⅱ–25 直肠内异物）

扫码

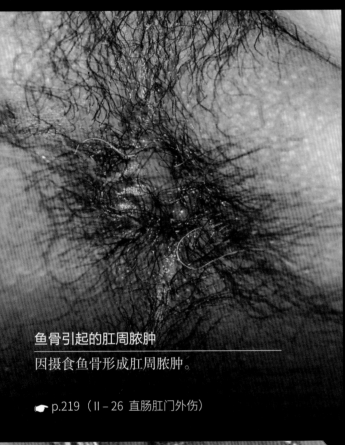

鱼骨引起的肛周脓肿

因摄食鱼骨形成肛周脓肿。

☛ p.219 (Ⅱ-26 直肠肛门外伤)

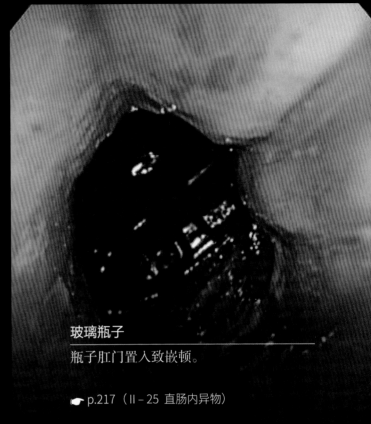

玻璃瓶子

瓶子肛门置入致嵌顿。

☛ p.217 (Ⅱ-25 直肠内异物)

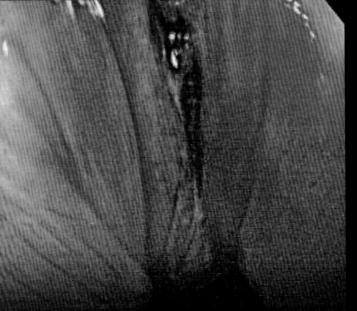

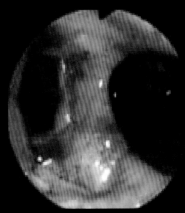

淋浴水压引起的直肠穿孔

诊断为淋浴水压所致的直肠穿孔性溃疡。

☛ p.220 (Ⅱ-26 直肠肛门外伤)

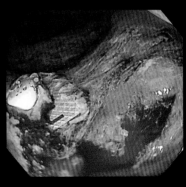

误服 PTP 片引起的直肠撕裂

误食 PTP 片致直肠撕裂。

☛ p.219 (Ⅱ-26 直肠肛门外伤)

第1篇

直肠肛门疾病基本诊疗

01 | 直肠肛门的解剖、内镜图像、切除标本和病理组织图像

直肠肛门的解剖

肛门和肛管

　　一般来说，肛门是指肛门边缘及其内侧 3~5cm 狭窄部位的肛管。肛管分为从肛缘到齿状线的解剖学肛管和从肛缘到耻骨直肠肌附着部上缘的外科学肛管。

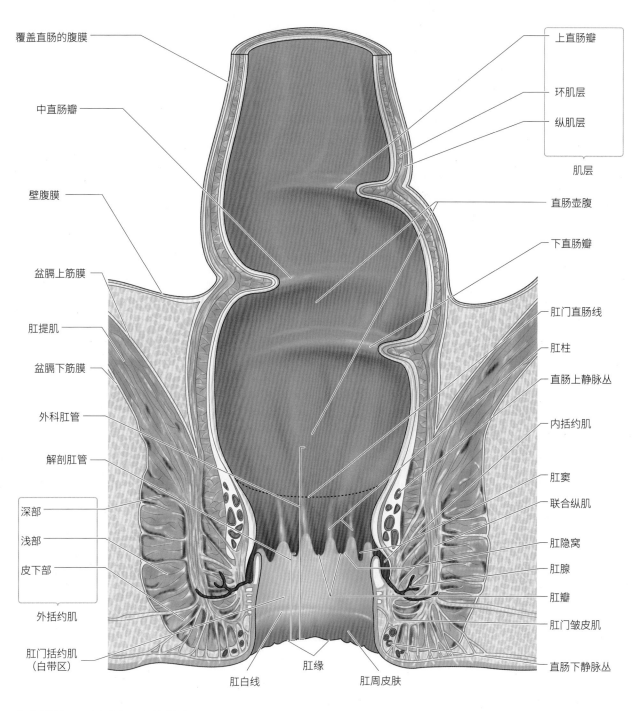

覆盖直肠的腹膜
中直肠瓣
壁腹膜
盆膈上筋膜
肛提肌
盆膈下筋膜
外科肛管
解剖肛管
深部
浅部
皮下部
外括约肌
肛门括约肌
（白带区）
肛白线
肛缘
肛周皮肤

上直肠瓣
环肌层
纵肌层
肌层
直肠壶腹
下直肠瓣
肛门直肠线
肛柱
直肠上静脉丛
内括约肌
肛窦
联合纵肌
肛隐窝
肛腺
肛瓣
肛门皱皮肌
直肠下静脉丛

肛管上皮

肛缘的外侧是皮脂腺、毛囊根等附属器官发达的皮肤，肛管的内腔由约下 2/3 的肛门上皮、约上 1/3 的直肠黏膜和存在于这些交界处的移行带上皮 3 个部分构成。通常，肛管有 4~8 个肛腺，每个肛腺有黏液分泌，杯状细胞排列在圆柱上皮之间，每个都直接开口在肛隐窝内。有时 1 个隐窝中有 2 个肛腺的开口。也有研究认为，隐窝半数与肛门腺不通。大多数肛腺存在于黏膜下，其中 2/3 腺管分支于肛门内括约肌，其余腺管分支于肛门内外括约肌之间，没有到达肛门外括约肌。

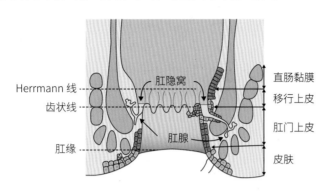

构成肛管的肌肉组织

肛管的肌肉组织由横纹肌构成的外括约肌皮下部、浅部、深部，平滑肌构成的内括约肌和联合纵肌，横纹肌构成的肛提肌（耻骨直肠肌、耻骨尾骨肌、髂骨尾骨肌）组成。

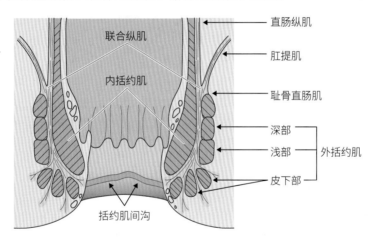

肛周间隙

肛周间隙有皮下间隙、黏膜下间隙、内外括约肌间隙、坐骨直肠间隙、骨盆直肠间隙、深部肛管后间隙，这些都与肛周脓肿、肛瘘的形成和走行有关。根据近年来的 MRI 检查结果，也有人认为不存在深部肛管后间隙。

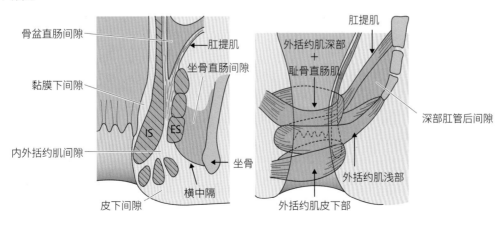

直肠肛门的内镜影像

肠镜检查时的肛管观察要点

插入内镜前观察肛门周围。插入后，首先观察肛管，然后有意识地观察齿状线，Herrmann 线，肛管直肠部，上、中、下直肠瓣。如果感觉肛管上部有异常，翻转内镜观察有利于诊断。但是，应充分考虑避免造成直肠黏膜损伤。

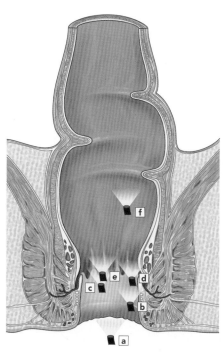

从内镜看到的直肠肛门部

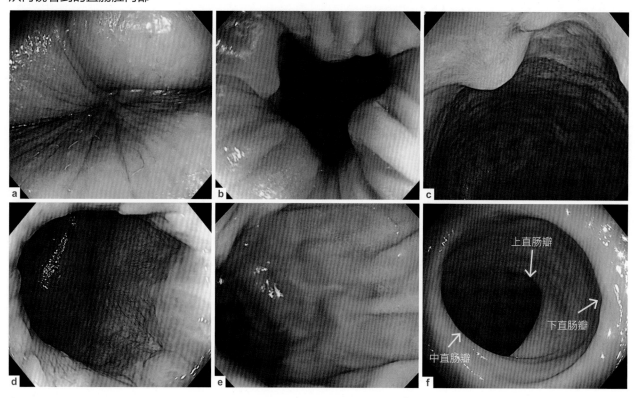

中直肠瓣被称为 Kohlrausch 皱襞，其高度与腹膜返折部几乎相同。

a. 肛周。b. 齿状线外侧。c. 肛乳头和移行上皮。d. 移行上皮。e. 直肠黏膜。f. 直肠瓣（上、中、下）

直肠肛门的切除标本和病理组织图像

从切除标本看直肠肛门的病理组织图像

下图为直肠癌的腹会阴联合切除术的切除标本（2 型的进展期癌，黄箭头）和病理组织图像。

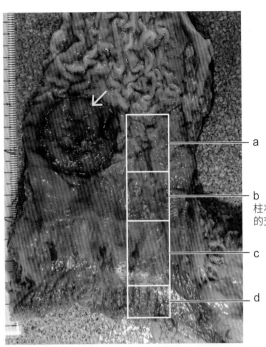

— a　柱状上皮

— b　移行上皮
　　柱状上皮和鳞状上皮
　　的交界

— c　肛隐窝和肛腺

— d　多层鳞状上皮

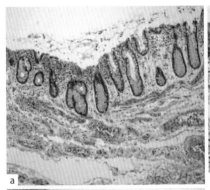

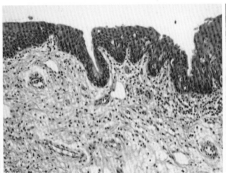

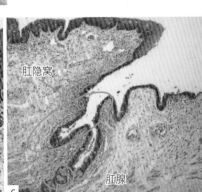

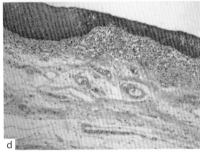

直肠癌的腹会阴联合切除术的病理组织图像。a.肛管直肠的组织图像。可见柱状上皮。b.移行上皮部位的组织图像。可见柱状上皮和鳞状上皮交界。c.齿状线部位的组织图像。可见肛隐窝和肛腺。d.肛门边缘的组织图像。可见多层鳞状上皮

引用文献

Goligher JC. Surgery of Anus, Rectum and Colon, 5thed.Bailliere Tindall, London, pp8‑9, 1984.

参考文献

[1] 黒川彰夫. 肛門部の解剖と生理. 臨外 53：961-965, 1998.
[2] 加川隆三郎, 他. 肛門部の解剖. 消外 39：1609-1617, 2016.
[3] Nivatvongs S, et al. Surgical Anatomy. Principles and Practice of Surgery for the Colon, Rectum, and Anus 3rd ed, 2007.
[4] 大野 隆, 他. 肛門科医に必要な肛門管悪性腫瘍の診断・治療のポイント. 臨床肛門病学 4：81-84, 2012.

02 | 器质性直肠肛门疾病

器质性疾病和功能性疾病

"器质性疾病"是指身体组织或器官的解剖学或病理生理学发生变化的疾病。本书介绍的很多疾病都是器质性疾病。

"功能性疾病"是指一种未知或无法发现器质性疾病的功能障碍。直肠和肛门的肠易激综合征，慢性便秘，随着年龄的增长会出现的排便障碍和慢性骨盆疼痛综合征，其表现为直肠肛门部疼痛。

被诊断为功能性疾病，且正在治疗的病例中可能隐藏着器质性疾病，甚至是恶性肿瘤，所以要特别注意观察。

器质性直肠肛门疾病

直肠肛门由于其胚胎学、解剖学、生理学、病理组织学的特征，以及年龄增长、社会环境、排便等因素和生活习惯的影响，除排便障碍、感染性疾病、非特异性炎症性疾病、肿瘤性疾病、遗传性疾病以外，除以下表格中所示疾病以外，还有外伤、异物等多种疾病发生的可能。而且，对于患者来说该部位是"隐私"，对于医生来说，因为受该部位多发疾病的误导，容易轻率地认为"痔疮的可能性大"。因此，在进行诊断和治疗时，必须充分理解各疾病的特征，并加以考虑。

器质性直肠肛门疾病列表

		肛门周围和肛门	直肠下部
肛肠疾病及其周围疾病		皮赘、外痔、内痔、肛裂、肛乳头肥大、肛门息肉、肛门周围脓肿、痔疮、肛门瘙痒症、肛门静脉曲张等	直肠周围脓肿、直肠肿瘤、高位肛瘘、直肠黏膜脱出综合征、直肠脱垂、直肠静脉曲张等
炎症性疾病		IBD 的肛门病变、慢性脓皮病、藏毛窦、Fournier 综合征、药物相关性溃疡等	IBD 的直肠病变、放射性直肠炎、直肠阴道瘘、药物相关性溃疡、出血性直肠溃疡、宿便性溃疡等
传染病		尖锐湿疣、扁平疣、结核、单纯性疱疹、带状疱疹、真菌病、梅毒、艾滋病等	阿米巴性直肠炎、衣原体直肠炎、艾滋病、巨细胞病毒性肠炎等
肿瘤	良性	脂肪瘤、纤维瘤、GIST、囊肿性疾病、淋巴瘤、平滑肌瘤等	腺瘤、脂肪瘤、增生性息肉、纤维脂肪瘤、GIST、囊肿性疾病、遗传性消化道息肉症、青年性息肉、平滑肌瘤等
	恶性	腺癌（来自直肠、肛腺）、肛瘘癌变、鳞状细胞癌、基底细胞癌、类基底细胞癌、Paget 病、Bowen 病、腺鳞状细胞癌、恶性黑色素瘤、GIST、内分泌细胞癌、转移性肿瘤等	直肠癌、恶性黑色素瘤、GIST、恶性淋巴瘤、放射线诱发直肠癌、基底细胞癌、类基底细胞癌、内分泌细胞癌、转移性肿瘤等

03 | 直肠肛门的检查

扫码

1　直肠肛门检查的顺序

在直肠肛门检查中需要注意的事项（考虑到患者的心理状态）

对于检查患者"隐私部位"的心理准备

· 重视问诊，了解患者就诊原因
· 尽可能缓解和消除患者的紧张和不安

尽量消除诊断中可能带来的"不适、疼痛、恐惧"

· 在消除疼痛和不安等的基础上进行诊疗和检查（EUA）

为患者个人信息保密

告知诊疗过程中必须为患者个人信息保密
· 不要采用口头告知，而要用书面的、直观易懂的文字说明
· 以书面记录的形式签署同意书

设施设备

· 尽可能准备能保护个人隐私的候诊室、诊疗室、说明室

直肠、肛门的检查和检查步骤

问诊

↓

体检	生命体征，有无贫血、黄疸，颈部、腹股沟淋巴结触诊，腹部触诊和听诊
肛诊	视诊、触诊、指诊、肛镜、用力排便诊断法

↓（需要对直肠、乙状结肠部进行详细检查）

直肠镜、直肠乙状结肠镜检查、肛门超声检查

↓（需要详细检查结直肠）

全肠镜检查、灌肠 X 线检查、CTC 检查

↓（需要进行结直肠、肛门的功能检查和动态观察）

结直肠、肛功能检查（标记法、测压法）、动态观察（排便造影）

↓（需要进行全身检查）

胸部、腹部 X 线检查 腹部超声检查、CT 检查、MRI 检查、PET 检查等

2 问诊

　　全身状态的变化，特别是体重、发热、腹痛等，饮食状态和腹泻、便秘等排便状态的变化，排便时有无疼痛、出血、有无可触到的肿块等情况，认真听取、掌握主诉。另外，问诊时用 Bristol 粪便形状分型表示最近的粪便的性状，以便了解排便情况。

问诊单的示例

今天来院的目的是什么？（可多选）

① 腹部症状　② 臀部症状　③ 排便障碍　④ 希望检查的项目　⑤ 其他

（1）～（3）请在符合的地方填写

（1）腹部的症状是从什么时候开始的？（起始时间）
　　　○腹痛　➡　轻微刺痛　钝痛　刺骨痛　剧痛
　　　　什么时候痛　➡　排便前　排便后　排便时
　　　　　　　　　　　　进食前　进食中　进食后　不规则　总是

　　　○有其他症状吗
　　　　恶心　　呕吐　　腹泻　　便秘　　无

（2）询问臀部的症状
　　　○有疼痛吗　　　　　　　　　无　　　　有（起始时间）
　　　○有出血吗　　　　　　　　　无　　　　有（起始时间）
　　　○有痒吗　　　　　　　　　　无　　　　有（起始时间）
　　　○有脓吗　　　　　　　　　　无　　　　有（起始时间）
　　　○有黏液出来吗　　　　　　　无　　　　有（起始时间）
　　　○肛门周围肿吗　　　　　　　无　　　　有（起始时间）
　　　○排便时肛门有肿胀感吗　　　无　　　　有（起始时间）

（3）排便障碍
　　　○现在的排便次数＿＿天＿＿次排便　　○平时排便的次数＿＿天＿＿次排便
　　　○粪便的状态　　较硬　只有开始时很硬　普通　软　水样
　　　○有腹泻吗　　　　　　　　　无　　　　有（起始时间）
　　　○有便秘吗　　　　　　　　　无　　　　有（起始时间）
　　　○反复腹泻和便秘　　　　　　无　　　　有（起始时间）
　　　○有便血吗　　　　　　　　　无　　　　有（起始时间）
　　　○会漏粪便吗　　　　　　　　无　　　　有（起始时间）
　　　内裤弄脏了　　腹泻时漏便　　漏气
　　　不能区分排气和粪便　　固体大便失禁

Bristol 粪便形状分型

　　类型 4 为正常的粪便。类型数字越大，粪便水分越多；类型数字越小，粪便水分越少。类型 3~5 是正常粪便范围，类型 1 和 2 是便秘粪便，类型 6 和 7 是腹泻粪便。

类型 1	分散的干粪球便，如坚果样，排便困难	
类型 2	多个小块融合的腊肠状硬便	
类型 3	表面有龟裂的香肠状粪便	
类型 4	平滑柔软的香肠状粪便	
类型 5	柔软团块软便、容易通过	
类型 6	边缘不整的软便或不规则糊状粪便	
类型 7	不含固体成分的水样便	

［日本消化器病学会関連研究会，慢性便秘の診断・治療研究会（編）．慢性便秘症診療ガイドライン 2017．南江堂，2017 を参考に作成］

2.1 慢性便秘和直肠肛门疾病

《慢性便秘诊疗指南》和器质性直肠肛门疾病

便秘的定义	指原本应该排出体外的粪便无法充分且舒适地排出的状态				
便秘症的定义	指出现便秘症状，需要检查或治疗的情况。症状有排便次数、粪便硬度、排便障碍等改变。大致分为功能性便秘和继发性便秘				
慢性便秘的分类	原因分类	症状分类	为了分类和诊断所行的检查	根据专业检查进行病理分类	病因
	器质性 狭窄性		肠镜检查、灌肠X线检查等		大肠癌、克罗恩病、缺血性结肠炎等
	非狭窄性	排便次数减少型	腹部X线检查、肠道X线检查等		巨结肠等
		排便困难型	排便造影检查等	器质性粪便排出障碍	直肠前突、直肠套叠、巨直肠、小肠肿瘤、乙状结肠肿瘤等
	功能性	排便次数减少型	排便时间检查等	肠道通过时间延迟型	特发性 继发性：代谢、内分泌疾病，神经、肌肉疾病，结缔组织病，便秘型肠易激综合征等 药物性：精神药、抗胆碱能药、阿片类药物等
				肠道通过时间正常型	口服摄入不足（包括膳食纤维摄入不足） 大肠通过时间检查的假阴性等
		排便困难型	排便时间检查、排便造影检查等		硬便导致的排便困难、残便感（便秘型肠易激综合征等）
			排便造影检查	功能性粪便排出障碍	盆底肌肉协调运动障碍、腹压下降、直肠感觉下降、直肠收缩力下降等
慢性便秘的发病率	男性占2.6%，女性占4.9%。随着年龄的增长，发病率增加。70岁以上男性增加，性别差异消失				
慢性便秘症发病的风险	身体质量指数（BMI）、生活习惯、肠道长度、相关疾病、心理异常等				
导致慢性便秘的基础疾病	内分泌、代谢疾病	糖尿病（伴有自主神经障碍）、甲状腺功能低下、慢性肾衰竭（尿毒症）			
	神经疾病	脑血管障碍、多发性硬化症、震颤性麻痹、先天性巨结肠症、脊髓损伤（或脊髓病变）、精神发育迟缓			
	结缔组织病	全身性硬化症（硬皮病）、皮肌炎			
	组织变性疾病	淀粉样变性			
	精神疾病	抑郁症、癔病			
	大肠的器质性异常	肛裂、痔、炎症性肠炎、直肠脱垂、直肠癌、盆腔脏器脱垂、大肠肿瘤引起的梗阻			

[日本消化器病学会関連研究会，慢性便秘の診断・治療研究会（編）．慢性便秘症診療ガイドライン 2017．南江堂，2017を参考に作成]

消化道运动和排便的生理学

（1）起床后的身体活动，早餐时的胃结肠反射、胃回肠反射，引起肠管运动，使粪便进入直肠。

（2）直肠的舒张刺激从脊髓传达到大脑，使人感到有便意，同时由于局部自主神经反射，产生直肠肌的收缩和肛门内括约肌的松弛。通过肛门外括约肌和提肛肌的随意性收缩，在排便条件成熟之前使大便保持在直肠内。

（3）做好如厕准备，采取蹲下的姿势（前倾姿势），腹压使横膈膜收缩和固定，由于声门关闭、腹壁肌收缩、盆底肌收缩，导致腹腔内压增大。

（4）与此同时，有排便抑制意识的肛门外括约肌收缩松弛后粪便就会排出体外。

（5）排便结束后，肛门功能恢复原状。直肠肛门的器质性疾病容易使此排便机制发生障碍。

导致慢性便秘的基础疾病

- 作为基础疾病，直肠肛门的器质性异常非常重要，如肛裂、痔、炎症性肠病、直肠脱垂、直肠前突、骨盆脏器脱垂、大肠肿瘤引起的梗阻等。
- 尤其要仔细检查肛门疾病和肿瘤性病变。

[病例] 以便秘为主诉的直肠癌

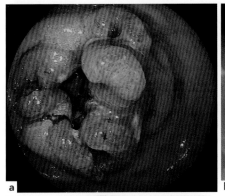
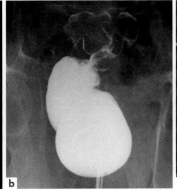
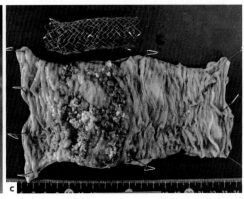
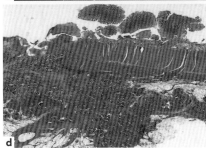

60岁，男性。主诉：腹痛、软便、血便。
a. 在初诊时通过结肠镜在直肠乙状结肠（RS）部发现了全周狭窄型的进展癌。b. 灌肠X线图像中发现RS部狭窄导致的充盈缺损。c. 切除标本为2型，60mm×30mm，环周率92%。置留在狭窄部分的支架放置在标本的上部。d. 病理组织图像。Ⅲ b期段（pT3, INFb, Ly1C, V2, pN3, P0, H0, pM0）。小型独立腺管结构和融合腺管结构在增生性间质背景下增生、浸润，诊断为分化型管状腺癌。
治疗经过：未接受确认有无大肠肿瘤的详细检查而继续使用缓泻药，因出现腹痛而到本院就诊。初次就诊时，通过直肠乙状结肠镜检查诊断为RS部狭窄型进展期直肠癌，立即施行内镜下支架留置术。第11天施行腹腔镜下切除术，术后进行化疗，过程良好

对便秘的保守治疗

- 对于便秘的保守治疗，除了改善生活习惯（饮食、运动、饮酒、睡眠等）和内服药治疗外，还有针对功能性排便障碍的生物反馈疗法、外用药治疗、手工协助排便解除嵌塞、逆行性灌肠法等。

内服药的治疗

分类		通用名	产品名称	剂型
膨胀性泻药		羧甲基纤维素	羧甲基纤维素钠	颗粒
渗透性泻药	盐类泻药	氧化镁	氧化镁	粉、颗粒、锭
		柠檬酸镁	枸橼酸镁®	口服液、散剂
		氢氧化镁	氢氧化镁®	锭、内服悬浮液
		硫酸镁	硫酸镁	粉
	浸润性泻药	琥珀辛酯磺酸钠、鼠李蒽酚	Vemas	锭
	高分子化合物	聚乙二醇	聚乙二醇 4000®	口服药
刺激性泻药	蒽醌类	番泻叶苷	番泻叶苷 B 番泻叶苷 AB®	锭
		番泻叶	番泻叶 Adjust-A YODEL 番泻颗粒	末 锭 糖衣锭 颗粒
		芦荟	芦荟	粉
	酚酞	比沙可啶	匹可硫酸钠®	锭、内服药液
上皮功能改变药	氯化物通道激动剂	芦比前列酮	芦比前列酮	胶囊
	鸟苷酸环化酶 C 受体激动剂	利那洛肽	利那洛肽®	锭
胆汁酸转运抑制药		依洛昔巴特	依洛昔巴特®	锭
中药		大黄甘草汤	中药成分（大黄、甘草）	颗粒、锭
		麻子仁丸	中药成分（火麻仁、苦杏仁、大黄、厚朴、枳实、芍药）	颗粒、细粒

外用药治疗

坐浴药	碳酸氢钠栓剂	新卵磷脂®
	比沙可啶栓剂	比沙可啶®
灌肠	甘油灌肠 微温开水灌肠 石蜡灌肠	

[日本消化器病学会関連研究会，慢性便秘の診断・治療研究会（編）. 慢性便秘症診療ガイドライン 2017. 南江堂，2017 を参考に作成]

如何使用新型药物治疗"慢性便秘"

- 对慢性便秘治疗的关键是改善粪便充足但不能通畅排出的状态。

- 在"对便秘的保守性治疗"中列举的治疗药物中，作为新药的芦比前列酮（芦比前列酮®），依洛昔巴特（依洛昔巴特®）、利那洛肽（利那洛肽®）、聚乙二醇（聚乙二醇 4000®）等被收录。

- 治疗时应从服用作用温和的盐类泻药或刺激性泻药开始，逐渐增加剂量或改用强效泻药。

- 如果在已经治疗的过程中疗效不满意，就要在了解其原因的基础上再更换新药。

- 药物治疗效果较好的情况下，从每日用量的一半开始用药，每 2 周接受一次治疗，观察病情，直到病情稳定为止，如效果不佳，则逐渐增加剂量。

通用名（产品名）	特征
芦比前列酮（芦比前列酮®）	一种黏膜上皮功能改变性药物，促进肠道内腔的水分分泌，提高肠道内的粪便输送，改善自发性排便
依洛昔巴特（依洛昔巴特®）	抑制回肠末端的胆汁酸转运蛋白，抑制胆汁酸的再吸收，增加流入大肠管腔内的胆汁酸量，促进消化道运动，使水分在肠管内分泌，在直肠内产生便意效果
利那洛肽（利那洛肽®）	增加肠管上皮细胞的 cGMP 量，从而改善消化道的敏感性，通过促进肠道的水分分泌，有效地改善自发排便和腹痛
聚乙二醇（聚乙二醇4000®）	利用渗透压差增加粪便中的水分，使粪便软化，粪便容积增大，刺激大肠，蠕动活跃，促进排便

- 如果因增加剂量而出现腹痛、腹泻等症状，应逐渐减少治疗药物品种，改用新的药物，这对维持患者的疗效满意度是有益的。

长期服用便秘药引起的结直肠黑变病

- 结直肠黑变病是因长期使用蒽醌类刺激性泻药而出现的结直肠黏膜变化。结直肠黏膜的黑变是经由 p53 诱导的上皮细胞的凋亡和巨噬细胞吞噬的结果，巨噬细胞内的脂藻素沉积引起的变化，这是蒽醌类刺激性泻药连续过量使用的后果。

[结直肠黑变病]

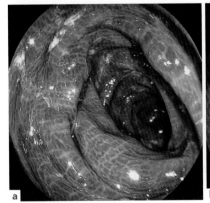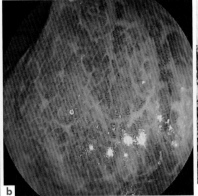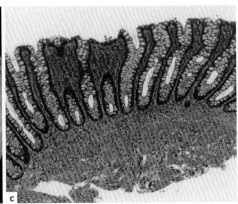

40岁，女性。主诉：排便障碍。服用蒽醌类刺激性泻药已有20年历史。
a. 结肠内镜检查。b. 直肠内镜检查显示结直肠呈黑色至褐色，提示结直肠黑变病。c. 病理组织图像。黏膜固有层间质出现多个色素细胞，黏膜肌层上方也出现了巨噬细胞，其中一部分含有色素，诊断为结直肠黑变病

COLUMN　便秘患者的诊疗要点

　　对因"粪便硬，难以排出""最近排便不畅"等主诉而就诊的患者进行诊察时，通过问诊掌握病史、治疗史、检查史等信息，必须进行腹部诊察和肛门视诊、肛门直肠指诊。如果没有肠镜检查史，或检查间隔2年以上，建议进行肠镜检查。老年人接受内镜检查有困难时，建议每年进行一次便潜血试验检查。在本次检查中出现阳性反应的情况下，再次说明全大肠内镜检查的必要性，即使如此，在难以接受的情况下，在甘油灌肠后实施直肠、乙状结肠内镜检查，检查息肉和癌症的好发部位距肛门缘40~50cm的结肠。如果不考虑大肠器质性疾病，可以给予各种缓泻药，指导患者过上排便满意的生活。

2.2 肛门失禁和直肠肛门疾病

《肛门失禁诊疗指南》和器质性直肠肛门疾病

肛门失禁的定义	指无意识或违背自己的意愿，大便从肛门排出的症状。同样将漏气的症状定义为"气体失禁"，两者合起来定义为"肛门失禁"
肛门失禁的发病率	65 岁以上男性 8.7%，女性 6.6%

肛门失禁的病理和病因	病理	病因
	特发性肛门括约肌功能不全	随着年龄的增长，肛门内外括约肌功能下降
	外伤性肛门括约肌功能不全	分娩外伤（3 度、4 度会阴裂伤）、肛门手术（痔、瘘、肛裂）、直肠癌手术（ISR） 肛门外伤（跌落、交通事故等）
	神经源性肛门括约肌功能不全（阴部神经、自主神经、脊髓神经）	分娩后的阴部神经障碍、直肠癌手术（LAR）引起的自主神经损伤、糖尿病引起的自主神经障碍、脊髓障碍（脊髓损伤、脊髓肿瘤、脊椎骨折、脑膜瘤等）
	先天性直肠肛门疾病	肛门闭锁术后、先天性巨结肠病术后等
	后天性直肠肛门疾病	直肠脱垂、直肠前突、直肠套叠等
	便意感觉异常	多发性硬化症、痴呆症、脑梗死、糖尿病等
	直肠切除术后功能不全	直肠癌手术（LAR）、溃疡性结肠炎手术（大肠全切）、放射线照射。炎症性肠病（如 Crohn 病的直肠病变）
	粪便异常（慢性腹泻等）	肠易激综合征（IBS）、炎症性肠病、胆囊切除术后、胶原性肠炎、功能性腹泻、服用泻药后腹泻等
	溢流性便失禁	小儿遗粪症
肛门失禁的诊察	病史、既往史、肠易激综合征、糖尿病等并发症、分娩史、手术史、放射线治疗史、骨盆外伤史等的问诊很重要	
直肠肛门检查	检查肛门周围的器质性疾病。特别是在指诊时，要观察肛门的随意收缩状态。基于直肠指诊评分系统（DRESS）的评价、记录对诊断很有用	

ISR：肛门括约肌间直肠切除术；LAR：低位前切除术

[日本大肠肛门病学会（编）. 便失禁診療ガイドライン 2017 年版. 南江堂，2017 を参考に作成]

肛门失禁的检查方法

● 进行直肠肛门压力检查、直肠肛门感觉检查、阴部神经传导时间检查、肛门肌电图检查、肛管超声检查、骨盆 MRI 检查、排便造影检查等。

肛门失禁的治疗

● 进行排便习惯指导、药物治疗、盆底肌肉训练、生物反馈疗法、肛门栓堵塞疗法、逆行性洗肠法、胫骨神经刺激疗法、肛管电刺激疗法、外科治疗等。

肛门失禁诊疗流程

● 在初期诊疗中，器质性疾病的鉴别和治疗很重要。特别是大肠癌、炎症性肠病、直肠脱垂、直肠阴道瘘等。

肛门失禁指南

初期诊疗	①临床初期评估	通过询问病史、并发疾病、口服药、体格检查、肛门失禁的严重程度评估（症状、对生活质量的影响）、肠镜等来鉴别器质性疾病。 如果发现有预警症状或征兆（如血便、排便习惯的突然改变、不明原因体重减轻、腹部肿块、直肠肿块等），应通过肠镜等检查鉴别并治疗器质性疾病＜②＞ 如果是器质性疾病（大肠癌、炎性肠病、直肠脱垂等），首先治疗原发疾病，如果没有器质性疾病，则开始对肛门失禁采用初期保守疗法。＜③＞ 另外，50岁以上在过去3年内如果未行肠镜检查者，建议进行详细检查
	②器质性疾病的鉴别和治疗	大肠癌、炎性肠病、直肠脱垂、直肠阴道瘘等
	③初期保守疗法	饮食、生活及排便习惯的指导和皮肤护理，内服药（泻药等）的调整，药物疗法（多酚片、盐酸洛哌丁胺等）

采用初期保守疗法，症状改善不明显的情况：如果早期保守疗法不能完全改善肛门失禁症状，应在专业机构实施专业检查后，依次施行专业的保守疗法或外科治疗等。

专门的诊疗	④通过专业检查进行评价		直肠肛门压力检查、直肠肛门感觉检查、肛管超声检查、盆腔MRI检查、排便造影检查
	⑤专业保守疗法		盆底肌肉训练，生物反馈疗法，插入型肛门失禁装置，逆行性洗肠法 ※ 专业保守疗法无法充分改善肛门失禁症状时，实施外科治疗＜⑥＞ ※ 胫骨神经刺激疗法和肛管电刺激疗法建议仅在临床研究范围内实施＜⑦＞
	⑥外科治疗	⑥-1 高位脊髓障碍的情况	施行顺行性洗肠法或实施造口术
		⑥-2 "无"肛门括约肌撕裂的情况	首选骶神经刺激疗法 ※ 根据患者的具体情况和意愿，可以不选择首选疗法而施行第二选择疗法
		⑥-3 "有"肛门括约肌撕裂的情况	施行肛门括约肌成形术或骶神经刺激疗法，选择哪一种，请参考《肛门失禁指南CQ3》与患者沟通一致后决定 ※ 根据患者的情况和意愿，可以不采用首选疗法而施行第二选择疗法
		⑥-4 肛门括约肌成形术	施行肛门括约肌成形术后，若效果不佳，可接着施行骶神经刺激疗法
		⑥-5 骶神经刺激疗法	※ 施行骶神经刺激疗法后，若效果不佳，可再施行肛门括约肌成形术 ※ 如果首选疗法不能完全改善肛门失禁症状，则考虑施行第二选择疗法。另外，根据患者的情况和意愿，如果先进行第二选择疗法效果不佳，可以接着实施首选疗法
		⑥-6 顺行性洗肠法、股薄肌移植术、结肠造口术、腹侧直肠固定术	※ 如果首选疗法不能完全改善肛门失禁症状，则考虑第二选择疗法。另外，根据患者的情况和意愿，如果先进行第二选择疗法效果不佳，再接着实施首选疗法 ※ 股薄肌移植术应该在有条件的专业机构中进行
		※ 只能在海外实施的外科治疗	生物材料肛门植入术、磁性肛门括约肌、耻骨直肠刺激术、人工肛门括约肌等
	⑦临床研究范围内的保存疗法		胫神经刺激疗法、肛管电刺激疗法

※ 首选疗法：肛门括约肌成形术、骶神经刺激疗法。
第二选择疗法：顺行性洗肠法、股薄肌移植术、结肠造口术、腹侧直肠固定术。
［日本大肠肛门病学会（编）. 便失禁诊疗ガイドライン2017年版. 南江堂，2017を参考に作成］

肛门失禁的病理和病因

● 导致肛门失禁的病因有很多是直肠肛门的器质性疾病，对于主诉大便失禁的患者要求详细检查有无这些疾病。

3 肛门视诊、指诊、触诊、肛门镜检查

肛门视诊、指诊、触诊、肛门镜检查的步骤

- 在充分考虑隐私的前提下患者左侧卧，露出臀部，用浴巾等覆盖肛门周围，做好肛门检查的准备。
- 视诊肛门周围，然后戴上橡胶手套，将润滑剂涂于食指上，说明指诊的意义，触诊肛门周围的同时检查有无瘙痒和疼痛。
- 然后慢慢插入食指，一边询问疼痛与否一边向肛门边缘、肛管、直肠下部、直肠中部插入。
- 子宫、前列腺也要触诊。插到深部，确认手指尖触及处有无疼痛感和肿瘤。
- 拔出手指时告知患者"试着夹紧肛门"，进行肛门紧缩功能的评估。拔出手指后观察手指尖部的附着物，记录粪便的颜色、是否有血液附着及其颜色。

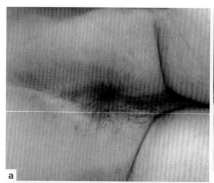 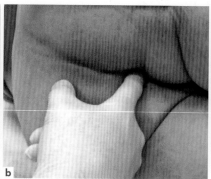 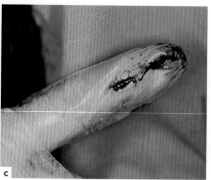

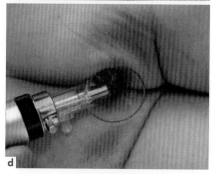

a. 视诊肛门周围。b. 戴上橡胶手套，涂上润滑油触诊肛门周围。检查有无瘙痒、疼痛。接着慢慢地插入食指进行检查。c. 在不感到疼痛的情况下，慢慢插入肛门镜，一边拔出一边观察内腔

3.1 肛门视诊

- 扩大臀裂，仔细观察臀部、会阴部、骶尾骨部。
- 观察颜色变化，有无肿胀、肿块、瘘管、疹子、糜烂、溃疡、出血、分泌物、粪便附着等。

通过肛门视诊可以诊断的疾病

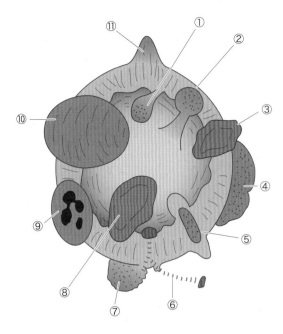

① 肛门息肉
② 直肠息肉
③ 肛门癌
④ 肛门周围瘙痒症
⑤ 肛裂
⑥ 肛瘘
⑦ 肛周脓肿
⑧ 直肠癌
⑨ 血栓性外痔
⑩ 内痔
⑪ 皮赘

其他：Bowen 病、Paget 病、肛门周围皮肤病变、藏毛窦、脓皮病、IBD 肛门病变、STD、直肠黏膜脱垂综合征等

肿瘤	了解大小的变化，如没有肿瘤、有时触到、渐渐变大等
脱出性病变	什么时候开始的：从以前、慢慢、最近、突然等了解过程
疼痛	没有疼痛、偶有、阵发性、突然发作、钝痛、剧痛等来判断疼痛的性质
出血	不出血、偶有、逐渐增多、便池内有血、鲜红色、暗红色、黏液血便
特征	指诊可以触及、出血、钝痛、排便困难等这些是恶性肿瘤的特征，需要注意

3.2 肛门指诊、触诊

- 视诊之后，进行指诊、触诊。指诊对很多患者来说是"初次体验"。
- 详细说明进行指诊的意义，对于主诉有疼痛的患者，尤其要注意进行无疼痛的指诊。
- 有意识地对肛周、肛缘、肛管、直肠下部进行指诊。触诊时要检查有无疼痛、瘙痒和肿瘤。然后，对男性检查前列腺的大小、硬度、形状、有无压痛等，对女性检查子宫颈触诊、有无直肠前突等。
- 拔出手指时，告知患者"请夹紧肛门，放松一下"，进行肛门收缩功能的评估。

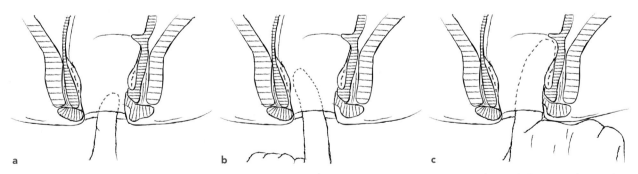

a. 一边触诊肛门边缘一边慢慢插入手指。b. 插入肛门括约肌上部，一边询问疼痛与否一边指诊。c. 将手指插入最深处进行指诊，子宫、前列腺也进行指诊。拔出手指时，手指在肛门括约肌部时告知患者"请试着夹紧肛门"来判断括约肌功能。拔出后观察指尖，了解粪便颜色，有无出血

肛门括约肌功能的评估

- 人口老龄化使肛门失禁患者增多，在这种情况下，直肠指诊评分系统（DRESS）对肛门括约功能的评估很有意义。

	静息时评分[*1]		收缩时评分[*2]
0	肛门没有紧张度，完全张开的肛门	0	完全不收缩
1	极低的张力	1	轻度收缩
2	稍低的张力	2	一定程度收缩，但比正常情况弱
3	正常的张力	3	正常收缩
4	有点高的张力	4	强烈收缩
5	非常高的张力	5	收缩极为剧烈，检查时手指疼痛

＊1：直肠肛门指诊时，静息时检查肛管的肌张力。
＊2：对患者说："请把肛门夹紧。"夹紧肛门时，检查肛管的肌张力。
［日本大腸肛門病学会（編）．便失禁診療ガイドライン2017年．南江堂，2017を参考に作成］

指诊时的鉴别诊断

根据手指尖附着物的性状来鉴别诊断

鲜血	内痔、肛裂
略带红色的稀便	感染性肠炎、结肠憩室炎、溃疡性大肠炎、直肠癌
黑色的附着物	胃、十二指肠溃疡

根据指尖的触感进行鉴别诊断

内痔	用指腹触摸下段直肠，可以感觉到柔软的黏膜隆起。血栓形成或器质性改变的内痔核会触及硬结
肛门息肉	用指腹触摸病变，触及稍硬的结节，可动。多数并发慢性肛裂
血栓性外痔	多数情况下，视诊时发现肛门边缘有皮肤肿块，触诊时触及有压痛的硬结。有时穿破表皮出血
肛周脓肿	浅脓肿在视诊中可发现肿胀和发红，压痛显著。深部脓肿在指诊中可触知肛管有压痛。通过双指诊判断脓肿的局部情况
肛瘘	多数情况下，肛瘘外口可见于肛门边缘外。在指诊中，如果仔细触诊齿状线附近，会在相当于外口的部位触到硬结。另外，在肛瘘内口和外口之间有时会触到代表瘘管的索条状物
肛裂	急性期的肛裂，多在肛管后方或前方用指腹触摸有粗糙感。经常在同一部位有压痛。慢性期的肛裂，在溃疡的口侧检查有肥大的肛乳头、肛门息肉

3.3 肛门镜检查

扫码

● 肛门镜诊断是诊断三大肛肠疾病（痔疮、肛裂、肛瘘）、IBD、肿瘤性疾病等的必要手段。

● 在指诊时，疼痛、狭窄、明显出血的情况下，可以选择进行肛门镜或内镜检查，但有时需要进行镇痛处理。

● 用肛门镜可以观察到从肛门边缘到 10cm 左右的肛管和下段直肠的病变，电子图像（⇒ p.49）在检查过程中可以与患者和家属共享，因此对诊断和治疗非常有用。

● 在出血性病变中要有意识地观察内痔、肛裂、肿瘤、IBD。在肿瘤性病变中要有意识地观察肥大乳头、肛门息肉、直肠息肉、直肠肛门癌。

● 如果通过肛门镜检查发现异常，诊断为肛门疾病，需要进行保守治疗时，必须在 2 周后或 1 个月后复诊，并观察病情发展。如果怀疑有肿瘤性病变或 IBD，应进行内镜检查和活检，以确定诊断，并进行适当的治疗。

可以通过肛门镜诊断的疾病

● 肛门镜的长度约为 10cm，可以观察到肛门边缘深 10cm 左右的下段直肠。

● 肛门镜对内外痔的诊断最有价值，对其他肛门疾病、肿瘤性疾病、IBD 等的诊断也有价值。

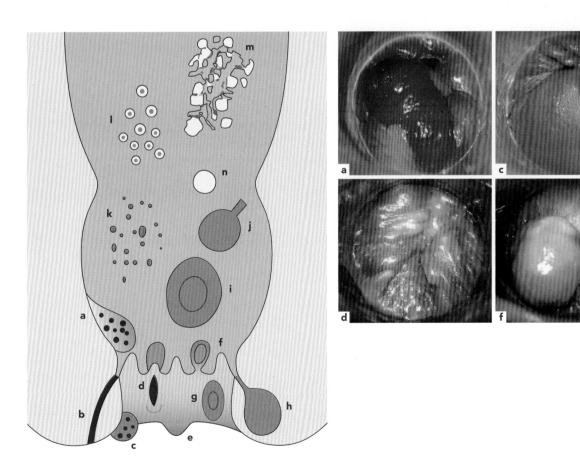

a. 内痔。b. 肛瘘。c. 外痔。d. 肛裂。e. 皮赘。f. 肛门息肉。g. 肛管癌。h. 肛周脓肿。i. 直肠癌。j. 直肠息肉。k. 溃疡性直肠炎。l. 红斑性直肠炎。m. 克罗恩病。n. 类癌
其他疾病：恶性黑色素瘤、STD 等

用于诊断、治疗直肠肛门疾病的肛门镜、扩肛器

● 扩肛器对麻醉下的肛门检查和手术很有意义。

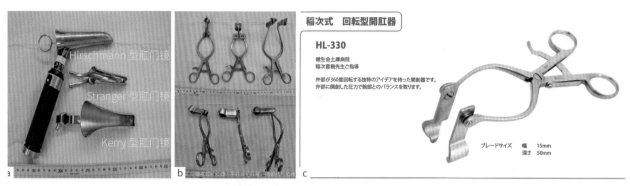

a. 肛门镜——门诊时使用。b. 扩肛器——手术时使用。c. 肛门镜、直肠镜一览表（ユフ精器株式会社より転载）

用 Stranger 型肛门镜检查肛门部位的病例

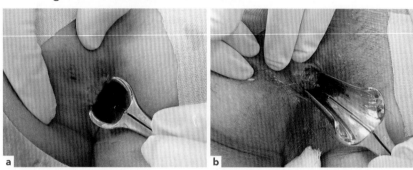

a. 肛瘘内口的检查。b. 内痔的检查

Kerry 型肛门镜检查肛门的病例

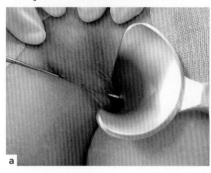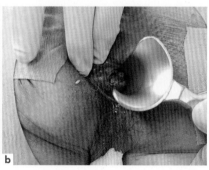

a. 检查肛瘘的瘘管——插入探针。b. 检查内痔

电子肛门镜

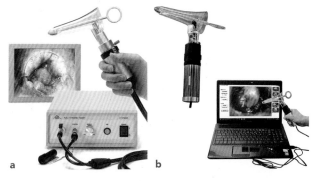

a. 优富电视显示器系统Ⅱ（肛门镜、直肠镜一览表，ユフ精器株式会社より転）
b. 荒川制作所的数字标记（USB类型）（综合目录 vol.6。株式会社荒川製作所より転載）

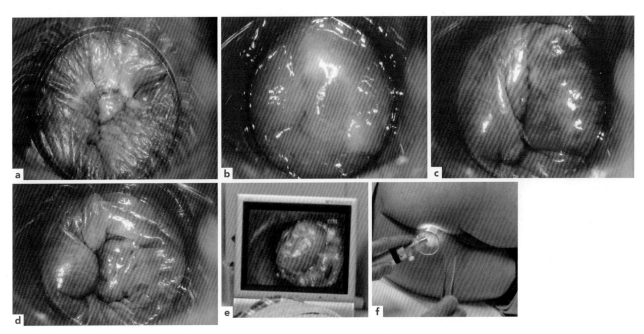

60余岁，男性。主诉：排便时痔脱垂。
a~d 电子肛门镜的内外痔图像（a. 肛缘；b. 直肠黏膜；c. 内外痔的口侧部；d. 内外痔的外侧部）。e. 显示器上的内痔。f. 插入肛门镜时的肛门部位。有助于与患者和家属同时看着显示器图像时进行说明

[病例] 使用"吸盘"的肛门部诊查病例

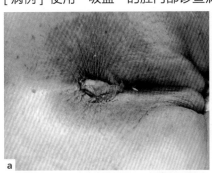
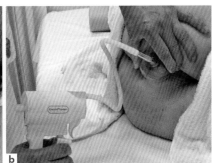
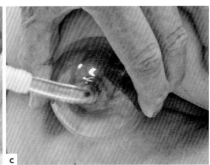

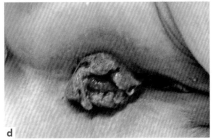

50岁，女性。主诉：排便时肛门脱出。
"吸盘"是主诉"排便时肛门脱出"的患者脱垂性病变的诊断方法。玻璃器具"吸盘"连接着负压的手控泵。
a. 肛门边缘1点方向有外痔。b. 将"吸盘"放在肛门部位，启动手控泵。c. 肛门周围形成负压，脱垂性病变向"吸盘"内脱出。d. 解开"吸盘"，确认内外痔脱出。"吸盘"可在直视下观察内外痔、肛门息肉、直肠脱垂等脱出性病变，对辅助诊断很有用

4 直肠肛门部的内镜检查

肛周、肛管、直肠的内镜观察

扫码

● 进行结肠镜检查时，插入内镜之前需要对肛门周围进行视诊和触诊，对肛管进行指诊。插入内镜时，用内镜观察肛门边缘和肛管，拍摄并保存图像是很重要的。

内镜机器和肛门周围、肛管、直肠的内镜图像

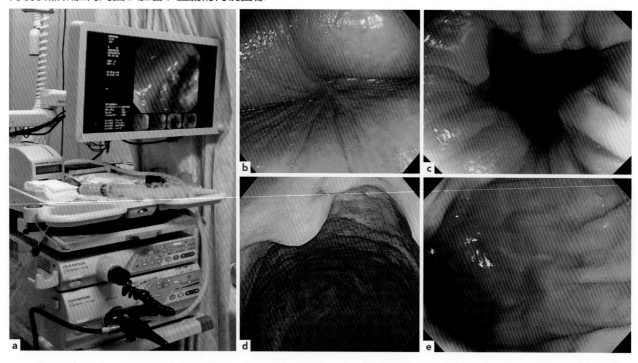

a. 内镜显示器和光源。b. 肛周。c. 齿状线。d. 肛乳头和移行带上皮。e. 直肠黏膜

乙状结肠镜在直肠肛门疾病诊断中的用处

● 在笔者进行手术的 2431 例大肠癌患者中，肛管癌占 2.7%。日本大肠癌登记报告显示为 0.7%~1.8%。

● 由于手术后的大肠癌中约 70% 是直肠和乙状结肠，因此需要强调在大肠癌初期诊断中乙状结肠镜的重要性。

大肠癌手术病例的分类分布（笔者所在医院的手术记录）

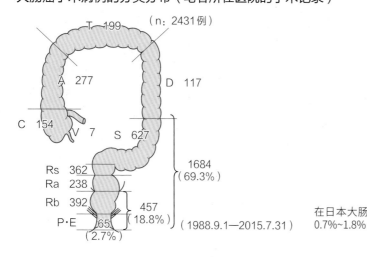

在日本大肠癌登记中，肛管癌占大肠癌的 0.7%~1.8%

大肠内镜检查中直肠肛门部位反转观察法

● 直肠下部和肛管本来是直肠肛门括约闭合的部位，也是观察困难的部位，但该部位与大肠的其他部位相比，是容易发生多种疾病的部位。

● 为了准确地观察这些部位，反转观察和常规观察都很重要。特别是在观察齿状线口侧的病变时很有用。但是，反转观察有损伤直肠黏膜的危险，建议用细而软的内镜观察。

扫码

直肠肛门部位反转观察的技巧

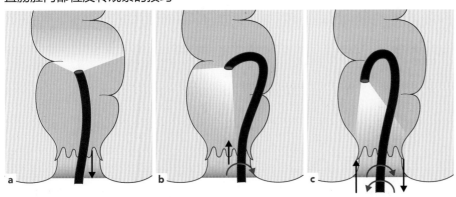

a. 常规观察后退内镜到直肠膨大部位，充分扩张。b. 一边旋转一边插入内镜。c. 反转后进行旋转和插入、拔出并观察

直肠肛门内镜反转观察图像

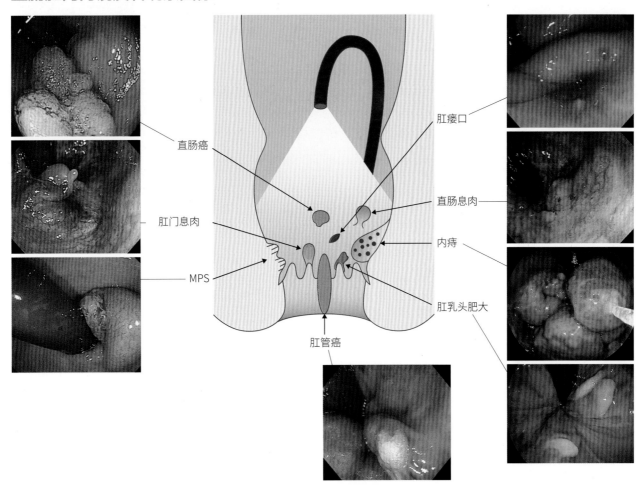

直肠癌

肛门息肉

MPS

肛瘘口

直肠息肉

内痔

肛乳头肥大

肛管癌

5 肛门疾病的内镜影像

肛门疾病的内镜影像

- 外痔通过内镜插入肛门部位的观察大多可以确诊，大部分为皮赘或血栓性外痔。
- 内痔是由齿状线上方的直肠上静脉丛曲张和黏膜脱垂改变引起的病变。
- 如果上述症状伴有出血、脱垂、疼痛等症状，笔者就诊断为"内痔"，并将其作为治疗对象。如果没有症状，就说明"有内痔样的变化"，为了不加重，要用栓剂和排便指导等方法观察病程。

[病例] 没有脱垂的内痔

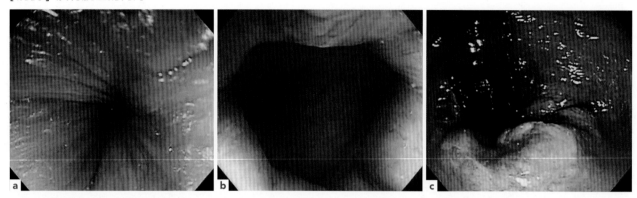

40余岁，女性。主诉：偶尔排便出血。

a.肛门边缘无异常。b.内痔轻度肿胀。Goligher分类Ⅰ度的内痔。c.通过内镜反转观察，发现内痔肿胀

[病例] 脱出性内外痔

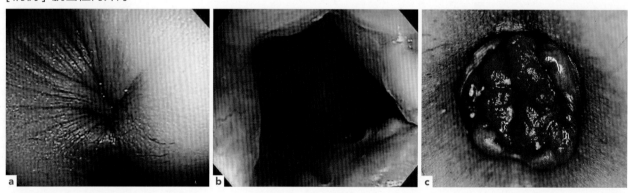

50余岁，女性。主诉：排便后肛门脱垂。

a.肛门无脱出性病变。b.轻度肿大的内痔。c.排便后的内镜像显示内外痔脱垂，是Goligher分类Ⅳ度的内外痔

[病例] 脱出性肛门息肉

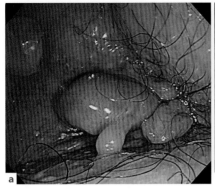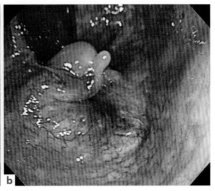

30余岁，男性。主诉：排便时肛门脱垂。a. 脱出的肛门息肉。b. 内镜反转观察影像下的肛门息肉

[病例] 肛裂

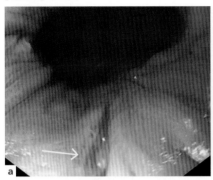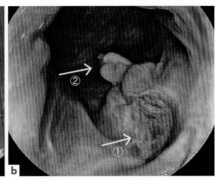

a. 急性肛裂病例。20余岁，女性。主诉：排便时出血。发现肛管后方的肛管上皮有纵向裂伤（黄箭头）。b. 慢性肛裂病例。40余岁，女性。主诉：肛门痛。发现肛管后方的慢性溃疡（①）和肥大的肛乳头（②）

[病例] 慢性肛裂和肛乳头肥大

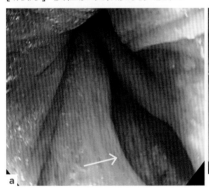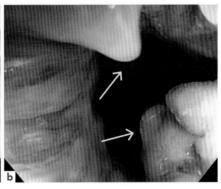

30余岁，女性。主诉：排便痛。a. 慢性肛裂的肛门部溃疡（黄箭头）。b. 诊断为慢性肛裂引起的乳头肥大（黄箭头）

[病例] Whitehead 肛门

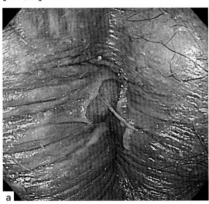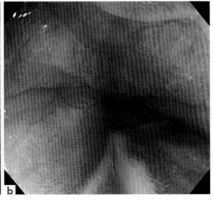

70余岁，男性。主诉：黏膜脱出和出血。a. 肛门边缘左侧约半周有直肠黏膜突出。b. 内镜影像显示，直肠黏膜几乎全周向肛门外脱出。

※Whitehead 肛门是 Whitehead 手术（1882年，Whitehead 针对痔疮开展的术式，是将痔疮呈带状环周切除，将直肠黏膜和肛门周围皮肤呈环状缝合一周的术式）的患者所产生的直肠黏膜脱出和肛门狭窄等后遗症的总称

6 排粪摄影法

扫码

• 在诊室诊治主诉"排便时感觉有东西出来"的患者时，由于用一般的直肠肛门检查很难再现病情，所以要给患者进行甘油灌肠，然后坐在马桶上排便，并收录视频。这样可以重现脱垂性病变，对诊断和治疗非常有用。

• 观察方法有直接观察、自我摄影、家属摄影、灌肠后摄影、用力排便视频采集系统等。

用力排便视频采集系统

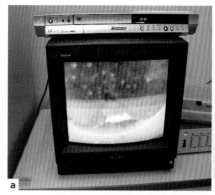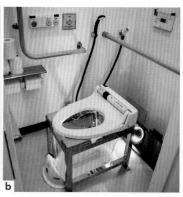

a. 观察及记录图像的显示器。b. 带摄影装置的座便器

从肛门脱出的肠道肿块

• 成人肠套叠的原因约 90% 是器质性疾病，约 70% 是肿瘤性疾病。

• 从肛门脱出的病例多为乙状结肠肿瘤，但也有回肠脂肪瘤（直径 70mm）脱出肛门的病例报道，该病例为盲肠、升结肠与腹膜愈合不全，排便时因腹压过度而使回肠脂肪瘤到达肛门。

• 脱出性肿块可通过肉眼观察、触诊、直视下活检等方法帮助准确诊断，有时也可据此进行局部切除，避免开腹等"过度手术"。

从肛门脱出的直肠、结肠肿块

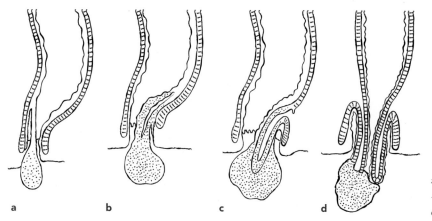

a. 有蒂或亚蒂的黏膜肿块脱出。b. 无蒂黏膜肿块脱出。c. 肠壁全层病变脱出。d. 伴随肠管全周脱出

[病例] 从肛门脱出的上段直肠癌

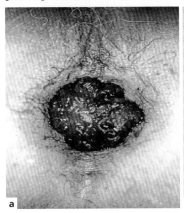

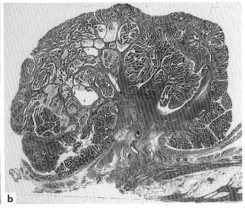

50余岁，男性。主诉：排便时出血、肛门脱出。

a. 排便视频诊断时确诊脱出肛门的是上段直肠癌。在腰椎麻醉下施行了经肛门局部切除术。b. 病理组织图像。显示内向增生的乳头腺管结构的腺癌，确认其浸润固有肌层。Stage I（tub1，pT2，cN0，cM0）

治疗经过：建议追加切除手术，但未施行。之后没有复发和转移，完全治愈。

[病例] 从肛门脱出的乙状结肠晚期癌

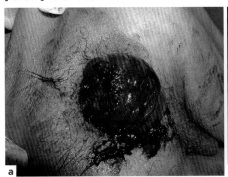

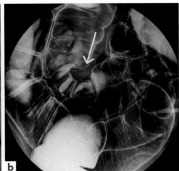

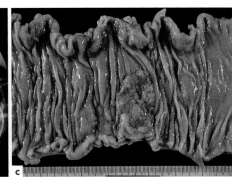

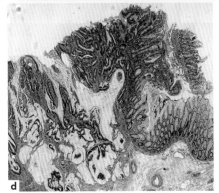

70余岁，男性。主诉：排便时出血和肛门脱出。结肠镜检查发现距离肛缘80cm口侧有乙状结肠2型进展期癌。经检查发现有肝转移、腹膜扩散，施行剖腹乙状结肠切除术。a. 排便时的肛门部位。有肿瘤脱出、出血。b. 灌肠X线。发现乙状结肠充盈缺损影像（黄箭头）。c. 切除标本。在乙状结肠发现约占半周的2型肿瘤。d. 病理组织图像。大量黏液形成，呈现出增生、浸润的腺癌图像，诊断为黏液腺癌。Stage IV（muc，pT4a，pN0，P3，H1）

治疗经过：实施辅助化疗，术后1年3个月死于原发病

7 放射线非穿透性标记物的使用方法简便的消化道传输功能检查

- 主要是检查整体大肠的传输动力，也可以观察到整体消化道的传输动力。
- 连续 3 天（第 1 天 ~ 第 3 天）内同一个时间服用一个含有 20 个放射线非透过性标志的胶囊（3 个不同种类），第 4 天同一时间进行腹部单纯 X 线检查（立位、仰卧位）。计算右结肠、左结肠、直肠、乙状结肠部位残留的标志物的数量。
- 剩余的标志物乘以系数 1.2，得到的数字就是计算右侧结肠、左侧结肠、直肠和乙状结肠部位的传输时间。
- 全结直肠的传输时间可以用剩余的所有标志物的数量乘以系数 1.2 来定量化。
- 在整个结直肠通过时间方面，如果口服标志物的 80% 在 5 天内被排泄，就被判定为正常范围。
- 无论是便秘型还是腹泻型，对排便障碍的诊断和治疗都是简便且极为有用的检查。

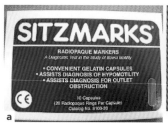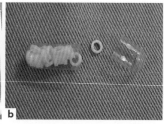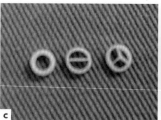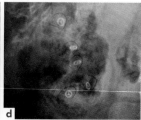

a、b. 胶囊里装有 20 个标志物。c. 显示 3 种不同的标志物。d. 第 4 天的腹部单纯 X 线影像观察标志物

多重标记技术

3 天内，同一时间服用了分别装有 20 个 3 种不同标志物的胶囊。在第 4 天的同一时间，实施腹部单纯 X 线检查。

[病例] 多重标记技术

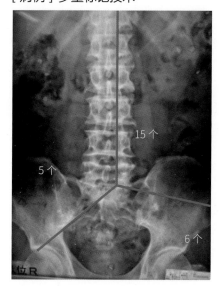

50 余岁，女性。主诉：便秘和腹痛

区域	个	公式	传输时间
右侧结肠	5	1.2×5	6 小时
左侧结肠	15	1.2×15	18 小时
直肠、乙状结肠	6	1.2×6	7.2 小时
全结直肠	26	1.2×26	31.2 小时

标记物移动的正常传输时间

各区域传输时间的正常值	
右侧结肠	= 11.3 小时
左侧结肠	= 11.4 小时
直肠、乙状结肠	= 12.4 小时
全结直肠	= 35.1 小时

内服 第 1 天　内服 第 2 天　内服 第 3 天　X 线检查 腹部单纯 第 4 天

[病例] Sitzmarks® 消化道传输动力检查治疗慢性便秘

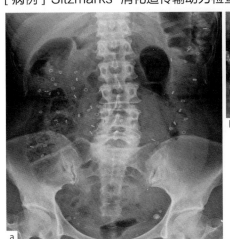

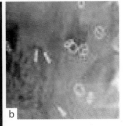

区域	个	传输时间
右侧结肠	33 个	39.6 小时
左侧结肠	22 个	26.4 小时
直肠、乙状结肠	0 个	
合计	55 个	66 小时

c

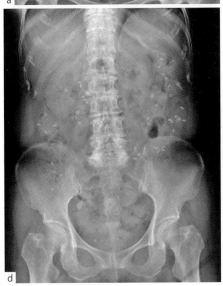

a. 50 余岁，女性。第 4 天腹部单纯 X 线影像。b. a 的一部分的放大图像。c. 标志物的个数和各部位的传输时间。55 个残留标志物。传输时间比平均值大幅延长，诊断为"大肠慢传输型便秘"。d. 60 余岁，女性。第 4 天腹部单纯 X 线影像。60 个标志物全部残留，诊断为"大肠慢传输型便秘"

8 排便造影检查

- 使用造影剂的 X 线排便造影检查，用硫酸钡 100mL 和米糠 100g 混合的模拟粪便，摄影体位使用座便器。

- 不进行特别的预处理，注入上述造影剂，在安静时、肛门括约肌收缩时、排便时拍摄影像。

- 观察的要点是测量肛管长度、直肠肛门角、骨盆底部和会阴部的位置、造影剂排泄量等。

- 有助于诊断直肠前突、直肠内套叠、排便时直肠的异常收缩、粪便排泄障碍等。

[病例] 排便造影的直肠套叠影像

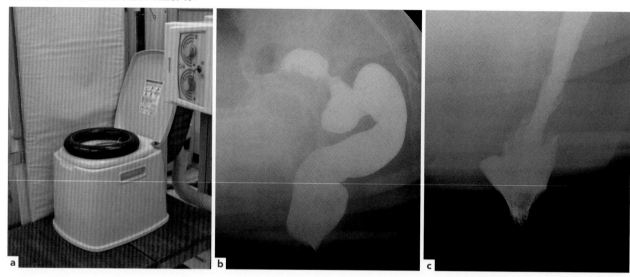

60岁，女性。主诉：排便困难。a.安装在 X 线透视台上的便携式座便器。b.模拟粪便注入后的直肠、乙状结肠。c.排便摄影图像。显示直肠套叠

直肠前突

- 直肠前突是女性排便时直肠前壁向阴道侧突出，造成排便障碍的一种病态。可能并发子宫脱垂或膀胱脱垂，应引起重视。

- 原因是阴道、直肠壁在分娩时过度扩张，随着年龄的增长，女性激素减少，支撑骨盆脏器的组织减少，以及对便秘症的恐惧。主要症状有便秘、排便不尽感、肛门痛、出血等。

- 在直肠指诊时，将直肠前壁压向阴道方向，阴道壁突出，基本可以确诊。排便造影作为影像学诊断很有用，可以观察、记录直肠前壁的突出状态。

- 治疗要仔细检查排便障碍等症状是否是直肠前突引起的，初期治疗要进行排便管理等保守治疗。如果排便困难改善不明显，且排便造影中有 3cm 以上的前突，就可以考虑接受外科治疗。

- 一般术式是突出部位的缝合缩窄，可选择经肛门或经阴道进行。此外，还可以采用吻合器切割缝合直肠前壁或腹侧直肠固定术等。

[病例] 直肠前突的排便造影①

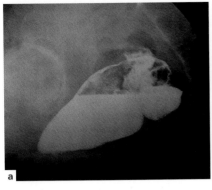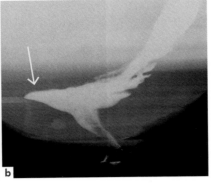

70余岁，女性。主诉：大便不畅。a.
排便前。b.排便时。黄箭头部位是直肠
的突出部分

[病例] 直肠前突的排便造影②

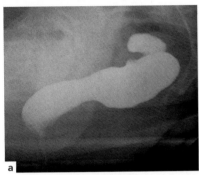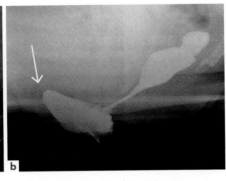

50余岁，女性。主诉：排便不尽感强烈。
a.排便前。b.排便时。黄箭头部位是直
肠的突出部分

[病例] 直肠前突

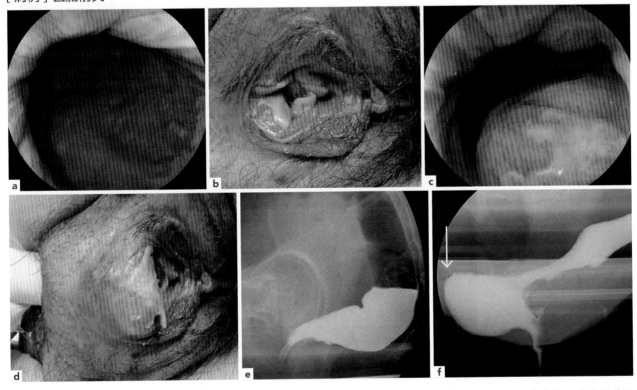

40余岁，女性。主诉：排便困难。a.通常内镜观察直肠无明显异常。b.阴道一侧也没有明显变化。c.在内镜下通过阴道指
诊，发现直肠前壁突出。d.肛门指诊，阴道后方突出。e.静息时的排便造影图像无异常。f.排便时的排便造影图像中发现
直肠前突（黄箭头）。排便管理可以改善排便困难。采取保守治疗并对患者进行随访观察

9 直肠肛门测压检查

- 使用压力探测器、压力变压器对肛管、直肠内压、内外括约肌收缩力、直肠肛门压力反射、直肠壁顺应性等进行检查。

- 对直肠肛门功能障碍的诊断很有用，成人最大静息压为 51~88mmHg，其中 80% 由肛门内括约肌构成，20% 由肛门外括约肌构成。另外，随意收缩压为 147~257mmHg，反映了肛门外括约肌和盆底肌的功能。

- 扩张直肠壁后，由于直肠肛门反射，肛门内括约肌松弛，肛门内压降低。这对于诊断由直肠壁内神经节细胞缺失引起的先天性巨结肠是有用的。

直肠肛门压力检查仪

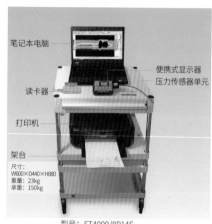

笔记本电脑
读卡器
打印机
架台
尺寸：
W600×D440×H880
重量：23kg
承重：150kg

便携式显示器
压力传感器单元

型号：ST4000/8P14S

Starlet ano
スターレット アノ

H.R.M 直腸肛門内圧測定システム
カラートポグラフィによる肛門機能のビジュアル化による新しい機能フィジオロジー

[薬事法承認番号]
21300BZZ00255000：ポケットモニター
21700BZY00213000：ユニチップ
21400BZY00078000：ディスポーザブルpH電極

（スターメディカル株式会社）

最新产品请通过右侧的二维码确认

直肠肛门压力检查结果

- 直肠肛门功能正常病例（对 40 余岁的女性直肠癌患者的术前检查）和直肠脱垂病例（80 余岁的女性）的直肠肛门压力检查结果。

- 对于 80 余岁的女性，主要表现为肛门内括约肌收缩力的最大静息压下降，肛门外括约肌和盆底肌收缩力的随意收缩压下降。可能是因为年龄的增长，这些是诊断直肠脱垂的依据之一。

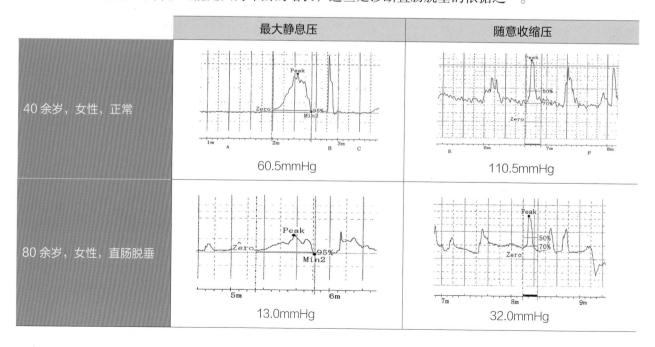

	最大静息压	随意收缩压
40 余岁，女性，正常	60.5mmHg	110.5mmHg
80 余岁，女性，直肠脱垂	13.0mmHg	32.0mmHg

10 肛管超声检查

肛管超声检查

● 在肛管内插入超声探头，用超声波描绘和观察肛管的方法。所使用的探头分凸阵型和线阵型，均可捕获 3D 图像。

● 线阵型可以描绘出构成肛管的各种构造，对肛周脓肿的蔓延和肛瘘的走行、肿瘤性病变是囊肿，还是实质性、存在部位、良恶性鉴别诊断、恶性肿瘤浸润深度的诊断等很重要。

[病例] 肛管超声检查

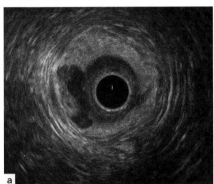
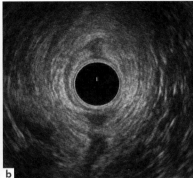
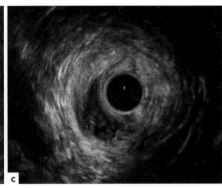
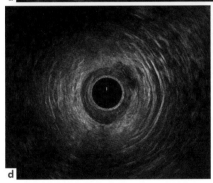

a.40 余岁，男性。因肛门痛就诊。左侧有低回声影像，诊断为低位肌间脓肿，实施切开排脓术。b.20 余岁，男性。因肛门痛就诊。前后方有低回声影像，诊断为多发低位肌间型肛瘘。用挂线法治疗。c.70 余岁，男性。因肛门痛就诊。有内部回声边界不清的低回声影像。诊断为脓肿，实施切开术。有胶冻状物排出，细胞学诊断为腺癌，施行腹会阴联合直肠癌切除术。d.60 余岁，男性。因肛门痛就诊。指诊触摸到肛管上的肿块。有边缘不整的低回声影像。活检诊断为鳞状细胞癌。实施放化疗治疗

引用文献

[1] 日本消化器病学会関連研究会，慢性便秘の診断・治療研究会（編）．慢性便秘症診療ガイドライン 2017．南江堂，2017.
[2] Frank HN.The Ciba Collection of Medical Illustrations Vol.3, Pt.2：Digestive System：Lower Digestive Tract，Ciba，1970.
[3] 鳥居 明．治療―薬物治療全般．臨消内科 33：399 - 404，2018.
[4] 日本大腸肛門病学会（編）．便失禁診療ガイドライン 2017 年版．南江堂，2017.
[5] 稲次式回転開肛器 ANOSCOPE 肛門鏡・直腸鏡 一覧表（ユフ精器株式会社）．
[6] ユフ TV モニターシステム II ANOSCOPE 肛門鏡・直腸鏡 一覧表（ユフ精器株式会社）．
[7] デジタルアノスコープ（USB タイプ）総合カタログ vol . 6（株式会社荒川製作所）．
[8] 多田正大，他．下部消化管出血に対する緊急大腸内視鏡検査法．Gastroenterol Endosc 24：50-58，1982.
[9] 田島幸一，他．肛門からの脱出により発見された回腸末端部巨大脂肪腫の 1 例．日本大腸肛門病会誌 45：321-325，1992.
[10] 岡本 撤，他．肛門より脱出する直腸腫瘤の診断と治療．手術 48：2211-2217，1994.
[11] 高瀬康雄．大腸肛門機能障害．辻仲康伸（監），大腸肛門病ハンドブック．医学書院，pp147 - 160，2011.
[12] 山名哲郎．肛門疾病の画像検査．岩垂純一（編著），実地医家のための肛門疾病診療プラクティス．永井書店，pp55 - 75，2007.
[13] 三村俊樹．直腸瘤の診断と治療．臨床外科 63：339 - 349，2008.
[14] 吉岡和彦．直腸肛門機能障害診療の実際．岩垂純一（編著），実地医家のための肛門疾病診療プラクティス．永井書店，pp197 - 210，2007.
[15] 直腸肛門内圧計 1ch~40ch―Starlet（スターレット）カタログ（スターメディカル株式会社）．

04 | 肛门疾病的治疗药物——内服药和外用药

- 有效用药对于治愈非常重要。
- 但是，如果不规律地持续给药，就不能掌握疾病的病理变化，有可能会忽视隐藏在良性疾病中的恶性疾病。
- 因此，一定要严密观察病程，并告知患者下次就诊的日期。

肛肠疾病的药物治疗

内服药在很多情况下，多与外用药合用。口服药如下表所示，有抗感染、促进创伤愈合、改善血液循环、溶解血栓、止血、软化粪便等作用，根据疾病和病情选择。

药剂名称	剂型	成分	作用				功能效果				其他作用
			抗感染	促进伤口愈合	改善血液循环	溶解血栓	内痔	外痔	肛裂	肛门手术创口	
血红素酶	锭剂	维生素 E	●	●	●	●	●	●	●	●	改善微循环
血红素半乳糖®	舌下剂	静脉血管丛提取物	●		●	●	●	●			生物胺类的循环功能调节
Hemolingual	胶囊	糖苷	●	●	●		●				消肿
草木犀提取物®	锭剂	草木犀提取物	●		●		●	●			毛细血管通透性抑制
乙字汤	颗粒	当归、柴胡、黄芩、甘草、升麻、大黄	●				●	●			缓泻
补中益气汤		人参、苍术、黄芪、当归、红枣、柴胡、甘草、姜粉、升麻、蜜柑		●			●	●			增强免疫力
芎归胶艾汤		地黄、芍药、当归、甘草、川芎、艾叶、阿胶					●	●			出血显著时止血

肛门疾病的外用药

外用药的剂型有软膏和栓剂。优点是患者用药方便，但给药后容易出现药物外漏、黏附等情况，而被认为效果不佳。药剂方面，如下表所示，根据是否配合类固醇、是否混合局部麻醉成分等分为多个种类。

加入类固醇的合剂对急性期各种症状有效，但为避免出现类固醇皮炎、溃疡形成、真菌感染等并发症，不可滥用。建议第一次用药后 1 个月左右判断效果。加入局部麻醉成分的复方制剂对疼痛病例有效，疼痛消失后控制药量。如果疼痛持续，就要仔细检查导致疼痛的原因，并考虑更换治疗药物。

药剂名称	剂型	成分	抗感染	镇痛	止痒	止血	抗菌	促进伤口愈合	促进肉芽形成	改善血液循环	痔	肛裂	肛门手术创口	肛周湿疹、皮炎	其他作用
								作用				功能效果			
氢化可的松®	栓剂软膏	氢化可的松、硫酸盐等	●	●	●	●					●	●		●	
戊酸二氟考托龙®		氟米松戊酸酯、利多卡因	●	●	●						●				
BORRAZA-G		三苄糖苷、利多卡因	●	●				●		●	●	●			抗水肿 表面麻醉 促进表皮愈合
利多卡因栓	栓剂	利多卡因、氨基苯甲酸乙酯、Bismuth subgallate		●		●					●	●	●		创面保护
大肠菌悬浮液®	软膏	大肠菌悬浮液、氢化可的松琥珀酸钠	●		●		●	●			●	●	●		轻度直肠炎症的缓解
氢化可的松琥珀酸®F	栓剂		●		●		●	●			●	●	●		
紫云膏	软膏	芝麻油、紫草根、白蜂蜡、当归等		●						●	●	●			

引用文献

田中　彰, 他. 痔核の保存的治療, 臨外 74：691-696, 2019.

05 | 抗血栓用药的情况

对应用抗血栓药物的患者进行检查和治疗时的处理意见

随着人口老龄化加剧，为了治疗或预防而应用抗血栓药物的病例越来越多。而对于这种病例的内镜检查或手术，有不少人会纠结是停药还是换药。日本消化内镜学会提出的指导方针如下：消化内镜的检查、治疗中，需按照以下两个指导方针进行。

> • 对服用抗血栓药物者的消化内镜治疗指南［包括直接口服抗凝药（DOAC）在内的抗凝药补充 2017 ］。
> • 针对抗血栓药物服用者的消化内镜诊疗指南。

肛门疾病手术中抗血栓药物的使用也同样适用于这些指导方针，请特别参考"补充 2017"。如肛周脓肿或克罗恩病中的直肠周围脓肿等需要紧急切开引流时，无须停药，在优先处理疾病的同时尽可能采用微创方法。

关于麻醉方法的选择，对正在服用抗血栓药物的患者进行腰椎麻醉是禁忌的，因为穿刺部位可能因血肿形成而引起脊髓神经障碍。另外，骶骨硬膜外麻醉也有马尾神经损伤的危险，应尽量避免。因此，建议采用全身麻醉或局部麻醉。在局部麻醉中同时使用以下项目所示的局部三点麻醉（⇒ p.65），可以使肛门括约肌松弛，对许多肛门疾病的治疗很有用。

对于服用抗血栓药物者的消化内镜治疗指南，包括直接口服抗凝药（DOAC）在内的抗凝药补充 2017。

• 通常的消化内镜检查无须停药即可实施。在需活检和低出血危险度的消化内镜处理中，PT-INR 在 3.0 以下就不需要停用华法林。

• 华法林服用者在高出血危险度的消化器官内镜处理时，如果 INR 在治疗范围内可以继续使用华法林，或者暂时改用 DOAC 处理（但 DOAC 的适应证只有瓣膜性心房颤动）。

• 在高出血危险度的消化器官内镜处理中，如果同时使用华法林和抗血小板药（阿司匹林、噻吩吡啶类），最好延期到可以停止使用抗血栓药为止。如果无法延期，抗血小板药可以考虑使用阿司匹林或西洛他唑，在 INR 维持治疗范围的情况下继续服用华法林或以肝素替代。

• 服用 DOAC 时在活检和低出血危险度的消化器内镜处理中可以不用停药。

• DOAC 在给药后 0.5~5 小时血液浓度达到峰值，效果显著，半衰期约 12 小时。应避开以服药时间推算出的血液浓度高峰期进行处理，最好在服药 2~4 小时以后进行。

• 对于高出血危险度的消化内镜处理，DOAC 服用者的用药应持续到内镜处理的前一天，当天早上停止，第二天早上重新开始。

• 对于高出血危险度的消化内镜治疗，如果同时使用 DOAC 和抗血小板药，应根据病情慎重处理，最好推迟消化内镜治疗，直到可以停药为止。如果难以延期，抗血小板药可继续单独使用阿司匹林或白司唑，DOAC 可于当日及次日停药。

引用文献

[1] 増田 勉, 他. 抗血栓薬内服症例に対する大腸内視鏡検査, 腹部外科手術, 肛門疾病手術について一術前休薬すべきか否か？—. 臨床肛門病学 6：37 - 47, 2014.

[2] 加藤 元嗣, 他. 抗血栓薬服用者に対する消化器内視鏡診療ガイドライン 直接経口抗凝固薬（DOAC）を含めた抗凝固薬に関する追補 2017. Gastroenterol Endosc 59：1547 - 1558, 2017.

[3] 藤本 一眞, 他. 抗血栓薬服用者に対する消化器内視鏡診療ガイドライン. Gastroenterol Endosc 54：2075 - 2102, 2012.

06 | 直肠肛门疾病检查、治疗的麻醉方法

直肠肛门疾病诊断及治疗的麻醉方法

需要局部止痛的情况

在需要切开皮肤或局部切除等情况下施行。以 1% 利多卡因注射液于皮下注射止痛，在局部麻醉剂中添加少量肾上腺素，具有延长麻醉时间、减少创面出血、降低麻醉药进入血液的速度、减轻中毒反应等效果。在对指诊、肛门镜的检查与诊断的止痛方面也有帮助。

需要肛门括约肌松弛的情况

从肛门边缘稍外侧 1~2cm 的 3 处 [6 点、3 点、9 点的位置（蓝色标记）= 局部三点麻醉法] 开始，从肛门内外括约肌之间到肛管上缘左右（蓝色箭头），分别注入 1% 利多卡因 3~5mL。

肛门括约肌松弛的局部三点麻醉法

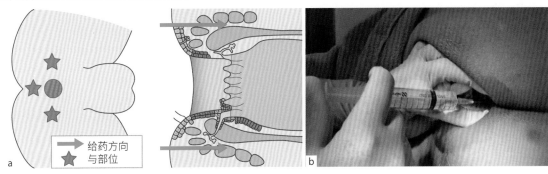

给药方向与部位

需要肛门括约肌松弛，需要局部止痛的情况

前两种方法同时使用（成人每次使用利多卡因时的极量通常为 200mg）。

骶管麻醉

骶管麻醉由于不易引起运动神经的麻痹，所以对绝大多数的会阴、肛门部位疾病的检查与手术都很实用。麻醉方法请参照相关参考书。笔者所在医院使用 23G 针，使用 2% 利多卡因 10mL（200mg），要充分发挥效果需要 10~20 分钟。

腰椎麻醉

腰椎麻醉对直肠肛门部位所有疾病的详细检查和治疗方面都有帮助。用 25G 针从患者背部刺入 L3/4 腰椎棘突间，通过脑脊液流出来确认针到达蛛网膜下腔内，然后注入 10mg 布比卡因。为了避免脊椎麻醉，注射后立即采取头高位 Jack-knife 体位。麻醉过程中有出血、感染、运动神经截断等风险和意外，需要住院操作与治疗，同时要关注麻醉后的注意事项。

无论哪种方法都有引起过敏反应或神经损伤的风险，因此必须随时检查生命体征。上述麻醉不适用的情况下需要进行全身麻醉。

07 ｜ 直肠肛门病变局部切除术

直肠肛门病变的经肛门局部切除术

● 波及黏膜、黏膜下层、固有肌层的肛管病变选择局部切除术。

●《大肠癌治疗指南（2019年版）》中指出，通过对切除标本进行组织学检查进行分型：① T1b（sm浸润度 1000μm 以上）；②脉管浸润（淋巴管浸润、静脉浸润）；③低分化腺癌、印戒细胞癌、黏液癌；④肿瘤出芽高度是作为进一步追加肠切除和淋巴清扫的弱推荐。

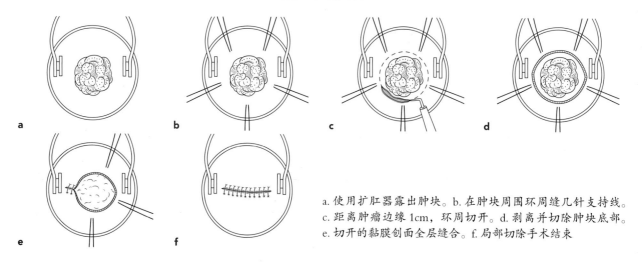

a. 使用扩肛器露出肿块。b. 在肿块周围环周缝几针支持线。
c. 距离肿瘤边缘1cm，环周切开。d. 剥离并切除肿块底部。
e. 切开的黏膜创面全层缝合。f. 局部切除手术结束

使用牵开固定器的经肛门局部切除术

● 对于肛管附近较大的病变，术野的展开会变得困难，很难确保有足够的切缘，在切除过程中，口侧切除断端会向口侧回缩，导致意外的出血。

● 为了避免发生这种情况，使用牵开固定器的经肛门局部切除术是有效方法。

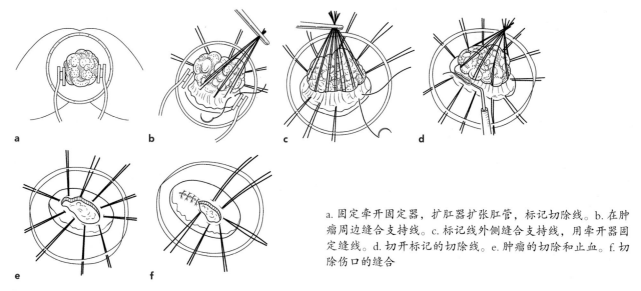

a. 固定牵开固定器，扩肛器扩张肛管，标记切除线。b. 在肿瘤周边缝合支持线。c. 标记线外侧缝合支持线，用牵开器固定缝线。d. 切开标记的切除线。e. 肿瘤的切除和止血。f. 切除伤口的缝合

［稻次直树，他. 直肠癌局所切除——经肛门的切除，傍仙骨的切除，经括约筋的切除. 临外　65：374-380，2010 より転載］

骶骨旁入路的局部切除术

经肛门切除困难的病例和肿瘤下缘在距离肛门边缘 4~5cm 处的情况下，适用于骶骨旁入路的局部切除术。

● 本手术的特点是在不损害肛门功能的情况下，从黏膜下切除到包括直肠旁淋巴结的全层切除。

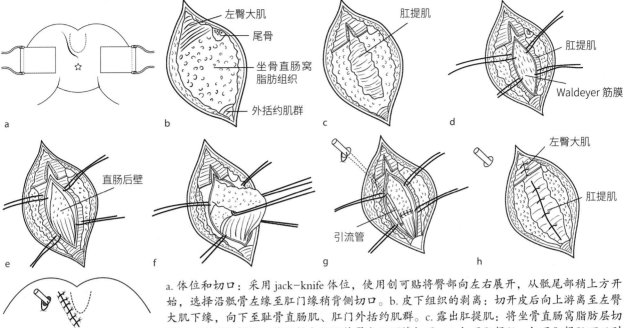

a. 体位和切口：采用 jack-knife 体位，使用创可贴将臀部向左右展开，从骶尾部稍上方开始，选择沿骶骨左缘至肛门缘稍背侧切口。b. 皮下组织的剥离：切开皮后向上游离至左臀大肌下缘，向下至耻骨直肠肌、肛门外括约肌群。c. 露出肛提肌：将坐骨直肠窝脂肪层切开，可触及肛提肌。为了扩大视野将臀大肌下缘切开。d. 切开肛提肌：切开肛提肌可以到达 Waldeyer 筋膜。e.Waldeyer 筋膜的切开：到达直肠后间隙。f. 直肠全周游离：从直肠后壁向侧前方游离，可以完成全周游离。g. 切除和缝合：在直肠后间隙处放置引流管。h. 切断肌群的缝合：将切开的肌群逐层缝合。i. 缝合皮肤

［稲次直樹，他．直腸癌局所切除——経肛門的切除，傍仙骨的切除，経括約筋的切除．臨外　65：374-380，2010 より転載］

经括约肌的局部切除术

● 经括约肌的局部切除术适用于骶骨旁入路切除困难的肿瘤的切除，如果在骶骨旁切除过程中无法获得足够的视野，也可改为本术式。为了掌握从骶骨旁切除术改为经括约肌切除术，要记录其技术要点。

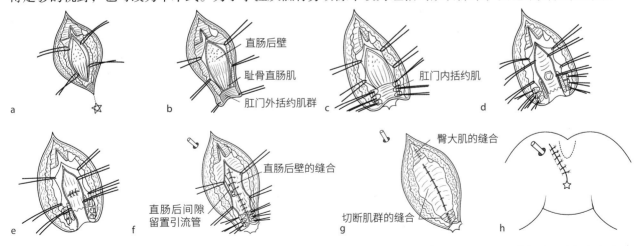

a. 切开线延长到肛缘。b. 耻骨直肠肌和肛门外括约肌群的暴露。c. 肛门外括约肌群的分离。d. 肛门内括约肌的切断和直肠后壁、肛管的切开。e. 确认和切除肿瘤，缝合创面。f. 直肠后壁和肛门内括约肌的缝合。g. 臀大肌、肛提肌、Waldeyer 筋膜、耻骨直肠肌、肛门外括约肌群的缝合。h. 皮肤缝合结束

［稲次直樹，他：直腸癌局所切除—経肛門的切除，傍仙骨的切除，経括約筋的切除．臨外 65：374-380，2010 より転載］

参考文献

[1] 大腸癌研究会（編）．大腸癌治療ガイドライン 医師用 2019 年版．金原出版，2019.

[2] 稲次直樹，他．直腸癌局所切除—経肛門的切除，傍仙骨的切除，経括約筋的切除．臨外　65：374-380，2010.

08 | 内镜下对直肠肛门病变的黏膜下剥离术（ESD）

- ESD（Endoscopic submucosal dissection）的适应证是可以根治性治疗的良性肿瘤、黏膜癌、一部分黏膜下层浸润癌，通过内镜、超声内镜观察等尽可能提高术前诊断的准确度。对于黏膜下层浸润癌是否需要进一步切除，根据 p.69 的"追加切除标准"来定。

- 齿状线的肛门侧因为存在躯体神经而有痛觉。为了止痛，在局部注射液中加入局部麻醉药（盐酸利多卡因 1%~2%）。

- 在切除时因为需要反转操作，要使用细径内镜。

- 齿状线附近黏膜下的直肠静脉丛很发达，所以要注意对出血进行有效止血。

[病例] 直肠肛门 ESD 实施案例 ①

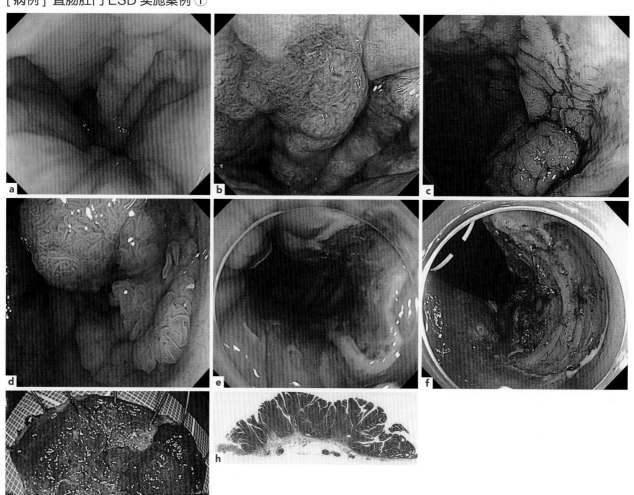

70 余岁，女性。主诉：排便时出血。a. 齿状线正上方有肿瘤。b. NBI 中 JNET 分类 Type 2A。诊断为腺瘤或黏膜内癌。c. 染色证实了扁平、结节混合病变。d. 反转观察图像。e. ESD 后的齿状线部分。f. ESD 后的反转观察图像。g. 切除标本：41mm×27mm。h. 病理组织图像。绒毛管状腺瘤，异型度是高异型度

[病例] 直肠肛门 ESD 实施案例 ②

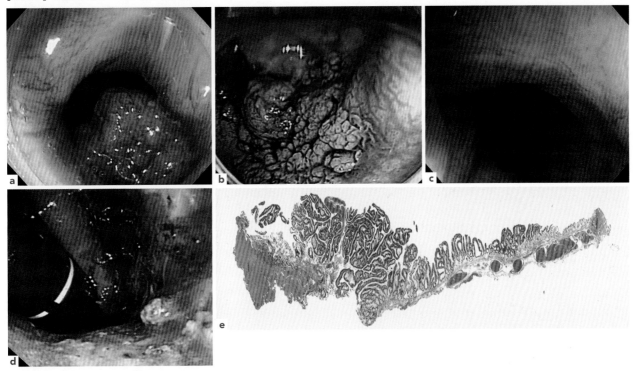

80 余岁，女性。主诉：排便时出血。a. 齿状线正上方有 0-Ⅰs 的 LST（侧向发育型肿瘤）。b. 反转观察下施行染色内镜。口侧有颗粒状病变。c. ESD 结束时的反转观察图像。d. ESD 后 6 个月的直肠内镜图像。出现瘢痕。e. 病理组织图像。肿瘤直径为 36mm。异型度，0-Ⅱa 部分为低级，0-Ⅰs 部分为高级腺瘤

直肠肛管癌内镜切除后的追加切除标准

根据切除标本的组织病理学诊断，垂直断端阳性，组织型为低分化腺癌、印戒细胞癌、黏液癌，SM 浸润度 1000μm 以上。脉管浸润阳性，肿瘤出芽高度的情况下，需要实施根治性切除术或进行多学科讨论。

内镜切除术后 pT1 癌症的治疗原则

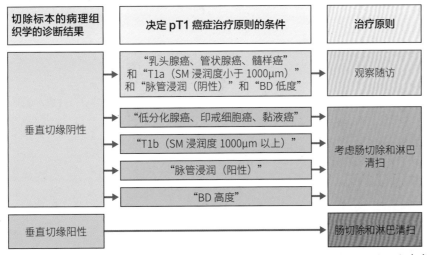

［大腸癌研究会（編）. 大腸癌治療ガイドライン 医師用 2019 年版. 金原出版，2019 を参考に作成］

引用文献

大腸癌研究会（編）. 大腸癌治療ガイドライン 医師用 2019 年版. 金原出版，2019.

第 II 篇

直肠肛门疾病图谱

01 | 皮赘、外痔

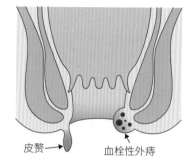

皮赘↗　　　血栓性外痔

皮赘（Skin tag）是指在肛门边缘出现的皮肤突出或下垂，多见于女性，是孕产期产生的内外痔或肛裂治愈后残留的皮肤过度增生所致。

- 大多无症状，但也有患者自我诊断为"脱肛"或"痔疮"而就诊。
- 如果有瘙痒或难以擦拭干净的情况，可指导患者调整排便习惯或用软膏治疗皮炎。
- 治疗效果不佳或因"美观性"等原因要求切除时，可在局部麻醉下切除。
- 外痔发生于齿状线远侧，分为慢性型和急性型，慢性型多表现为直肠下静脉丛曲张、皮赘肥大或有肿大的外痔核。
- 急性型包括以血栓为主的血栓性外痔和虽伴有血栓但以水肿为主的水肿性外痔。
- 由于呈暗红色或黑色，需要注意与鳞状细胞癌和恶性黑色素瘤相鉴别。
- 大多数急性外痔可以通过栓剂、缓泻药、NSAIDs 等保守治疗治愈。
- 痔核较大且疼痛剧烈或上皮破溃伴有出血时，可以在局部麻醉下进行外痔切除术或血栓切除术。
- 对于水肿性外痔，麻醉下施行手指肛管扩张术有效⇒ p.89。

[病例] 皮赘、外痔

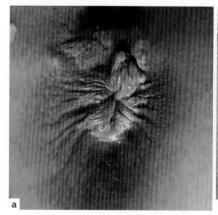
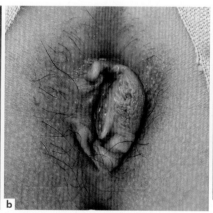
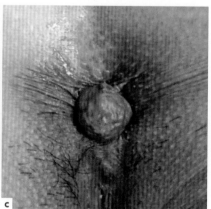

a. 皮赘。40 余岁，女性。肛门边缘有皮肤下垂物，经过观察无特别症状。b. 外痔。50 余岁，男性。诊断为慢性外痔，肛门边缘有约半周的直肠下静脉丛曲张，确诊为慢性外痔。经过观察无特别症状。c. 外痔。20 余岁，女性。肛门边缘后方有直肠下静脉丛曲张引起的慢性外痔。妊娠期间观察发现肿大但没有出血和疼痛。产后缩小

[病例] 血栓性外痔

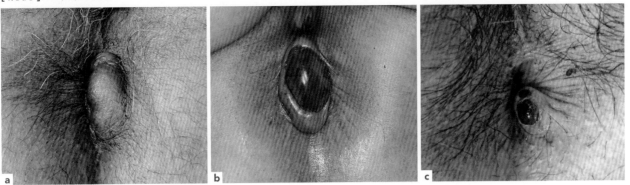

a. 50余岁，男性。外痔约半周，因疼痛有所减轻，因此可进行保守治疗。b. 30余岁，女性。由于强烈紧张伴有剧痛，局部麻醉下实施痔核切除术。c. 10余岁，男性。外痔上皮破溃露出血栓。局部麻醉下只摘除血栓

[病例] 环周水肿性外痔

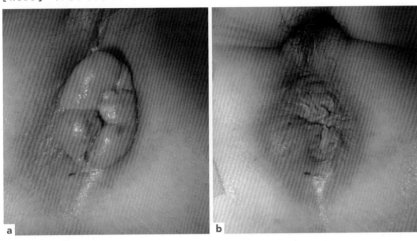

40余岁，女性。主诉：突发肛门肿痛。a. 血栓伴环周的肿胀外痔。b. 局部麻醉下施行肛管扩张术，还纳，痊愈

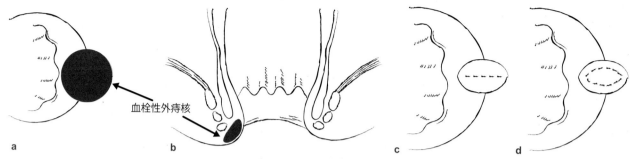

a.肛门视诊发现肿大的外痔。b.在矢状面位置的肛门边缘皮下发现血栓。c.血栓小的情况下,放射状切开取出血栓。d.血栓大的情况下,切除包括部分皮肤在内的痔核

[病例] 血栓性外痔血栓摘除术

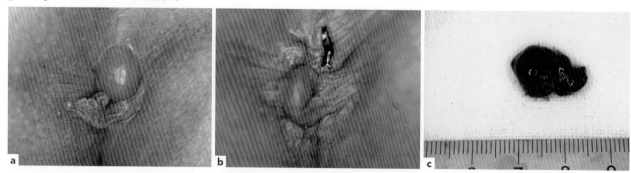

40余岁,男性。主诉:突然的疼痛和肿块。a.肛门边缘有饱满、肿大的外痔。b.由于疼痛剧烈,在局部麻醉下切开取出了血栓。c.摘除的血栓。完全治愈

引用文献

松島 誠. 痔核診療の実際. 岩垂純一(編著). 実地医家のための肛門疾病診療プラクティス, 改訂第2版. 永井書店, pp77-94, 2007.

02 内痔

扫码

- 内痔是由于直肠上静脉丛淤血和扩张，肛垫的纤维组织断裂，失去支持，肛门内括约肌的过度紧张等原因所致，从齿状线向肛门口侧发生。
- 发病的危险因素有排便习惯和生活习惯，很多人伴随有排便次数减少和用力排便等症状。还有生活习惯方面，负重工作和长时间坐着工作的人很多，饮食缺乏蔬菜的人也容易患病。
- 关于遗传易感性的关系不明确，家族史中因为受到饮食和生活习惯影响的可能性很高。
- 内痔的发病率因调查方法不同而异，一般区间为4%~55%，男女无差异。从年龄上看，45~65岁人群的发病率较高。
- 症状有出血、疼痛、脱出、肿胀、瘙痒、黏液溢出等，但通常很少感到疼痛。如果感到疼痛，多半是由于血栓形成，或是肛裂引起的。
- 临床分期分类中经常使用Goligher分类，作为选择治疗方法的指标很有价值。
- 治疗上，日常生活的指导和药物疗法是有效的保守治疗方法，痔疮软膏和栓剂对妊娠期女性也有用。

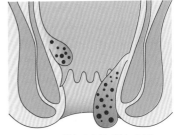

内痔不脱出病例和脱出病例

[病例] 各种内痔病例及治疗

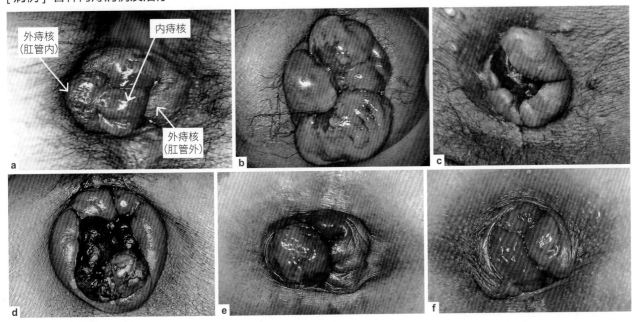

a. 50余岁，男性。Goligher分类Ⅲ度内痔。显示内痔、肛管内的外痔、肛管外的外痔。施行ALTA疗法。b. 60余岁，男性。Goligher分类Ⅳ度内痔。施行结扎切除术。c. 60余岁，男性。血栓性内痔。实施结扎切除术。d. 40余岁，女性。嵌顿内痔。在腰椎麻醉下施行复位手术、肛门括约肌扩张术，嵌顿状态恢复后实施结扎切除术。e. 40余岁，女性。Goligher分类Ⅲ度内痔。施行ALTA疗法。f. 40余岁，女性。Goligher分类Ⅲ度内痔。施行橡胶圈套扎术

内痔的分类与肛门镜图像

Goligher 分类和肛门镜图像对比

I 度	排便时痔核在肛管内突出，但不会脱出	
		40 余岁，女性
II 度	排便时痔核脱出肛门外，排便结束后自然还纳	
		50 余岁，女性
III 度	排便时痔核脱出，需要用手还纳	
		40 余岁，女性
IV 度	痔核脱出肛门外，不能还纳	
		60 余岁，男性

[病例] 各种内外痔病例及治疗

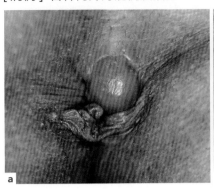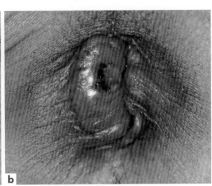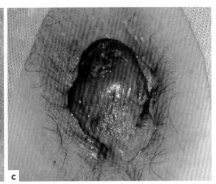

a. 40余岁，男性。血栓性外痔施行血栓摘除术。b. 50余岁，男性。血栓性外痔保守治疗。c. 60余岁，男性。血栓性混合痔保守治疗

痔的分类（Goligher 分类）和主要治疗方法

	保守疗法	5%PAO 硬化疗法	胶圈套扎疗法	剥离结扎法	ALTA 疗法	PPH 法	结扎切除术（LE 法）
Ⅰ度	●	●	○				
Ⅱ度	●	●	●	○	●		○
Ⅲ度	○	○	○	●	●	●	●
Ⅳ度	○			●	○		●

●推荐度高的术式，○表示有效的疗法。
PAO：酚醛杏仁油，ALTA：硫酸铝钾丹宁酸（Aluminium potassium sulfate and tannic acid），PPH：Procedurefor prolapse and hemorrhoids
[日本大肠肛门病学会（编）. 肛门疾患（痔核・痔瘘・裂肛）診療ガイドライン 2014 年版. 南江堂，2014 を参考に作成]

内痔的治疗方法

● 保守治疗法：改善排便习惯，指导使用缓解便秘的药物等疗法。针对痔核的药物疗法可以有效缓解肿胀、脱出、疼痛、出血等症状。如果药物疗法不能缓解症状时，建议进行其他治疗。

● 硬化疗法：5% 酚杏仁油（PAO）是对Ⅲ度内痔有效的治疗方法。

● 胶圈套扎疗法：对Ⅲ度的内痔有效，几乎没有疼痛，由于手术简便，对于大小合适的内痔是有效的治疗方法。结扎后的内痔核在 1~2 周自然脱落。并发症有疼痛、出血，需要注意。

● 分束结扎术：对Ⅲ、Ⅳ度的内外痔有效的术式。但是，术后疼痛明显的病例很多，需要同时使用局部止痛药。

● ALTA 疗法：ALTA 是对Ⅱ ~ Ⅲ度内痔脱出有效的治疗方法，对止血和痔核的缩小有效果，对脱出的预防和治疗有效。不良反应有发热、直肠溃疡等，需要注意。

● PPH 法：对Ⅲ度内痔有效的术式，长期随访发现复发率高，有直肠瘘、直肠穿孔等特有并发症的发生风险，手术需要较高的熟练度。

● 结扎切除术（Ligation and excision，LE）：对Ⅲ、Ⅳ度的内外痔核有效的术式。在日本主要采用创面部分缝合手术，并发症有术后出血、狭窄等，需引起注意。

● 内痔的保守疗法适用于 Goligher 分类的 I、II 度，但是对于 III、IV 度也有有效的情况，特别是初期治疗的话，有效的情况也不少。把日常生活的指导，特别是对排便习惯的指导作为治疗内容。药物疗法对肿胀、脱出、疼痛、出血等症状的缓解有效果，但对慢性痔本身没有完全治愈的功效。

● 内服药和外用药（参见⇒ p.62 "肛门疾病的药物治疗"），根据病情开处方，观察病情发展。在保守治疗中，如脱出、出血、疼痛等"痛苦症状"没有改善，应改为其他疗法。

[病例] 混合痔嵌顿

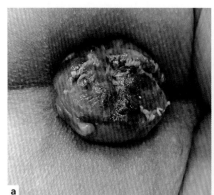
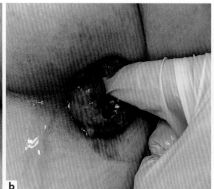
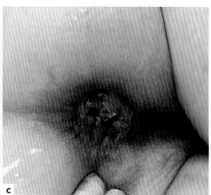
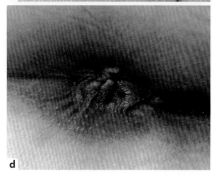

50 余岁，女性。主诉：肿块脱出。a. 初诊时的肛门可见内外痔核脱出，并伴有血栓。b. 局部麻醉下用手指进行复位。c. 复位后用手指进行肛管扩张术。d. 2 周后痔核肿胀减轻，之后治愈

治疗 ▶ 5% PAO 硬化疗法

● 在保守治疗中，对于出血、肿胀、疼痛、脱出等症状重的 Goligher 分类 III 度的内痔，PAO 的硬化疗法也适用。

● 通常，向一处痔黏膜下注入 2~3mL 5% PAO。

● 根据坂田的报道，从治疗效果来看，5% PAO 硬化疗法虽然对止血、脱出、减轻疼痛有效，但效果持续时间短，从 2 周至约 2 年，平均 8.6 个月，需要反复注入。

● 近年来，适应范围从 II 度扩展到 IV 度，由于疗效持久性好的硬化剂 ALTA 的登场，临床上几乎不再采用 PAO 硬化疗法。

治疗 **胶圈套扎疗法**

扫码

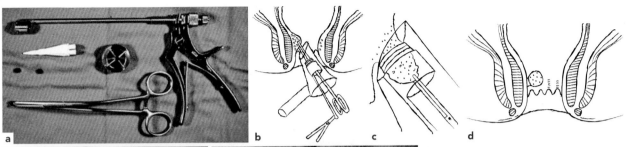

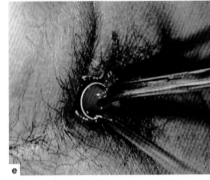

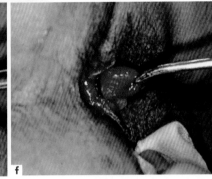

a. 内痔的胶圈套扎器。b. 一边用肛门镜观察，一边夹住内痔核。c、e. 把内痔核拉进结扎器里。d、f. 内痔核被切除后，2 个胶圈套扎在内痔的根部。胶圈套扎术适用于肿大的出血性内痔，或脱出、纤维化较少的内痔。胶圈 1~2 周后脱落。脱落时偶尔会伴随出血，需要注意

- 分束结扎术是对内外痔的根治性疗法。
- 牵住内外痔向肛门外充分拉出，用缝线（1~2 号丝线）从痔根处刺入，拉出至肛门边缘外 1~2cm 处，然后将各条丝线结扎。由于术后疼痛持续，需要进行 NSAIDs 等镇痛处理。

分束结扎术的术式

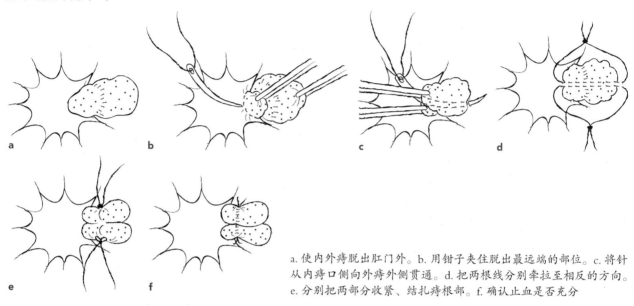

a. 使内外痔脱出肛门外。b. 用钳子夹住脱出最远端的部位。c. 将针从内痔口侧向外痔外侧贯通。d. 把两根线分别牵拉至相反的方向。e. 分别把两部分收紧、结扎痔根部。f. 确认止血是否充分

[病例] 内外痔分束结扎术

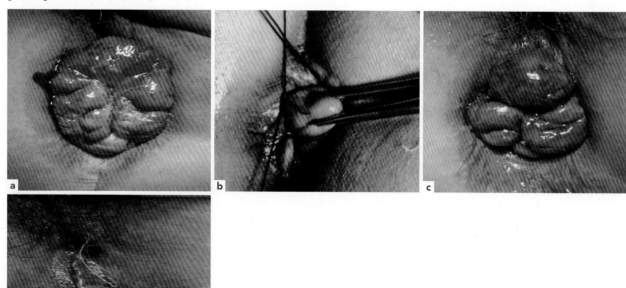

40 余岁，女性。主诉：排便时脱出、出血。从几年前开始排便时每次都能脱出，用手可以还纳回去。进行保守治疗未减轻所以来院就诊。因为不能住院所以希望在门诊进行治疗。实行分束结扎术。a. 内外痔核脱出。b. 分束对主痔核进行结扎。c. 结扎 3 处主痔，结束治疗。d. 术后 1 个月肛门痔核脱出消失，痊愈

治疗 ▶ ALTA 疗法

▶ 扫码

- ALTA 是内痔硬化疗法，为局部注射剂。
- 适用于 Goligher 分类Ⅱ、Ⅲ度的内痔，有消除出血、脱出的效果。
- ALTA 通过药物的收敛作用和消炎作用，阻断血流，达到止血和缩小痔核的目的，通过无菌性炎症对痔黏膜层和黏膜下层粘连、固定，使内痔组织持续硬化、退缩。
- 虽然并发症的发生概率很小，但有发热、疼痛、肿痛，有时也会伴随局部坏死形成溃疡、脓肿、瘘管，需要注意。
- 治疗时为了减轻并发症需要掌握精准的注射技术和"四步注射法"，只有接受培训，学会了手术操作的医生才能进行。

内痔硬化疗法—— ALTA 四步注射法

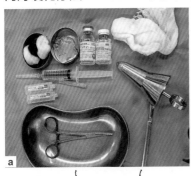

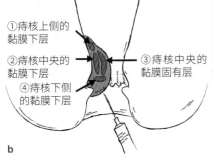

①痔核上侧的黏膜下层
②痔核中央的黏膜下层
③痔核中央的黏膜固有层
④痔核下侧的黏膜下层

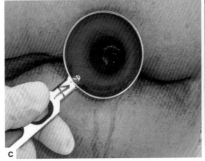

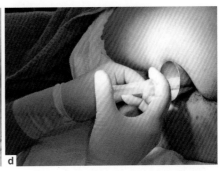

a. 使用器具：专用筒型肛门镜、玻璃注射器、专用注射针。ALTA 用生理盐水和利多卡因作为稀释剂，使用浓度为 2%。
b. 给药部位。给药量：①第 1 步：2~3mL；②第 2 步：3~5mL；③第 3 步：2~3mL；④第 4 步：2~3mL。c. 在肛门镜下检查注射的痔核。d. 根据痔核的大小来考虑剂量

给药的注意事项

● 主要用于黏膜下层给药，肌层内不给药，齿状线外侧的肛门上皮下也不给药。

● 给药后要充分按摩，以分散药液。因为药物的特性，要注意在不适当的部位给药和给予不适当的给药剂量，会产生溃疡和狭窄等。

[病例] ALTA 四步注射法

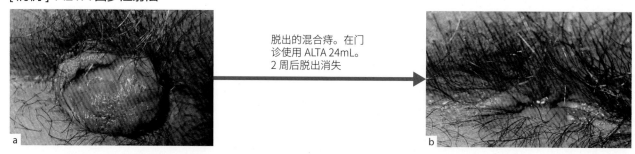

脱出的混合痔。在门诊使用 ALTA 24mL。2 周后脱出消失

50 余岁，男性。ALTA 给药前后肛门的观察。

[病例] ALTA 四步注射法

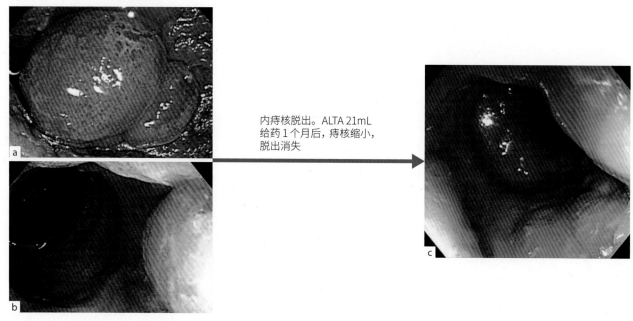

内痔核脱出。ALTA 21mL 给药 1 个月后，痔核缩小，脱出消失

80 余岁，女性。注射 ALTA 前后的内镜观察。a. Goligher 分类 Grade Ⅲ度脱出的内痔核。b. ALTA 注射前的内痔。c. 1 个月后内镜显示内痔缩小，脱出消失

治疗 ▶ PPH 手术

● PPH 手术不是切除内痔，而是用管状吻合器对痔核上方的直肠黏膜进行环状切除吻合，通过上提松弛、下垂的直肠黏膜，改善脱出，同时切断直肠上动脉，改善痔静脉的血流动力学，从而缩小内痔。

● 适应证为 Goligher 分类 Ⅲ 度的内痔和直肠黏膜脱垂等。并发症有败血症、盆腔内脓肿、直肠阴道瘘、直肠狭窄、肛门痛、直肠痛等，需要选择合适的治疗病例并熟练操作。

PPH 法使用的器具

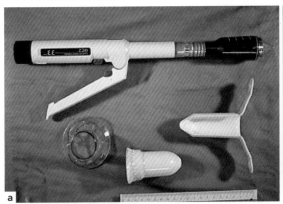
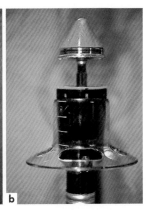

a. 管型吻合器及其附属器械。b. 肛门扩张器和吻合器

[病例]PPH 治疗内痔

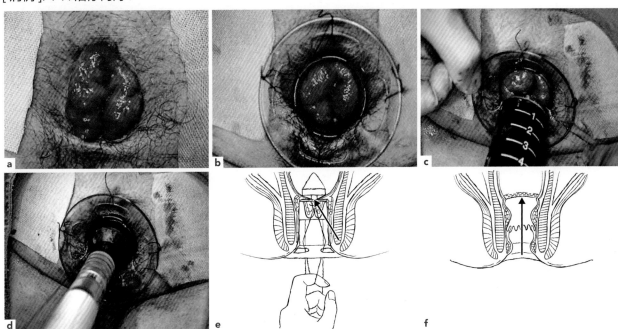

60 余岁，男性。主诉：痔核脱出。a. 腰椎麻醉下确认内痔核脱出。b. 插入、固定肛门扩张器。c. 将内痔核拉入吻合器内。d. 通过击发吻合器，完成直肠黏膜的切断和吻合。e. 直肠黏膜和内痔核的一部分被牵入吻合器内的状态。f. PPH 结束时，直肠壁的吻合口已经上提

扫码

● 结扎切除术是对Ⅲ、Ⅳ度混合痔有效的术式。原方法是开放创面，但在日本国内对术式进行了改良，主要采用部分创面缝合的术式，以减轻术后出血、术后疼痛、避免术后狭窄、缩短创面愈合时间、控制术后复发。

● 并发症有术后出血、狭窄等，应引起注意。

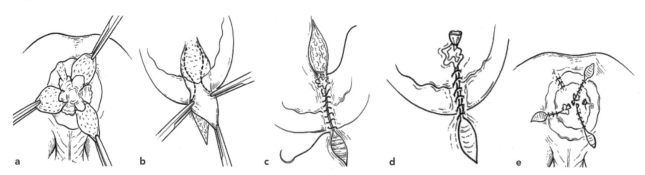

a. 牵引应切除的主痔核。b. 开始切除较大的痔核。c. 进一步剥离，根部结扎后缝合部分创口。d. 切除被剥离的痔核。e. 主痔切除后，施行皮赘、肥大肛乳头等的切除

[病例] 内痔的 LE 疗法

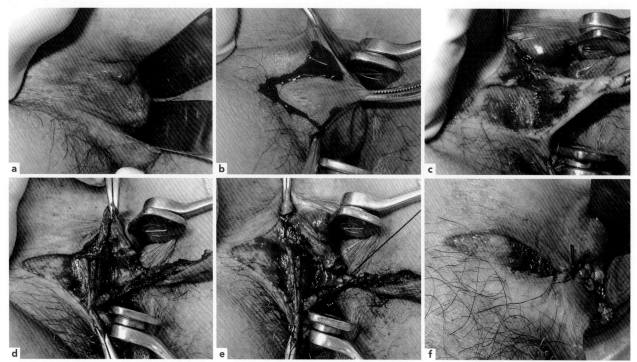

40 余岁，女性。主诉：排便时有肿块脱出。a. 拟行腰椎麻醉下痔核切除。b. 肛缘外侧 V 形切口。c. 向肛内侧切开。d. 切除到痔核上极。e. 在顶端结扎，缝合到肛门边缘。f. 部分创面缝合的结扎切除术结束

[病例] 血栓性内外痔的 LE 疗法

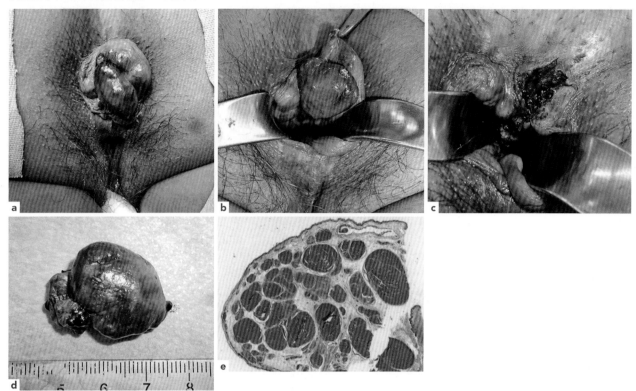

50 余岁，女性。主诉：突然肛门肿胀和剧痛。a. 腰椎麻醉下发现血栓性内外痔脱出。b. 检查肛管。c. LE 法切除、缝合。d. 切除的痔核。e. 病理组织图像。有多条扩张的静脉，部分有轻微的毛细血管增生，但器质性血栓不明显

治疗 ▶ 新的治疗方法——结扎切除术（LE法）和ALTA联合疗法

●结扎切除术根治性高，可减少术后的疼痛和出血，为了降低单独 ALTA 注射的复发率，减少 ALTA 的剂量，减轻副作用，结扎切除术和 ALTA 注射并用的术式正在逐渐普及。

●该方法是对主痔进行结扎切除术，对副痔进行 ALTA 注射；对外痔进行切除，对内痔进行 ALTA 注射，这些手术很容易进行"日间手术"，并逐渐普及。

对主痔进行结扎切除术，对副痔进行 ALTA 注射的方法

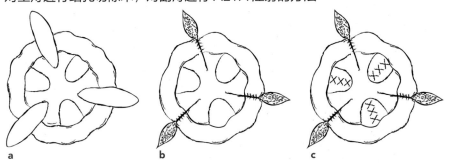

a. 3 点、7 点、11 点位置发现主痔，其间发现副痔。b. 对主痔核进行结扎切除术。c. 对副痔注射 ALTA

外痔切除，内痔进行 ALTA 注射的方法

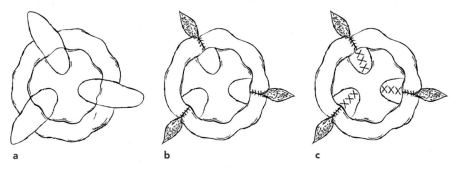

a. 3 点、7 点、11 点位置发现有内外痔。b. 只切除各自的外痔部分。c. 对各自的内痔部分实施 ALTA

引用文献

[1] 日本大腸肛門病学会（編）．肛門疾患（痔核·痔瘻·裂肛）診療ガイドライン 2014 年版．南江堂，2014.

[2] Johanson JF，et al . The prevalence of hemorrhoids and chronic constipation . An epidemiologic study . Gastroenterology98：380 - 386，1990.

[3] Acheson RM . Haemorrhoids in the adult male；a small epidemiological study . Guys Hosp Rep 109：184 - 195，1960.

[4] Gazet JC，et al . The prevalence of haemorrhoids . A preliminary survey . Proc R Soc Med 63（Suppl）：78 - 80，1970.

[5] Hyams L，et al . An epidemiological investigation of hemorrhoids . Am J Proctol 21：177 - 193，1970.

[6] Goligher JC . Surgery of the Anus，Rectum and Colon，5th ed . Bailliere Tindall，London，p101，1984.

[7] 松島　誠．痔核診療の実際．岩垂純一（編著）．実地医家のための肛門疾病診療プラクティス，第 2 版．永井書店，2007.

[8] 坂田寛人．痔核の治療　各種非手術的治療法の適応とその有用性．消外　28：347 - 354，2005.

[9] 斉藤　徹，他．内痔核の硬化療法．臨外（増刊号）　63：111 - 117，2008.

[10] 吉川周作，他．内痔核治療に対するゴム輪結紮術の成績と古典的治療．日本大腸肛門病会誌　63：826 - 830，2010.

[11] 髙村寿雄．消痔霊との出会い．臨床肛門病学　4：54 - 57，2012.

[12] 髙村寿雄．　ALTA 療法における有害事象とその対応．臨床肛門病学　6：87 - 91，2014.

[13] 松島　誠．痔核診療の実際．岩垂純一（編著）．実地医家のための肛門疾病診療プラクティス，第 2 版．永井書店，pp77 - 94，2007.

[14] 稲次直樹，他．内痔核に対する半閉鎖·結紮切除術．吉野肇一，他（編）．「手術」別冊シリーズ　最新 アッペ·ヘモ·ヘルニア·下肢バリックスの手術．金原出版，pp91 - 99，2000.

03 | 肛裂、肛门息肉、皮赘

扫码

- 肛裂是肛门上皮发生的非特异性溃疡性病变的总称。
- 好发于后方正中部，其次是前方正中部。由于排便引起的物理性或化学性刺激，造成急性肛裂——单纯的肛门上皮部裂伤，如果不及时治疗，或放任不管，就会变成慢性顽固性溃疡，最终形成到达肛门内括约肌的深度溃疡。
- 另外，溃疡口侧会产生纤维化的肥大肛乳头（肛门息肉），外侧会产生纤维化的皮赘（前哨痔）。
- 病因有肛门上皮损伤、肛门腺感染、肛上皮缺血等。
- 虽然发病率不明确，但根据日本厚生劳动省的预测，每日的就诊人数约为2/100 000人。性别与年龄存在差异，以女性居多，男女均以年轻人居多。
- 主要症状是疼痛、出血，以排便时出现疼痛为特征，急性期轻度疼痛，随着疾病慢性化，会经常感到疼痛。排便时出血，呈鲜红色，量不多。
- 治疗的第一阶段是保守治疗，一般是摄取膳食纤维、服用缓泻剂、温水坐浴等。
- 保守治疗无效的情况下，可考虑外科治疗。外科治疗包括侧方内括约肌切开术、肛门扩张术、移行皮瓣成形术、结扎切除术等，根据不同的病例，在考虑疗效和副作用后选择施行。

图中标注：肛乳头肥大（肛门息肉）、皮赘（前哨痔）、溃疡、出现瘘的肛裂

[病例] 各种慢性肛裂

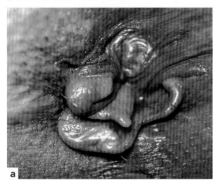

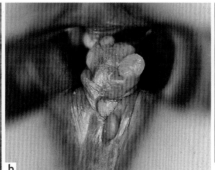

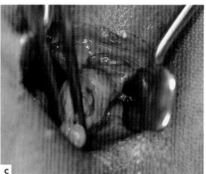

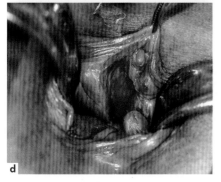

a. 40余岁，女性。发现肿大的皮赘和溃疡。通过保守治疗治愈。b. 30余岁，女性。肛门息肉、肛裂溃疡、前哨痔。施行切除术和肛门扩张术治愈。c. 30余岁，女性。肛门息肉、肛裂溃疡、Ⅰ型肛瘘。通过切除术和肛门扩张术治愈。d. 40余岁，女性。发现肛管后方有很深的溃疡。通过切除术和肛门扩张术治愈

肛裂的成因、病理及治疗

- 肛裂形成的背景有生活方式和体质因素，再加上物理性和化学性刺激，就会产生急性肛裂。
- 适当的保守治疗和生活方式的改善，大多可以轻松治愈，但如果放任不管或反复刺激，就会变成慢性肛裂，保守治疗困难则需要进行外科治疗。

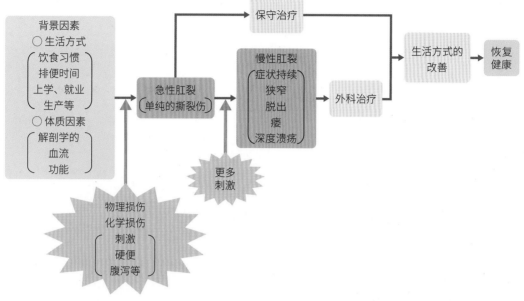

[稲次直樹. 裂肛の病態と診断について. 日本大腸肛門病会誌　58：825-829，2005 を参考に作成]

肛裂的种类和主要治疗方法

- 排便控制和栓剂能减轻排便困难、疼痛、出血、脱出等症状，如果没有缓解，就需要进行外科治疗。
- 对于急性肛裂，麻醉下用手指进行肛门扩张术和侧位肛门内括约肌切开术是有效的。
- 对于亚急性肛裂或慢性肛裂，如果肛门狭窄导致排便困难，移行皮瓣是有效的。
- 对于脱出性肛裂，应切除脱出性病变，如果狭窄是导致排便困难的原因，应采用移行皮瓣。

	保守治疗		外科治疗	
急性肛裂	排便控制	通过药物使肛门扩张	侧位内括约肌切开术或肛门扩张术（肛门内压高的情况）	
亚急性肛裂			侧位内括约肌切开术或肛门扩张术（肛门内压高的情况）	SSG 法（肛门狭窄的情况）
慢性肛裂			SSG 法	
脱出性肛裂	排便控制		LE 法或 LE 法 + SSG 法（肛门狭窄的情况）LE 法（没有肛门狭窄的情况）	
症状性肛裂	原发疾病的治疗（克罗恩病等）			
疑似肛裂	肛门瘙痒症等的治疗			

SSG 法：移植皮瓣成形术（Sliding skin graft）；LE 法：结扎切除术（Ligation and excision）
[日本大腸肛門病学会（編）. 肛門疾患（痔核・痔瘘・裂肛）診療ガイドライン 2014 年版. 南江堂，2014 を参考に作成]

肛裂的诊断

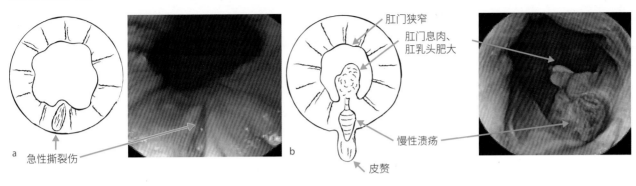

a. 急性撕裂伤

肛门狭窄
肛门息肉、肛乳头肥大
慢性溃疡
皮赘

a. 急性肛裂：排便时疼痛、出血，肛门上皮部急性裂伤（箭头）。b. 狭窄性慢性肛裂：肛门狭窄，排便时伴有疼痛，多在内侧伴有肛乳头肥大，肛管上皮溃疡，外侧伴有皮赘

治疗 急性、亚急性肛裂的肛门扩张术

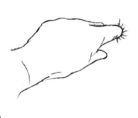

a

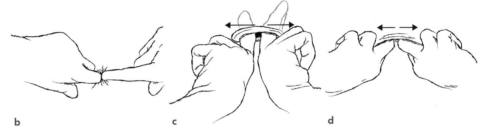

b　　　c　　　d

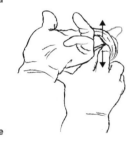

e

a. 首先在麻醉下插入食指。b. 双手插入食指扩大肛管。c. 双手插入食指和中指共 4 指，慢慢扩张肛管。d. 在肛管的纵向、横向扩张 3~4 分钟。e. 对于骨盆狭窄的男性，纵向扩张是有效的。

［Goligher JC. Surgery of the Anus, Rectum and Colon, 5th ed. Bailliere Tindall, London, 1984 を参考に作成］

肛门扩张术的实践

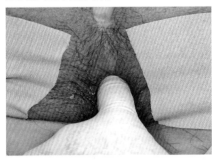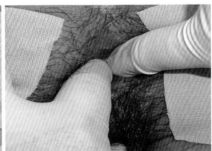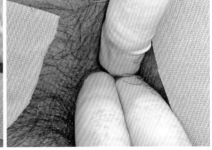

在腰椎麻醉下插入 1、2、3 根手指使其扩张。扩展到 3 指即可，可持续扩张 3~4 分钟

- 肛门内括约肌切开术的适应证是对保守治疗、用手指肛门扩张术等无法改善的病例，施行直肠肛门内压检查，肛管最大静息压（Maximum resting pressure，MRP）在 80mmHg 以上的病例。

- LSIS（Lateral subcutaneous internal sphincterotomy）是从侧方切开肛管内括约肌的方法，分为直视切开术式（Open 法）和盲法切开术式（Blind 法），大多采用后者。

- 由于肛门内括约肌切开术中过度切开，术后有失禁的危险，因此应充分理解并施行局部解剖。

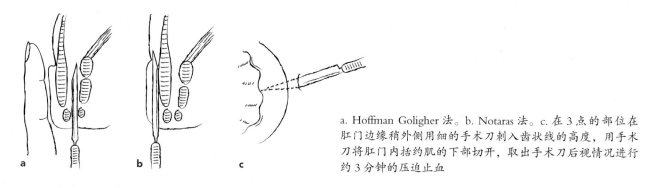

a. Hoffman Goligher 法。b. Notaras 法。c. 在 3 点的部位在肛门边缘稍外侧用细的手术刀刺入齿状线的高度，用手术刀将肛门内括约肌的下部切开，取出手术刀后视情况进行约 3 分钟的压迫止血

治疗 ▶ **慢性裂肛病例的手术**

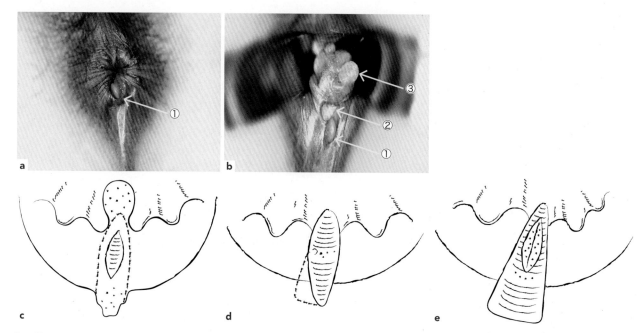

在腰椎麻醉下的检查中，如 a、b 所示，诊断为前哨痔（①）、溃疡（②）、肛门息肉（③）。像 c、d 那样切除这些部位，在创口外侧形成引流创口。如果肛管的狭窄解除不充分的话，最好是像 e 那样将瘢痕化的肛门括约肌切开，扩张到容易插入 2 指的程度

[病例] 慢性肛裂伴脱出性肛门息肉的手术

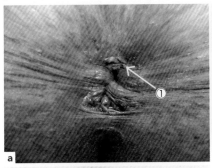

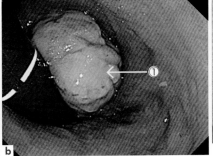

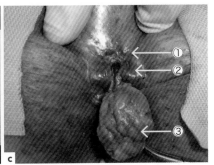

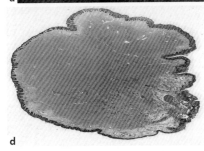

60余岁，女性。主诉：肛门疼痛和有肿块脱出。a.肛门边缘有前哨痔（①）。b.通过肛管反转内镜发现有较大的息肉（①）。c.在腰椎麻醉下检查，发现有前哨痔（①）、溃疡（②）、息肉（③）。切除息肉，施行肛管手指扩张术。治愈。d.病理组织图像。诊断为有鳞状上皮覆盖的纤维性间质息肉

[病例] 慢性肛裂导致巨大肛门息肉脱出

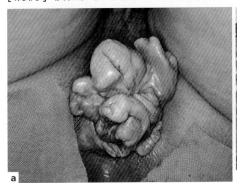

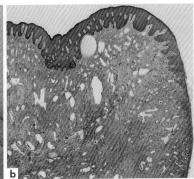

40余岁，女性。主诉：脱出的肿块无法还纳。a.在腰椎麻醉下进行详细检查，经确认为较大的肛门息肉脱出，施行经肛门切除术。肛裂溃疡瘢痕已经愈合，也不狭窄，这样就治愈了。b.病理组织可见，表面为肥厚的多层扁平上皮，上皮下由纤维血管性间质构成

治疗 ▶ **针对慢性肛裂、肛门狭窄的移行皮瓣成形术（SSG法）**

扫码

- 在慢性肛裂中狭窄程度较严重，其他治疗方法无法改善疼痛和排便困难的情况下进行。

- 对于狭窄型慢性肛裂SSG法被认为是根治性最高的术式。

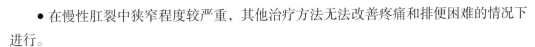

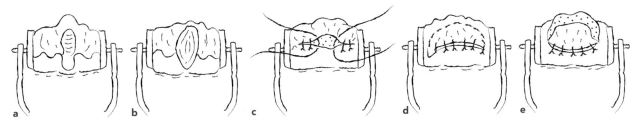

a.在腰椎麻醉下用手扩张肛管，观察应切除的肛裂。b.将引起瘢痕狭窄的慢性肛裂溃疡部，与肥大肛乳头，或肛门息肉一起切除，并将肛门括约肌的瘢痕部纵向切开，使肛管容易插入2指。c.将创口水平展开并横向缝合。d.创口缝合后，在缝合部外侧约1.5cm处切开皮肤。e.切开后使皮瓣移向肛门口侧

治疗 针对慢性肛裂肛门狭窄的 SSG 法

- 在慢性肛裂中狭窄程度较严重，其他治疗方法无法改善疼痛和排便困难的情况下进行。
- 对于狭窄型慢性肛裂 SSG 法被认为是根治性最高的术式。

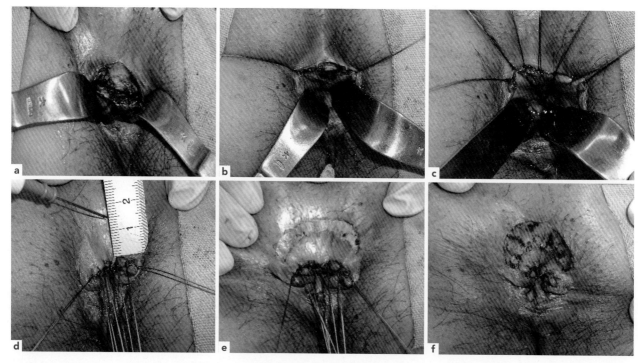

50 余岁，女性。主诉：肛门痛、排便困难。a. 在腰椎麻醉下切除狭窄部的肛裂，纵向切开使其扩张至两指以上。b. 把纵向的创面横向缝合。c. 缝合完成。d. 在缝合线外 1.5cm 处做标记。e. 在标记部切开表皮。f. 使皮瓣向肛门口侧移行。可以插入两指以上

引用文献

[1] 日本大腸肛門病学会（編）．肛門疾病（痔核·痔瘻·裂肛）診療ガイドライン 2014 年版．南江堂，2014．

[2] 高野正博，他．裂肛の発生機序と病態．日本大腸肛門病会誌　30：401 - 404，1977．

[3] Van Outryve M．Physiopathology of the anal fissure．Acta Chir Belg 106：517 - 518，2006．

[4] Naldini G，et al．Hiding intersphincteric and transphincteric sepsis in a novel pathological approach to chronic anal fissure．Surg Innov 19：33 - 36，2012．

[5] 厚生労働省大臣官房統計情報部．平成 26 年患者調査（傷病分類編）．p55，2015．

[6] 稲次直樹．裂肛の病態と診断について．日本大腸肛門病会誌　58：825 - 829，2005．

[7] Goligher JC．Surgery of the Anus，Rectum and Colon，5th ed．Bailliere Tindall，London，1984．

[8] 野澤真木子，他．肛門内圧からみた裂肛に対する LSIS の適応と工夫．日本大腸肛門病会誌　58：849 - 852，2005．

[9] 山名哲郎．裂肛の治療—保存的治療から外科療法まで．消外　39：1639 - 1646，2016．

[10] 辻　順行．裂肛診療の実際．岩垂純一（編著）．実地医家のための肛門疾病診療プラクティス，改訂第 2 版．永井書店，pp125 - 143，2007．

04 | 肛周脓肿

- 肛周脓肿是细菌从肛管的肛隐窝侵入，感染到肛门括约肌周围的肛腺而发病。这个原因被称为肛腺感染学说（Cryptoglandular infection theory）。
- 症状：脓肿会导致肛门周围突然出现疼痛、肿胀和发红、发热，间歇性肛门周围肿胀和压痛，有时会自行破溃，瘘口持续排脓。
- 脓肿的男女比例为 2.8：1~5.5：1，肛瘘的男女比例为 2.2：1~5.5：1，男性居多。

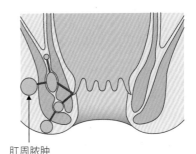

肛周脓肿

- 诊断有视诊、触诊、肛门指诊、肛门镜检查、肛门超声检查、CT 检查、MRI 检查、瘘管造影等，其中最受重视的是肛门指诊，需要熟练掌握。
- 确诊为脓肿时，无论有无基础疾病或服用抗血栓药物等，原则上应迅速进行切开排脓或引流。
- 对脓肿的切口选择、引流的位置和大小取决于脓肿的分型和病变范围。考虑到将来发生肛瘘的情况下进行根治性手术，应避免括约肌损伤，要进行有效的引流。
- 肛瘘（小儿肛瘘除外）很少能自愈，所以基本上是外科治疗的适应证。

[病例] 各种各样的肛门周围脓肿

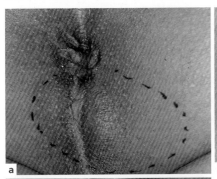

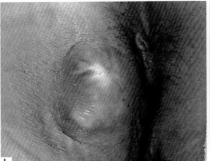

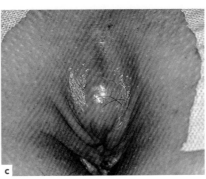

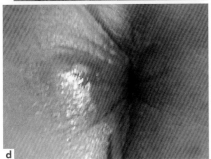

a. 40 余岁，女性。低位肌间脓肿，腰椎麻醉下用虚线挂线排脓后痊愈。b. 20 余岁，女性。慢性肛裂伴后方皮下脓肿，在腰椎麻醉下切开、排脓和切除肛裂，痊愈。c. 40 余岁，男性。低位肌间脓肿在局部麻醉下切开排脓，后因肛瘘在腰椎麻醉下施行根治术，最终痊愈。d. 出生 5 个月，男孩。发现右侧有皮下脓肿。在局部麻醉下施行切开、排脓。后来多次复发，施行切开排脓而痊愈

肛周脓肿、肛瘘的发生机制

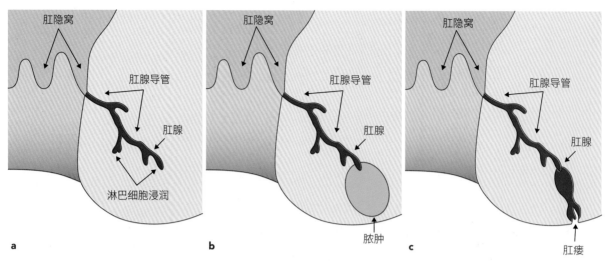

a. 细菌从肛隐窝、肛腺侵入。b. 直肠肛周组织发生脓肿。c. 排脓后，在皮肤上形成瘘管，从而形成肛瘘
［黑川彰夫. 痔瘘. 肛門疾患の診断と治療のアドバイス. メディカルレビュー社，2000 を参考に作成］

直肠肛门周围脓肿的隅越分类

隅越将直肠肛门周围脓肿分为：①肛门皮下脓肿；②直肠黏膜下脓肿；③低位肛门内外括约肌间脓肿；④高位肛门内外括约肌间脓肿；⑤肛提肌下脓肿；⑥肛提肌上脓肿。

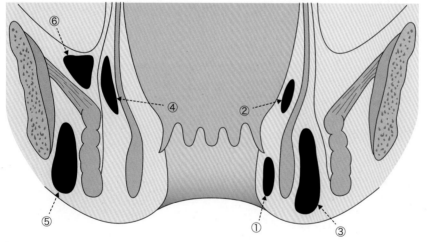

① 肛门皮下脓肿
② 直肠黏膜下脓肿
③ 低位肛门内外括约肌间脓肿
④ 高位肛门内外括约肌间脓肿
⑤ 肛提肌下脓肿
⑥ 肛提肌上脓肿

肛周脓肿的治疗

- 一旦发现直肠肛门周围脓肿，应立即切开脓肿进行排脓引流，考虑是否要留置引流，施行急性期治疗。
- 排脓后观察1个月左右，炎症充分消退后查找原因。
- 如果确定是肛瘘，就要考虑做肛瘘手术。但是，即使是肛瘘的初期脓肿，切开后也有可能愈合，还有可能是脓皮症或感染性皮脂腺囊肿，因此需要仔细观察。

`治疗` **针对肛门周围脓肿的切开引流法——关于切开**

- 对于频繁出现的皮下或黏膜下脓肿，通过指诊可以很容易地诊断其存在部位，但是对于深部脓肿，需要通过仔细的指诊和肛管超声检查、骨盆腔CT检查、骨盆腔MRI检查等来确定脓肿的存在部位。切开脓肿。留置排脓的引流管。根据脓肿的扩散范围，以弧形或放射状切口切开引流。

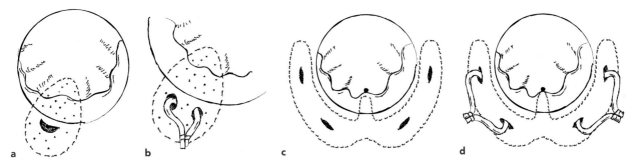

a、b.低位肌间脓肿的切开、排脓法。c、d.坐骨直肠窝脓肿的切开、排脓法

`治疗` **关于肛门周围脓肿的切开引流法——引流**

- 引流管的固定法。下表中a、b插入引流管，将引流管缝合、固定在插入部位的皮肤上。在这种情况下，有不少患者因固定部位疼痛难忍而要求早期拔出引流管。c、d中因为把引流管捆在一起，不固定在皮肤上，疼痛很轻，有利于长期管理。

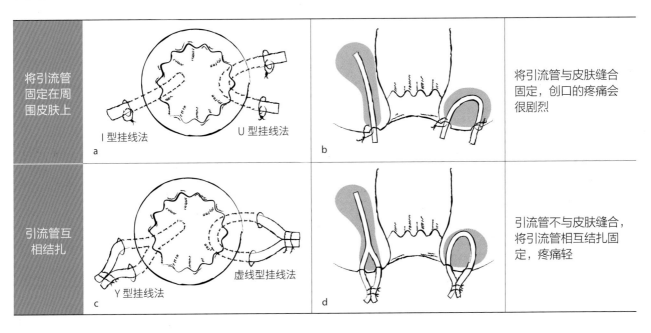

将引流管固定在周围皮肤上	I型挂线法　　U型挂线法 a	b	将引流管与皮肤缝合固定，创口的疼痛会很剧烈
引流管互相结扎	Y型挂线法　　虚线型挂线法 c	d	引流管不与皮肤缝合，将引流管相互结扎固定，疼痛轻

[病例] 肛周脓肿：切开引流

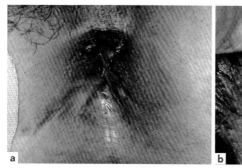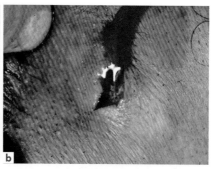

30余岁，男性。主诉：几天前开始出现肛门周围肿痛。a.肛门周围有脓肿（低位肌间脓肿）。b.浅脓肿，通过单一切口排脓

[病例] 肛周脓肿：切口虚线挂线法引流

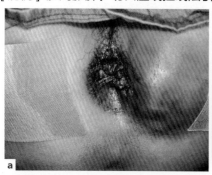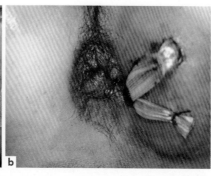

30余岁，男性。主诉：从几天前开始出现肛门部肿痛。a.有较深的低位肌间脓肿。b.切开3处切口排脓，按挂线法施行引流

[病例] 肛周脓肿：切口虚线挂线法引流

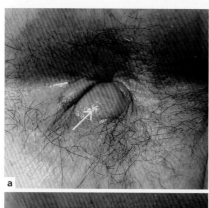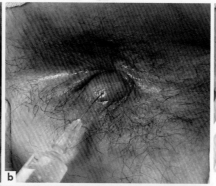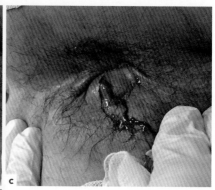

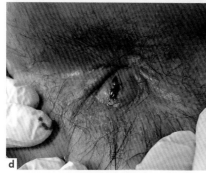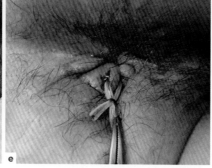

20余岁，男性。主诉：几天前开始出现肛门疼痛和肿胀。a.肛门缘浅处部位有I形皮下脓肿（黄箭头）。b.对手术切口实施局部麻醉。c.切开脓肿顶部，确认排脓位置。d.通过轻度的压迫来排脓。e.使用引流管，用挂线法进行引流。
经过：初次脓肿发病，只切开排脓观察。2周后没有排脓，压痛也减轻了，所以拔掉了挂线的引流管。为防止脓肿持续复发，施行了肛瘘根治术

[病例] 广泛低位肌间脓肿：切口虚线挂线法引流

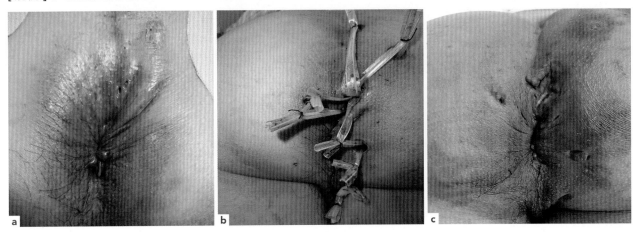

50余岁，男性。主诉：肛门部疼痛、肿胀。a.手术时在肛门部发现了从后方向右侧扩散的脓肿。b.用Penrose引流管放置8处作为挂线引流。c.4个月之后拔除了挂线，术后第6个月肛门脓肿治愈

[病例] 坐骨直肠脓肿

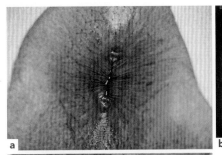
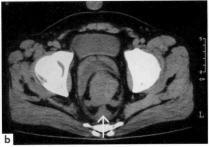
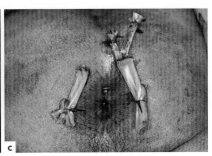

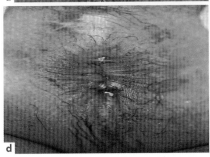

30余岁，男性。主诉：肛门痛、发热。a.肛门周围表层没有出现发红、肿胀。b.骨盆腔CT检查发现坐骨直肠窝有脓肿（黄箭头）。c.根据脓肿的范围，采用挂线法引流。d.用挂线法引流治愈

治疗 ▶ **坐骨直肠窝脓肿的根治性手术（Hanley 改良法）——虚线实线结合挂线方法**

- 肛缘后方坐骨直肠窝的脓肿，通过触诊、指诊、超声检查、骨盆腔 CT 检查、骨盆腔 MRI 检查等诊断。

- 弧状或放射状切开脓肿附近的皮肤，到达脓腔。确认有排脓后，用肛门镜检查内口。

- 接着，从后方的脓腔向内口的瘘管插入探针或手术钳，如果探针与内口之间有交通，则在此处插入或留置橡皮带，称为实线。在脓腔中使用数个排脓用的引流管作为虚线。

- 术后，每隔 2 周左右逐渐收紧实线，以打开瘘管。通过虚线观察排脓情况，适时拔出。痊愈可能需要几个月。

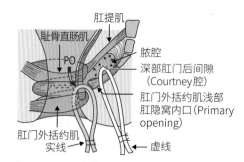

［黒川彰夫. 痔瘘. 肛门疾病的诊断和治疗のアドバイス. メディカルレビュー社, 2000 を参考に作成］

婴儿肛门周围脓肿、肛瘘

- 婴儿肛周脓肿、肛瘘的特征多是在出生后 2~3 个月发病，几乎都是男孩。
- 发病部位多在一侧。
- 通过反复切开、排脓来治疗，1 岁左右的患儿几乎可以治愈。治愈困难的情况下需要施行根治性手术。

[病例] 婴儿肛周脓肿、肛瘘

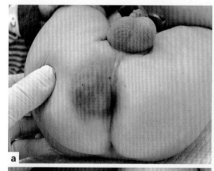
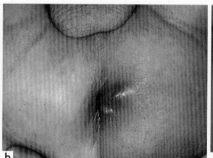
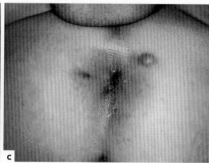
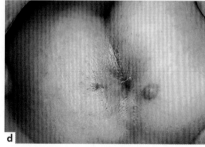

a. 6 个月，男孩。肛周脓肿。b. 1 个月，男孩。肛周脓肿。c. 4 个月，男孩。肛瘘。d. 5 个月，男孩。肛瘘。这 4 个病例经过 1~2 年的反复切开、排脓，最终治愈

[病例] 小儿外伤性肛瘘（ |形肛瘘）

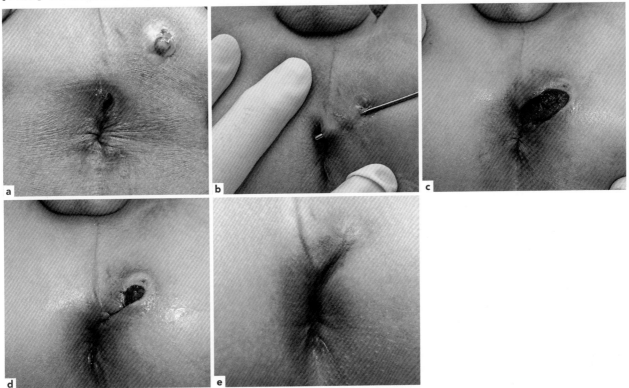

5岁，男孩。主诉：疼痛和排脓。a.手术时的肛门部，肛缘有裂口，左前侧有外口。b.探针能在内口、外口之间通行。c.开放瘘管，施行搔扒。d.缝合部分创口。e.痊愈时的肛门部位

经过：在之前的医生处就诊前2周摔伤会阴部。之后，该部肿胀，疼痛。由于认定为脓肿形成，该医生施行切开排脓。之后，由于脓肿反复出现，在发病一年半后转诊到笔者所在医院。诊断为 |形肛瘘，实行瘘道敞开、搔扒术和创口部分缝合。术后第4个月治愈

引用文献

[1] 日本大腸肛門病学会（編）．肛門疾病（痔核·痔瘻·裂肛）診療ガイドライン2014年版．南江堂，2014．

[2] Steele SR，et al．Practice paramaeters for the management of perianal abscess and fistula - in - ano．Dis Colon Rectum 54：1465 - 1474，2011．

[3] Ramanujam PS，et al．Perianal abscesses and fistulas．A study of 1023 patients．Dis Colon Rectum 27：593 - 597，1984．

[4] Isbister WH，A simple method for the management of anorectal abscess．Aust N Z J Surg 57：771 - 774，1987．

[5] 岩垂純一，他．女性の肛門部疾患の統計．日本大腸肛門病会誌　43：1056 - 1062，1990．

[6] Zanotti C，et al．An assessment of the incidence of fistula - in - ano in four countries of the European Union．Int J Colorectal Dis 22：1459 - 1462，2007．

[7] 黒川彰夫．痔瘻．肛門疾病の診断と治療のアドバイス．メディカルレビュー社，2000．

[8] 隅越幸男．痔核·痔瘻診療の実際．金原出版，1973．

[9] 佐原力三郎．痔瘻治療の標準化をめざして（IBDを除く）一前側方痔瘻の治療．日本大腸肛門病会誌　66：1035 - 1043，2013．

[10] 赤木一成．seton法，切開開放術．辻仲康伸（監）．大腸肛門病ハンドブック．医学書院，pp90 - 107，2011．

[11] 佐原力三郎，他．痔瘻診療の実際．岩垂純一（編）．実地医家のための肛門疾病診療プラクティス．永井書店，pp95-124，2007．

05 │ 肛瘘

- 肛瘘是指从肛隐窝侵入的细菌在肛腺发生初期感染，引起炎症，多数形成肛门周围脓肿，脓肿自溃或切开排脓后形成瘘管。

- 虽然发病率不高，但肛裂性瘘、克罗恩病并发的肛瘘、结核性肛瘘等与肛门腺感染引起的肛瘘成因不同。

- 根据 Goodsall-Salmon 法则，假想通过肛门中心做一横线，如果外口位于该线的后方，可以推断内口位于后方正中线上，如果外口位于横线前方，则内口位于前方对应的位置。虽然在某种程度上有参考价值，但实际上是由复杂的解剖学结构决定的，所以很难准确诊断。

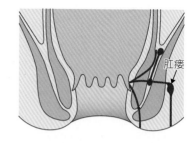

肛瘘

肛瘘的隅越分类

- 隅越分类是为了表示肛瘘发生的部位、经由路径，以及在肛门周围皮肤的开口，对以皮肤、肛管上皮、直肠黏膜、肛门内外括约肌、肛提肌为边界的间隙赋予编号，并将其与齿状线的关系、瘘管分支的复杂程度进行了记号化分类。

- 易于立体地理解肛瘘的位置和方向，也简单明了地表示扩展路径，是非常实用的分类。

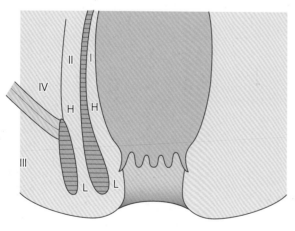

间隙	肛瘘的分类		
I . 黏膜或者皮肤与内括约肌之间的间隙	I 皮下或黏膜下肛瘘 L 皮下肛瘘 H 黏膜下肛瘘		
II . 内、外括约肌之间的间隙	II 内外括约肌间肛瘘		
	L 低位肌间肛瘘	S. 单纯型	
		C. 复杂型	
	H 高位肌间肛瘘	S. 单纯型	
		C. 复杂型	
III . 肛提肌下间隙	III 肛提肌下肛瘘		
	U 一侧的东西	S. 单纯型	
		C. 复杂型	
	B 两侧的东西	S. 单纯型	
		C. 复杂型	
IV . 肛提肌上间隙	IV 肛提肌上肛瘘		
H . 齿状线上方			
L . 齿状线下方			

［日本大肠肛門病学会（編）. 肛門疾患（痔核・痔瘻・裂肛）診療ガイドライン 2014 年版. 南江堂，2014 を参考に作成］

[病例] 各种肛瘘及治疗方法

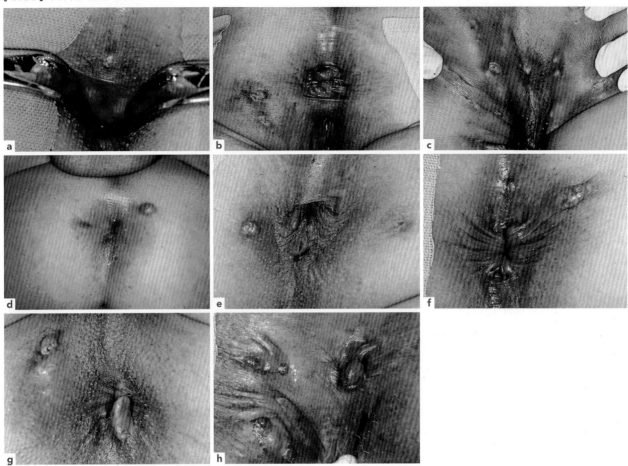

a. 40 余岁，男性。后方的肛瘘（ⅡLS）。施行瘘管开放术式。b. 30 余岁，女性。左前侧的肛瘘（ⅡLC）。施行瘘管剔除术。c. 60 余岁，男性。两侧，后方多发肛瘘（ⅡLC）。施行瘘管开放术和行瘘管剔除术。d. 10 个月，男孩。两侧的肛瘘（ⅡLS）。脓肿期间施行切开，排脓。e. 40 余岁，男性。右侧的肛瘘（ⅡLS）施行瘘管剔除术。f. 40 余岁，男性。后方的多发肛瘘（ⅡLC）施行瘘管开放术式。g. 50 余岁，男性。右前方的肛瘘（ⅡLS）施行瘘管剔除法和实线挂线。h. 60 余岁，男性。多发肌间肛瘘，施行瘘管剔除术和挂线疗法（虚实结合的挂线法）

肛瘘的种类及主要手术方法

- 肛瘘治疗的基础是外科治疗，其目的是在尽可能地保留肛门功能的同时达到根治。
- 肛瘘有单纯型、复杂型等多种病型，目前还没有找到适合所有疾病的理想手术方法。
- 手术方法有开放术式、保留肛门括约肌术式、挂线法等。

	瘘管开放术	瘘管切除术	肛瘘结扎挂线疗法（Seton 法）	保留肛门括约肌手术	Hanley 法，Hanley 改良法
皮下肛瘘（Ⅰ型）	●	○			
低位肌间肛瘘（ⅡL 型）	●	●	●	●	
高位肌间肛瘘（ⅡH 型）	○	○	○	●	
坐骨直肠窝肛瘘（Ⅲ型）			●	●	●
盆腔直肠窝肛瘘（Ⅳ型）				●	●

表中的 ● 表示高推荐度的术式，○ 表示有效的术式。

[日本大肠肛门病学会（编）. 肛门疾患（痔核·痔瘘·裂肛）诊疗ガイドライン 2014 年版. 南江堂，2014 を参考に作成]

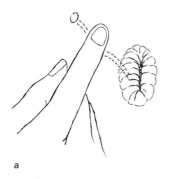
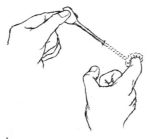
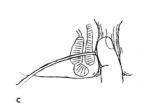

a. 触摸从外口到肛门的瘘管。
b. 从外口插入探针，将食指插入肛门，搜索内口。b、c.的矢状面视图
[参考 Goligher JC . Surgery of the Anus, Rectum and Colon, 4th ed .Harcourt Publishers, San Diego, 1980 制作]

[病例] 伴随着慢性肛裂的皮下肛瘘（Ⅰ形）

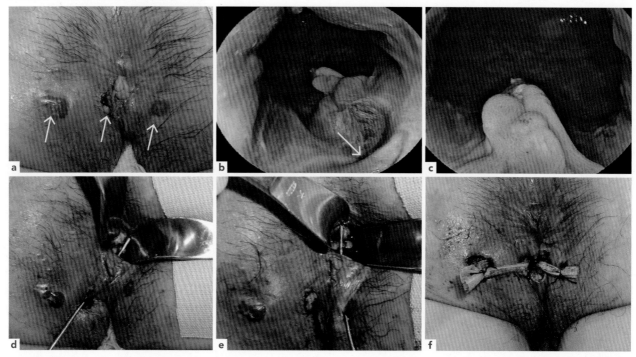

40 余岁，女性。主诉：肛门痛和排脓。a.肛瘘的外口（黄箭头）。b.内镜显示慢性溃疡部有内口（黄箭头）。c.溃疡部口侧有肥大的肛乳头。d.从外口插入探针从内口穿出。e.从外口插入显示内口。f.开放内口，在两处留置了虚线。两个月就治愈了

前方、侧方ⅡLS型肛瘘的治疗原则

- 浅ⅡLS的治疗原则是开放、刮除、半缝合。
- 深ⅡLS的治疗原则是保留括约肌术式。
- 对于瘘管结扎再通和再发的病例，进行开放的实线挂线法。

治疗 针对低位括约肌间肛瘘（ⅡLS型）的瘘管开放术

扫码

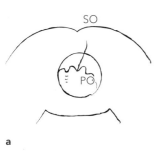
a

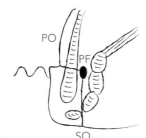
b

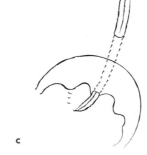
c

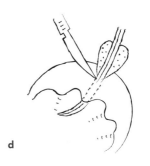
d

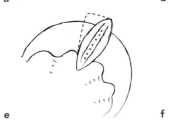
e

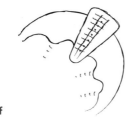
f

a. 确认后方的 SO 和 PO。b. 表示 SO、PO，PF 的位置。c. 从 SO 向 PO 插入有槽的肛瘘探针。d. 切开瘘管。e. 切开辅助切口，使切口从正中偏位。f. 完成瘘管开放手术。

PO：内口（Primary opening），SO：外口（Secondary opening），PF：感染病灶（Primary focus）

[病例] 针对后方低位括约肌间肛瘘（ⅡLS）的瘘管开放术

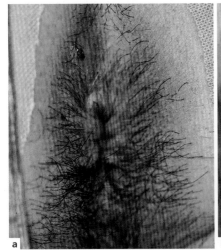
a

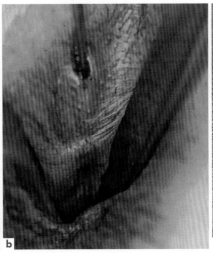
b

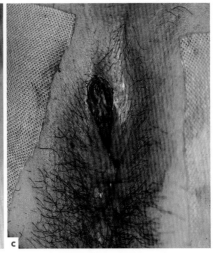
c

40余岁，男性。主诉：肛门痛、排脓。a. 肛门边缘后方稍左侧有外口。b. 从外口插入探针确认齿状线上的内口。切开瘘管，敞开。c. 对开放的瘘管进行搔扒，缝合部分创口

稻次式縫合针（Ｉ型针）（ユフ精器株式会社製生产）

稻次式縫合针对直肠手术时的肛管吻合和肛瘘切除术时的括约肌缝合很有用。

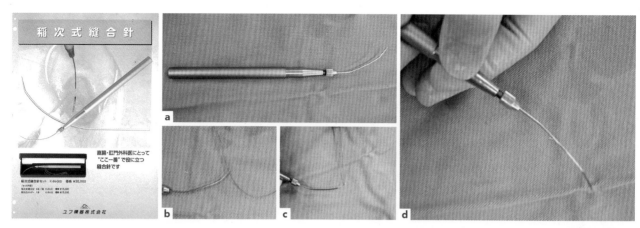

a. 针长 13.5mm，粗 1mm，不锈钢 304。b. 稍微弯曲的针尖上有小孔。c. 将线穿过小孔。缝合线可根据需要选择丝线、吸收线、尼龙线等。d. 刺入时不要让线缠绕
［稻次式縫合针（ユフ精器株式会社）カタログより転載］

治疗 稻次式縫合针（Ｉ型针）的使用方法

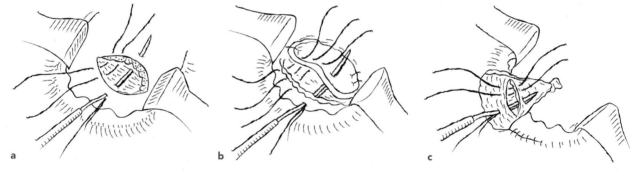

a. 经肛门肿瘤切除缝合。b. 超低位吻合手术中的吻合。c. 缝合肛门括约肌治疗肛瘘
［稻次式縫合针（ユフ精器株式会社）カタログを参考に作成］

治疗 侧前方ⅡLS型肛瘘保留肛门括约肌术——使用Ｉ型针的结扎法

扫码

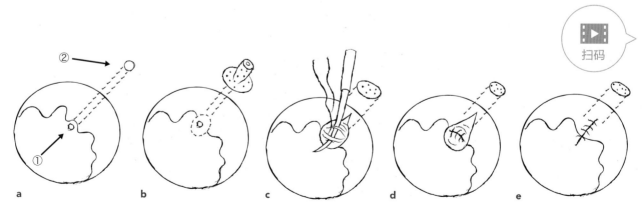

a. 确认内口（①）和外口（②）。b. 从外口开始挖瘘管，直到内口切除瘘管。c、d. 别除瘘管的内括约肌用Ｉ型针缝合。e. 肛管上皮缝合结束

[病例] 左前方低位括约肌间肛瘘（瘘管剔除法）

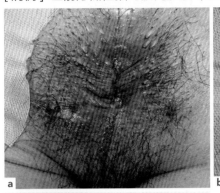 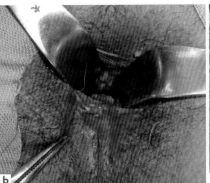 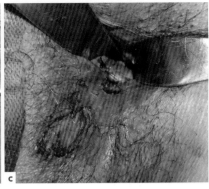

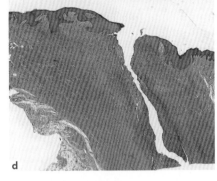

70余岁，男性。主诉：疼痛和排脓。a.肛门周围有外口。b.在腰椎麻醉下牵引外口，内口有凹陷。从外口到内口剔除瘘管。c.切除后缝合括约肌。黏膜也缝合封闭。d.切除瘘管的病理组织图像。外口周围的鳞状上皮肥厚，可见由表皮至皮下组织的与表皮相连的鳞状上皮覆盖的瘘管，瘘管周围有包括异物巨噬细胞在内的炎性肉芽组织和轻度慢性炎性细胞浸润的增生

[病例] 左前侧深度ⅡLS型，采用Ⅰ型针的瘘管剔除缝合法

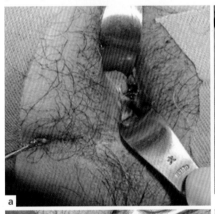 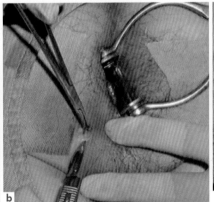 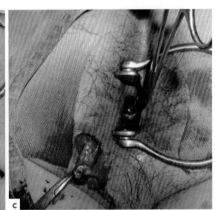

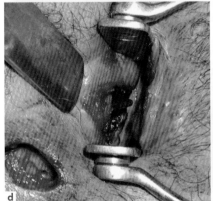 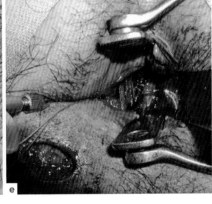

60余岁，男性。主诉：肛门痛和排脓。a.用探针确认瘘管。b.从外口开始剔除瘘管。c.挖到内口，从外口取出瘘管。d.内括约肌，残留剔除后的创面。e.使用Ⅰ型针在与纤维垂直方向缝合内括约肌。然后对肛门上皮进行部分缝合

扫码

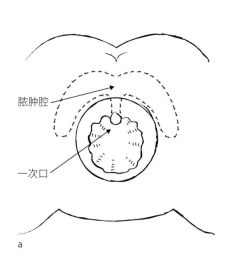

脓肿腔

一次口

a

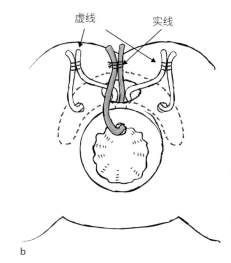

虚线　实线

b

a. 从肛门部后方纵向或弧形切开。到达肛门深部后间隙的脓肿腔后，从脓肿腔中搜索内口。
b. 如果能确认内口，从脓腔开始在内口留置实线挂线。脓肿腔内留置了排脓用的虚线挂线

[病例] 双侧提肛肌下肛瘘根治术：虚线挂线和实线挂线法的 Hanley 改良术式

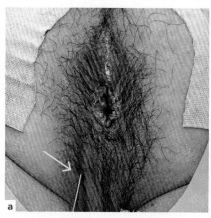

a

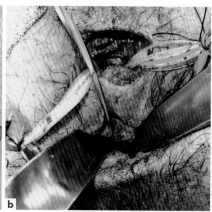

b

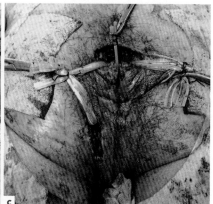

c

30 余岁，男性。主诉：肛门痛和排脓。a. 肛门周围（黄箭头）有肛瘘的外口，与肛管的深部后间隙相连。b. 在肛门边缘后方横向切开，到达深部肛管后间隙，从后方确认内口，在同一部位留置实线，在两侧的脓腔留置虚线。c. 手术结束时的虚线和实线。实线每 2 周收紧一次，虚线及时更换细管，3 个月后痊愈

引用文献

[1] 日本大腸肛門病学会（編）. 肛门疾病（痔核·痔瘘·裂肛）診療ガイドライン 2014 年版. 南江堂，2014.

[2] Goodsall DH，et al . Classic articles in colonic and rectal surgery . Disease of the anus and rectum，D . H . Goodsall and W . ErnestMiles . Dis Colon Rectum 25：262 - 278，1982.

[3] 岩垂純一. 本邦における痔瘻治療の変遷と，その考え方. 日本大腸肛門病会誌　66：1011 - 1025，2013.

[4] 金井忠男（監），内田好司，他（著）. 肛门疾病—解剖から手術まで—. 南山堂，2014.

[5] Goligher JC . Surgery of the Anus，Rectum and Colon，4th ed . Harcourt Publishers，San Diego，1980.

[6] 稲次式縫合針（ユフ精器株式会社）カタログ.

06 │ 肛门皮肤疾病

- 肛门瘙痒症是肛门及肛门周围瘙痒感等疾病的总称。发病率占总人口的 1%~5%，男性比女性多 3~4 倍，是肛肠科就诊率较高的疾病。
- 肛门周围的皮疹（原发疹），有瘙痒感。但是，搔破后会出现继发性皮疹。没有明显的原发疾病。
- 背景因素有排便习惯、肛门括约肌功能不全、饮食、精神因素等。皮疹的特征是初期无疹，搔破后发红和糜烂等。慢性期出现皱纹水肿，色素沉着，色素消失。
- 为了排除皮肤真菌病，必要时实施镜检和培养检查。如果凌晨严重瘙痒，怀疑是蛲虫病。
- 治疗的基本方法是控制排便，禁忌过度清洁和摩擦清拭、消毒，使用外用药物保护皮肤，指导使用自动温水清洗座便器等。
- 药物疗法在皮疹严重的情况下使用，以 2 周为限使用含有类固醇的软膏，软膏逐渐减量（类固醇外用药物逐渐减量疗法）。
- 夜间搔破的病例，应在睡前口服抗过敏药 3 天左右。无皮疹或轻度皮疹时，用凡士林或阿兹诺尔软膏等即可。

与肛门瘙痒症的症状类似的疾病

皮肤真菌病	浅部真菌——念珠菌、白癣、白癜风 深部真菌——黑色真菌症
接触皮炎（斑疹）	软膏、喷雾剂、餐巾纸、湿巾、肛门病变的黏液
皮肤疾病引起的	Bowen 病、Paget 病、牛皮癣、Hailey‑Hailey 病、脂溢性湿疹、异位性皮肤炎、尖锐湿疣、疥癣、阴虱、硬化性萎缩性苔癣
蛲虫病	

［佐々木みのり，他. 肛門搔痒症に対するステロイド外用剤漸減療法の試み. 日本大腸肛門病会誌　58：303‑311，2005 を参考に作成］

[病例] 各种肛门皮肤疾病 ①

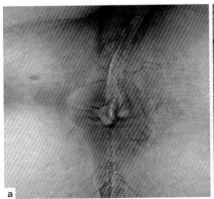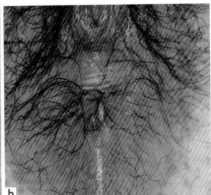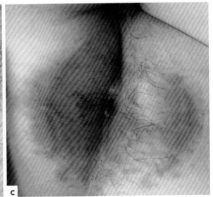

a. 40 余岁，女性。肛门瘙痒症。b. 30 余岁，女性。过度卫生综合征。c. 40 余岁，女性。药物接触性皮炎（因栓剂药物引起）

肛门皮肤疾病的鉴别和治疗

真菌感染： 多由念珠菌或癣菌引起。白色念珠菌的特征是在红斑的边缘伴有薄膜状的鳞屑，癣菌的特征是有边界清晰的红斑，在边缘有堤坝状的红色小丘疹。治疗方法是涂抹抗真菌外用药。

单纯疱疹： 是单纯疱疹病毒感染的一种，是最常见的性传播疾病。分为 1 型和 2 型，一般口唇、角膜的感染多为 1 型，会阴部、肛门部的感染多为 2 型。特点是多发小水泡，范围广。初次感染在青春期以后的性接触中发生，复发症状较重。治疗方法为涂抹阿糖腺苷软膏，口服盐酸伐昔洛韦或泛昔洛韦。

带状疱疹： 首先是一侧神经痛，数日后发生集簇小水泡。2~3 周结痂愈合。治疗方法与单纯疱疹相同，或口服阿莫奈韦。

皮肤恶性肿瘤： Paget 病、Bowen 病、鳞状细胞癌、恶性黑色素瘤等接触浸润的皮疹和外用类固醇治疗没有改善而加重时，要怀疑是恶性肿瘤，需要做活检。

类固醇外用药的等级

类固醇外用药渐减疗法： 最初 1 周使用效果较强的软膏，之后 1~2 周使用效果中等或较弱的软膏。

类固醇外用药的使用方法： 不要连续使用，不要随便使用，不要突然停药，等炎症消退后再停药。

最强	丙酸氯倍他索、双醋酸二氟拉松®
很强	糠酸莫米松®、丙丁倍他米松®、醋酸氟轻松®、磷酸倍他米松钠®DP、二氟泼尼酯®、安西奈德®、氟米松戊酸酯®、氟米松戊酸酯®、丁丙氢化可的松®
强烈	丙酸地泼罗酮®、丙酸地塞米松®、戊酸地塞米松®、戊酸倍他米松®、磷酸倍他米松钠®V、氟轻松®
中等	戊酸泼尼松龙醋酸酯、曲安西龙®、醋酸曲安缩松－A®、双丙酸阿氯米松®，丁酸氯倍他松，丁酸氢化可的松®，Tegadam
弱	泼尼松龙

[病例] 各种肛门皮肤疾病②

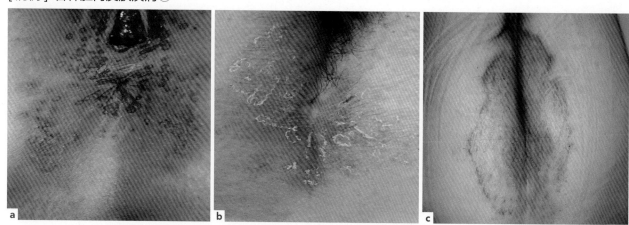

a. 40 余岁，女性。单纯疱疹。b. 70 余岁，男性。肛周癣。c. 70 余岁，女性。真菌病

"自动温水清洗座便器"使用注意事项——预防自动温水座便器综合征

- 在不固定人使用的厕所尽量避免使用"自动温水洗净座便器"。
- 进行"清洗"时，首先用附带的擦拭纸轻轻擦拭，尽可能短时间内，用尽可能低的压力，温度和体温相当的情况下进行清洗。洗完后要把水擦干。
- 建议以下人群不要使用"自动温水清洗座便器"。

> - 免疫力低下的人
> - 因性传播疾病正在治疗中的人
> - 肛裂、肛瘘等肛门周围有溃疡、瘘管、伤口者
> - 经常患膀胱炎的人
>
> - 应用抗癌剂治疗的患者
> - 肛门部手术后伤口尚未痊愈者
> - 妊娠期间或产后的人
> - 患有腹泻、腹痛等感染性肠炎的人，或有此嫌疑的人

- 使用这种"自动温水清洗座便器"，容易使其他使用者感染疾病，并有可能增加传染给其他使用者的危险。
- Helicobacter cinaedi 报道称有发生大肠埃希菌、绿脓菌等引起的感染，还有可能成为细菌性膀胱炎和细菌性阴道炎的致病原因。

[病例] 各种肛门皮肤疾病③

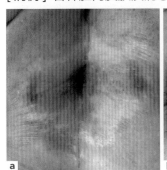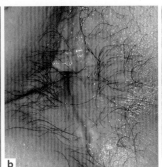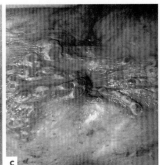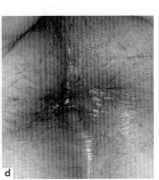

a. 80 余岁，女性。扁平苔癣。b. 40 余岁，男性。温水清洗座便器综合征。c. 80 余岁，女性。粪便引起的接触性皮炎。d. 80 余岁，女性。毛囊囊肿

引用文献

[1] Zuccati G，et al . Pruritus ani . Dermatol Ther 18：355 - 362，2005.
[2] 金井慎一郎，他. 肛門搔痒症の診断と治療. 臨外 63：279 - 284，2008.
[3] 佐々木みのり，他. 肛門搔痒症に対するステロイド外用剤漸減療法の試み. 日本大腸肛門病会誌 58：303 - 311，2005.
[4] 黒川彰夫, 他. 温水洗浄便座の習慣的使用の問題点—肛門科専門医の立場から「温水洗浄便座症候群」について. 臨床肛門病学　9：1 - 8，2017.
[5] 倉田　正. 洗浄便座は危ないの？　文理閣, 2012.

07 直肠肛门静脉曲张

● 在门静脉高压症所见的静脉曲张中，食道、胃以外的部位发生的静脉曲张比较罕见，其中直肠静脉曲张的发生率较高。

● 渡边等关于 173 例异位静脉曲张患者的调查结果（2009 年）显示，十二指肠 32.9%，小肠 6.4%，结肠 3.5%，直肠 44.5%，直肠静脉曲张的出血率在 5% 以下，也有报道称食道静脉曲张治疗后出血率较高。

● 治疗方法为经肛门静脉曲张结扎术，内镜（EVL*1、EIS*2、APC*3）硬化疗法（ALTA）。

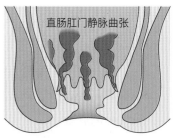

直肠肛门静脉曲张

*1：内镜下静脉曲张结扎术
*2：内镜注射硬化疗法
*3：氩离子凝固

[病例] 肝硬化并发的直肠肛门静脉曲张病例 ①

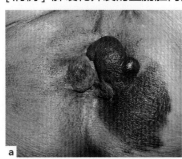
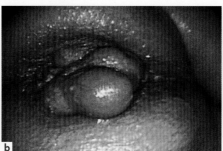
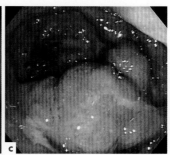

70 余岁，男性。主诉：排便时出血，肛门疼痛。a. 初诊时视诊发现皮下出血。b. 内镜检查发现，用力排便时静脉团块脱出。c. 经内镜检查发现直肠有较大的黏膜下静脉曲张。
经过：对肝硬化引起的食道静脉曲张施行了硬化疗法。之后排便时有出血。住院后经保守治疗后减轻。出院后第 2 周，在自家厕所排便时出血，因失血过多而死亡

[病例] 肝硬化并发的直肠肛门静脉曲张病例 ②

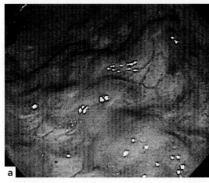
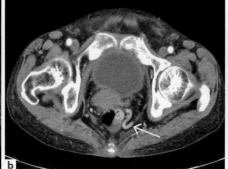
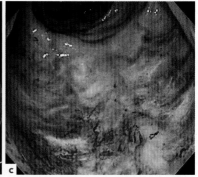

70 余岁，女性。主诉：排便时出血。60 余岁时，原发性胆汁性肝硬化导致食道静脉曲张破裂。施行了硬化疗法。之后有便血，在其他科室医生处施行了 3 次结扎术。因为持续出血被介绍到笔者所在科室。a. 直肠内镜显示黏膜下有静脉曲张。b. 骨盆腔造影 CT 图像显示，直肠周围有静脉曲张（黄箭头）。c. 结扎术和 ALTA 后的内镜图像。参考内痔治疗标准，ALTA 在 1 年半内施行 3 次（第 1 次：8mL，第 2 次：7mL，第 3 次：11mL）。之后没有大出血。发病第 11 年因肝衰竭去世

引用文献

[1] 藤井久男，他. 直肠静脉瘤—痔核に似て非なる危ない病变. 临床肛门病学 7：82 - 90，2015.
[2] 内田秀树，他. 門脈圧亢進症における直肠·肛門部の静脉瘤. 临床肛門病学 3：10 - 13，2011.
[3] 渡辺勲史，他. 本邦における異所性静脉瘤の実態—全国アンケート調查結果より. 日門脈圧亢進症会誌 15：131 - 142，2009.
[4] 萩原 優. 直肠静脉瘤. 日門脈圧亢進症会誌 8：74 - 80，2002.

08 | 直肠黏膜脱垂综合征

- 直肠黏膜脱垂综合征（Mucosal prolapse syndrome，MPS）是由于直肠黏膜的显性或非显性脱出而引发的综合征，包括孤立性直肠溃疡综合征和深在性囊性结肠炎。

- 肉眼大致可分为隆起型和溃疡型。

- 排便时过度用力，排便花费时间过长等伴有排便障碍的人较多见，过度排便的习惯使直肠黏膜下垂，机械性的刺激引起缺血性的溃疡和黏膜再生、肥厚而发生隆起性病变。

- 从儿童到老年人所有年龄段均可患病，平均年龄在 40 余岁，以 20~30 岁的年轻人居多，男女无差异。尤其是有过度用力排便习惯的人（Strainer）。

- 症状有出血、排出黏液、肛门痛、排便不尽感、便秘、肛门不适等多种症状。

- 诊断标准是活检，活检中黏膜固有层内黏膜平滑肌纤维和纤维组织的混合和增生，即所谓的纤维肌病（Fibromuscular obliteration）。

- 如果是轻症的话，通过改善异常排便习惯有治愈的可能性。保守治疗不能改善的情况下为经肛门局部切除的适应证。为了预防复发，有必要指导患者改变排便习惯。

- 深在性囊性结肠炎（Colitis cystica profunda，CCP）是 MPS 的一种形式，在诊断时需要注意与直肠癌进行鉴别。

[病例] 直肠黏膜脱垂综合征 ①

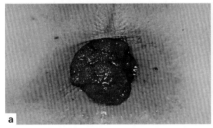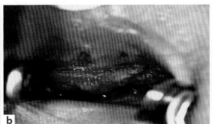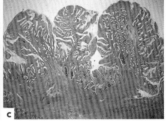

10 余岁，男孩。主诉：排便时胀气和有肿物脱出。a. 用力排便情况下可见息肉样肿物脱出。b. 腰椎麻醉下仔细探查，切除齿状线上方的息肉样病变。c. 病理组织图像。无异型性上皮成分增生并表现出外侧发育的直肠黏膜，经检查是纤维肌病，诊断为 MPS

[病例] 直肠黏膜脱垂综合征②

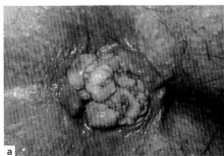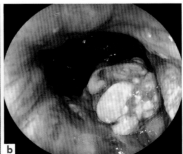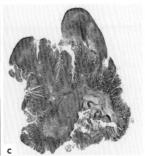

70 余岁，女性。主诉：肛门肿块脱出。a. 经用力排便后检查肛门有息肉脱出。b. 内镜显示齿状线正上方有息肉样病变。在腰椎麻醉下施行切除手术。c. 病理组织图像。直肠黏膜发现高度增生的隐窝、上皮成分，发现纤维肌病，诊断为 MPS

[病例] 直肠黏膜脱垂综合征 ③

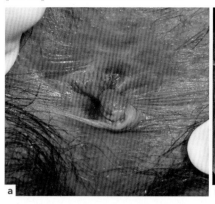
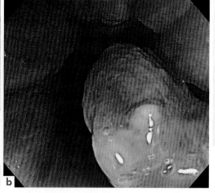
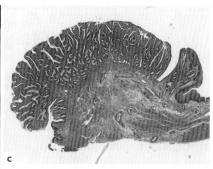

30余岁，男性。主诉：排便时有肿块脱出。a.肛门视诊，在齿状线正上方发现息肉。b.同部位内镜诊断为MPS。在腰椎麻醉下施行经肛门切除术。c.病理组织图像。直肠黏膜向外增殖性病变，隐窝呈无锯齿状变化的增殖性改变，间质伴有密集的炎症细胞浸润和毛细血管增生。表面被覆盖的上皮有很多缺失的区域。诊断为MPS

[病例] 直肠黏膜脱垂综合征 ④

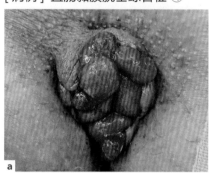
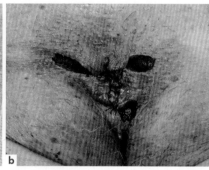
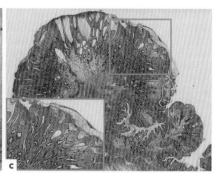

70余岁，女性。主诉：数年前开始排便时有肿块脱出。a.多发性息肉样肿块脱出，诊断为MPS。b.腰椎麻醉下和内痔核结扎切除术一同实行3处切除手术。c.切除标本的病理组织图像。隆起部表面糜烂，呈炎性渗出，隐窝呈增生性改变。黏膜固有层面向表面垂直抬高，形成纤维肌病，诊断为MPS

[病例] 直肠深在性囊性结肠炎（CCP）

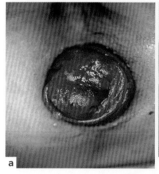
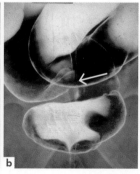
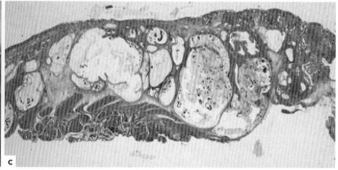

50余岁，男性。主诉：排便时有肿块脱出。a.经用力排便检查发现黏膜下瘤样肿块脱出。b.灌肠X线图像显示中部直肠有充盈缺损（黄箭头）。c.病理组织图像。黏膜下层发现囊肿和黏膜固有层发现纤维肌病，诊断为CCP。关于深在性囊性结肠炎的成因，虽然被认为是MPS的一种形态，但也有说法认为是异位直肠黏膜或囊泡化的重叠直肠破裂

引用文献

[1] 久留島徹大，他.黏膜脱症候群の診断と治療.臨外63：321 - 327，2008.

[2] Vaizey CJ，et al.Solitary rectal ulcer syndrome.Br J Surg 85：1617 - 1623，1998.

[3] 岩垂純一，他.直腸黏膜脱症候群の病態と最新の知見.消内視鏡10：1289 - 1293，1998.

[4] 藤盛孝博.消化管の病理学.医学書院，p153，2004.

09 | 直肠脱垂

扫码

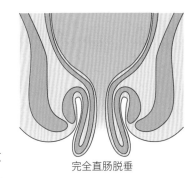

完全直肠脱垂

- 直肠脱垂定义为直肠壁的一部分或全层从肛门脱垂的状态。
- 各年龄段均可发病，但以高龄女性居多。
- 直肠脱垂的病因有直肠滑动性疝、直肠套叠等。
- 直肠脱垂的诱因有直肠和乙状结肠过长、深入下降的腹膜反折部、盆底肌肉群的松弛、肛提肌的分离、肛门内外括约肌功能障碍、直肠向骶骨面固定不良、脱肛、便秘引起的过度地屏气、盆腔脏器脱垂等。
- 牛津直肠脱垂分级系统将脱垂程度分为 5 个等级，Ⅰ ~ Ⅲ 级表示不能从肛门脱出的非显性直肠脱垂，Ⅳ 级表示前端下降到肛管内，Ⅴ 级表示直肠全层脱出的完全直肠脱垂。
- 在检查直肠肛门时，肛门括约肌功能的评估也关系到术式的选择，因此很重要，为了观察脱出状态，用力排便对诊断很重要。
- 外科手术是根本治疗，可以施行各种术式，目的是解除脱出和改善术后排便功能。笔者的术式选择标准如下：

牛津直肠脱垂分级系统

直肠内脱垂 – 直肠套叠（RRI）			
Ⅰ级		高位直肠	直肠套叠的前端到达直肠壶腹部上缘，没有下降到肛管
Ⅱ级		低位直肠	直肠套叠的前端下降到直肠壶腹部的高度，但没有达到肛门括约肌
直肠内脱垂 – 直肠肛管套叠（RAI）			
Ⅲ级		高位肛管	直肠套叠的前端下降到肛门括约肌（肛管）上缘
Ⅳ级		低位肛管	直肠套叠的前端下降到肛门括约肌（肛管）内
直肠外脱垂（ERP）			
Ⅴ级		直肠套叠的前端下降到肛管外	

根据排便造影将直肠脱出状态进行分类，分为 Ⅰ ~ Ⅴ 级，有助于掌握疾病严重程度。

直肠脱垂的手术术式

经腹手术（直肠固定术为基本）	经会阴手术
Ripstein 手术：前方悬吊 Wells 手术：后方悬吊，开腹、腹腔镜手术 Sudeck 手术：直肠后方游离及骶骨固定、直肠前面腹膜固定 Kummel 手术：不进行直肠后方游离，只进行骶骨固定 直肠切除及固定术：直肠后方游离及骶骨固定，开腹、腹腔镜手术 其他	Thiersch 手术：肛门环缩术 Gant‐Miwa 手术 ± Thiersch 手术：直肠黏膜纵向缝合＋肛门环缩术 Delorme 手术：± levatorplasty 直肠黏膜环周切除＋肛提肌成形术 Altemeier 手术：perineal rectosigmoidectomy ＋ levatorplasty 经会阴的直肠切除术＋耻骨直肠肌紧缩术 其他

[中島久幸，他. 肛門　肛門脱，狭窄　直腸脱. 日臨 別冊消化管症候群（下）　12：812-814，2009 を参考に作成]

笔者的直肠脱垂术式选择标准

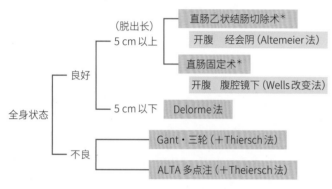

术式选择的策略

全身状态评价是根据美国麻醉学会术前状态分类（ASA）为准则进行评价。I 级：健康患者。Ⅱ级：轻度全身疾病患者，患有轻度以上全身疾病的患者为不良患者。如果全身状况良好，脱垂肠管在 5cm 以上，可以进行直肠切除术或固定术；如果脱垂肠管在 5cm 以下，则采用 Delorme 法；如果是状态不良的患者，则采用 Gant Miwa 法或 ALTA 多点注射。肛门紧缩功能显著下降的情况追加 Thiersch 法。

＊ 针对微创手术后反复复发的病例，扩大适应证

[病例] 各种直肠脱垂

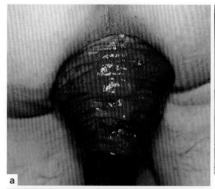

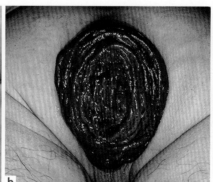

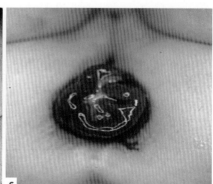

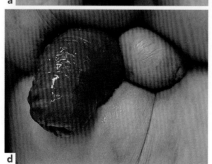

a. 60 余岁，女性。完全直肠脱垂。
b. 70 余岁，女性。以黏膜脱垂为主的直肠脱垂。
c. 3 岁，女孩。直肠黏膜脱垂。
d. 60 余岁，女性。阴道脱垂并发直肠脱垂

治疗 ▶ **完全直肠脱垂的 Gant · Miwa（ + Thiersch ）法：GMT 法**

扫码

- 在不切除脱出的肠管的情况下，在纵轴方向和环周方向进行缝合紧缩，以防止肠管脱出的术式。
- 在脱出肠管的黏膜及黏膜下层用丝线进行多次穿刺结扎，使之短缩。

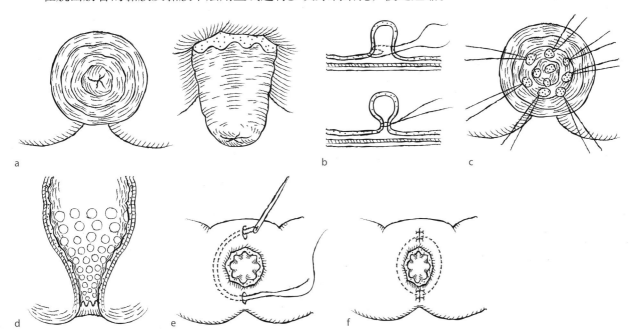

将脱出的直肠黏膜纵向缝合缩短。在腰椎麻醉下用截石位（Jack-knife 体位也可以）使其充分脱出，如 a. 那样术前用力排便的状态。如果无法得到充分的脱出，就用爱丽丝钳慢慢地牵引脱出。b. 用钳子从脱出的直肠口侧处抓住直肠黏膜，用针线在其基部缝合结扎。将此操作像 c、d. 那样呈环周状依次向肛门侧推进。尽可能多地进行这种结扎。特别是紧密地缝合至齿状线上方，对预防复发很重要。若在齿状线远侧结扎会成为导致术后疼痛的原因，需要引起注意。术前指诊和测压发现肛门缩肛功能低下时，为加强肛门收缩功能应采用 Thiersch 法。像 e、f 那样使用尼龙线进行加固环缩肛管

[病例] 针对完全直肠脱垂的 Gant · Miwa（ +Thiersch ）法：GMT 法手术

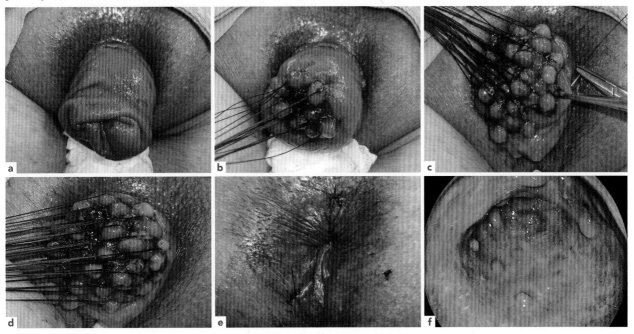

80 余岁，女性。主诉：直肠脱垂。a. 使其脱出到和术前一样。b. 从脱出部直肠前端靠近口侧处开始缝扎黏膜。c. 尽可能多地进行黏膜的缝扎，朝向齿状线处缝合。d. 黏膜缝扎结束时。e. 实施 ethiersch 法。手术结束时的肛门部位。f. 术后第 11 年的直肠内镜检查图像。结扎后黏膜的瘢痕图像，结扎部位黏膜的一部分以炎性息肉状残留。直肠脱垂未再复发

治疗 ▶ Delorme 方法治疗完全直肠脱垂

● 在腰椎麻醉下，将完全脱垂的直肠黏膜环状切除，将剥离黏膜的直肠固有肌层纵向缝合，使脱出的直肠缩短的手术。

● 为了预防术后复发，尽可能长地进行黏膜剥离是有效的，为此要将剥离的直肠向肛管外牵引，将黏膜剥离到直肠拉直的部位。

● 微创手术，并发症少和复发率低，对老年人也是一种有效的手术方法。

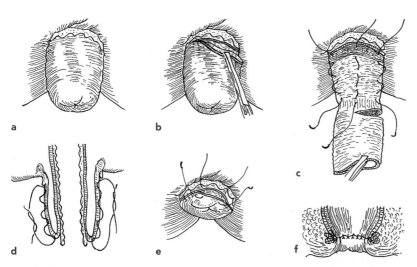

a. 在腰椎麻醉下处于充分脱出的状态。为了便于黏膜剥离，在齿状线正上方的黏膜下注射肾上腺素加生理盐水。b. 在齿状线上约 2cm 的口侧将黏膜环状切开，牵持住口侧端向出口侧以脱出肠管约 2 倍的长度为目标进行黏膜的剥离。c、d. 黏膜剥离结束后，将剥离后的直肠固有肌层用 8 针吸收线纵向缝合。e. 切除剥离的黏膜，用约 12 针将出口侧的切除断端黏膜和肛侧的黏膜结节缝合。f. 肛门括约肌收缩无力，手术结束后采用 Thiersch 法

[病例] Delorme 法 + Thiersch 法手术治疗完全直肠脱垂

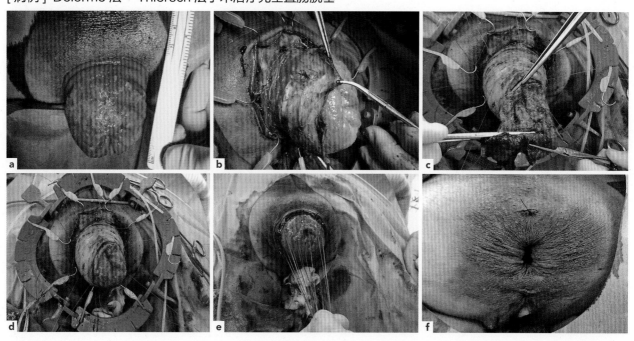

80 余岁，女性。主诉：直肠脱垂。为了避免术中大便造成创口污染，施行与肠镜检查时相同的预处理。a. 和术前观察时一样使其脱出。b. 在口侧距齿状线约 2cm 的地方，将黏膜环周切开。c. 持住被切开的黏膜的口侧端，从黏膜下按脱出直肠长度的 2 倍左右的距离剥离。d. 将黏膜剥离后的直肠固有肌层用可吸收线纵向缝合 8 针，缝合后切除黏膜。e. 口侧和肛侧黏膜缝合 12 针。f. 肛门收缩功能下降，因此附加了 Thiersch 法

治疗 经肛门直肠、乙状结肠切除术——Altemeier 法

扫码

• 脱出肠管超过 5cm，Delorme 法比较困难，作为避免开腹手术而带来较大侵袭的方法，有经肛门切除脱出肠管的 Altemeier 法。

Altemeier 法的手术技巧

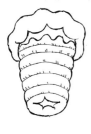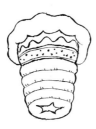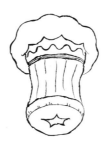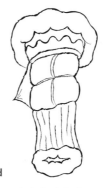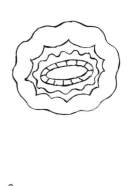

a　　　　　　　b　　　　　　　c　　　　　　　d　　　　　　　e

a. 尽可能充分地脱出。b. 在齿状线上 10~15mm 口侧将直肠作环周全层切开，到达直肠浆膜。c. 在牵引直肠口侧断端的同时，一边仔细地用电刀止血，一边向口侧前进。d. 开放道格拉斯窝，将乙状结肠系膜朝着肠管壁切断、结扎、止血，向出口侧前进。游离到乙状结肠松弛的程度，将游离肠管向肛门外牵引，在结肠前方缝合耻骨直肠肌 3~4 针。然后在不过度紧张的部位切除直肠、乙状结肠。e. 乙状结肠断端与直肠经肛门吻合

[病例] Altemeier 法经肛门直肠、乙状结肠切除术

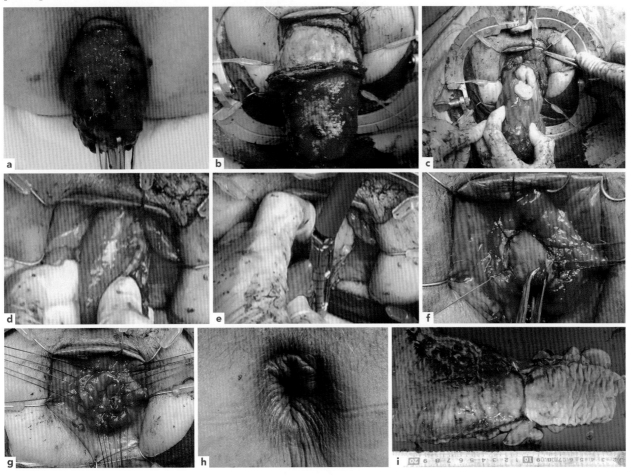

70 余岁，女性。主诉：1.5 年前 GMT 术后直肠脱垂复发。a. 在全身麻醉下，与用力排便诊断时一样，使肠管脱出。b. 用 Lonestar 肛门牵开器扩张肛缘。在齿状线口侧 2cm 的部位，将直肠黏膜环周切开，然后在该部位环周切开肌层，到达直肠浆膜。c. 在前壁切开道格拉斯窝进入腹腔内。d. 为了切除脱出肠管长度约 2 倍的直肠、乙状结肠而进行肠系膜的切断结扎。e. 用切割闭合器切断直肠和乙状结肠（长约 20cm）。乙状结肠的浆膜肌层缝合、固定至肛提肌数针。g. 进行乙状结肠肛管吻合术。h. 手术结束时的肛门部位。i. 显示被切除的约 20cm 的直肠、乙状结肠。术后恢复良好

扫码

治疗▶ 针对完全直肠脱垂的直肠固定术

● 开腹或腹腔镜下修复引起直肠脱垂的腹膜反折部、直肠在骶骨前面固定不良等的手术。

● 如果认为乙状结肠过长也是诱因，也要进行乙状结肠切除。

直肠脱垂的直肠固定术的手术步骤

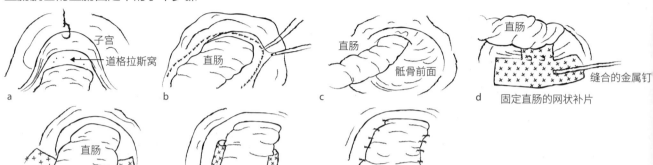

a. 抬高子宫，展开道格拉斯窝。b. 内侧方法从骶骨岬附近的直肠系膜右侧开始，在 TME 层进行直肠后方的游离（沿着虚线）。c. 直肠前壁游离。男性游离到精囊腺尾侧，女性游离到阴道水平。侧壁切断侧韧带，背部游离至肛提肌充分露出为止。d. 将加工成凸形的聚丙烯网眼的补片用螺旋钉在骶骨前面左右各固定 3 处。e、f. 在牵引直肠的状态下，用吸收线将网状物从直肠后方缠绕约 2/3 周，左右各 3 针进行缝合固定。g. 缝合固定结束后的直肠。为了不露出网状补片，使用吸收线对腹膜进行缝合封闭

[病例] 腹腔镜下直肠固定术的手术技巧

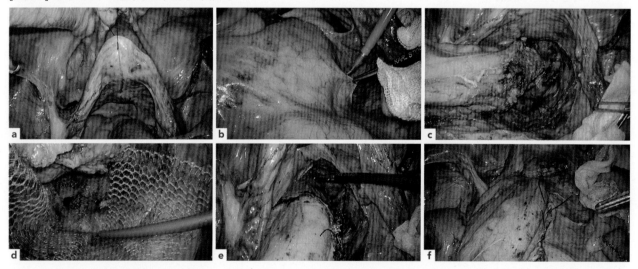

80 余岁，女性。主诉：排便时有肿物脱出。a. 悬吊子宫确保视野。b. 从右侧切开直肠系膜、进行游离。c. 游离直肠的前壁、侧方、骶骨前面。d. 在骶骨前面固定网状补片。e. 将网状补片固定在直肠上，使其环绕直肠的后方超半周。f. 为了不露出网状补片而修复腹膜

引用文献

[1] 浜畑幸弘. 直腸脱の診断と治療. 辻仲康伸（監）. 大腸肛門病ハンドブック. 医学書院, pp. 177 - 195, 2011.

[2] Wijffels NA , et al . What are the symptoms of internal rectal prolapse ? Colorectal Dis 15：368 - 373, 2013.

[3] 中島久幸, 他. 肛門 肛門脱, 狭窄 直腸脱. 日臨 別冊消化管症候群（下）12：812 - 814, 2009.

[4] 松波昌寿, 他. 排便造影を基にした internal rectal prolapse の臨床症状. 日本大腸肛門病会誌 66：391 - 396, 2013.

[5] 増田 勉, 他. 側方発育型腫瘍を合併した完全直腸脱に対して Altemeier 手術を施行した一例. 日本大腸肛門病会誌 66：36 - 42, 2013.

10 臀部慢性脓皮病

扫码

● 臀部慢性脓皮病是指在臀部长期形成硬结、脓肿、瘘管、瘢痕，不符合结核菌、真菌等感染的病理表现。

● 卡车和重型机车驾驶员比较常见，形成原因可能与长时间的坐位等生活习惯有关，一般认为，这是由于汗腺炎、粉瘤等引起的臀部机械性慢性刺激、免疫异常和皮肤顶泌汗腺的感染和炎症引起的。

● 成年男性占多数。

● 治疗方法，脓肿最多 2~3 个，对于没有瘘管的患者给予抗生素药物治疗，反复感染并有瘘管的患者进行切开、排脓、搔扒瘘道等治疗，对广泛发展且皮下有复杂瘘管的患者进行广泛切除和创口皮肤重建等。

● 有报道显示，并发肛瘘的比例为 15%~44%，长期随访发现本病有并发鳞状细胞癌等危险，应引起注意。

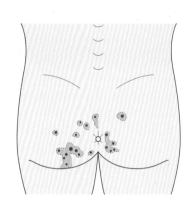

[病例] 臀部慢性脓皮病①

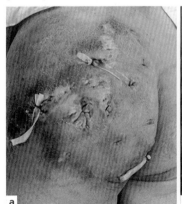
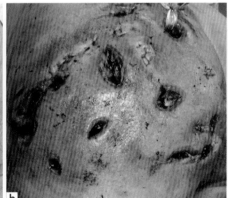
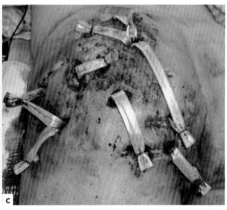
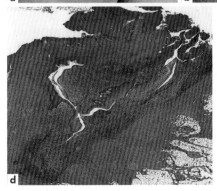

50 余岁，男性。主诉：臀部疼痛、排脓。a. 在之前医生处只接受挂线引流治疗，无法治愈，转诊到笔者所在医院。就诊时在左臀部的多发瘘管、瘢痕和 3 处认定为虚线处挂线。b. 在腰椎麻醉下尽量切除瘘管、硬结部。c. 在 8 处留置虚线，在第 4 个月就把所有的挂线都拔出来了。d. 切除标本的病理组织图像。缺乏上皮成分，没有中性粒细胞的炎性细胞浸润，主要由淋巴细胞、间质细胞、含有少量多核巨细胞的巨噬细胞等构成。诊断为脓皮病

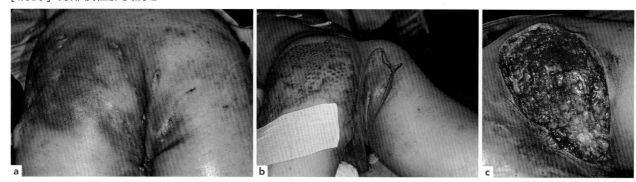

40 余岁，男性。主诉：臀部疼痛和排脓。a. 主病灶在左臀部完全切除，通过大腿部削皮进行皮肤移植重建。b. 左侧病变治愈后施行了右侧切除（红线所示）。c. 右侧切除部。以同样的皮肤移植施行重建，痊愈

[病例] 臀部慢性脓皮病的癌变

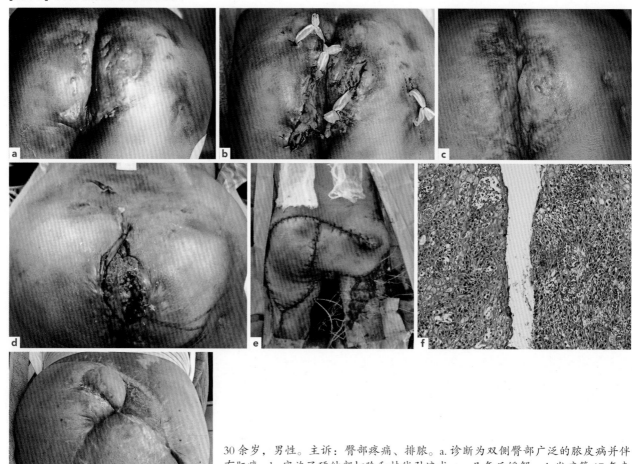

30 余岁，男性。主诉：臀部疼痛、排脓。a. 诊断为双侧臀部广泛的脓皮病并伴有肛瘘。b. 实施了硬结部切除和挂线引流术。c. 几年后缓解，d. 发病第 17 年来院就诊，确认癌变。e. 实施骶骨部分切除、直肠切除术、大腿部有蒂肌皮瓣移植术、大腿部皮肤缺损皮肤移植术、永久性乙状结肠造口术。f. 病理组织图像。瘘管上皮连续形成部分乳头状细胞巢，发现浸润增生的中分化主体鳞状细胞癌。各断端未发现肿瘤成分，也无淋巴结转移。g. 根治性手术后第 5 年就诊时的臀部。日常生活没有大的障碍，回归了社会

引用文献

[1] 長尾貞紀，他. 皮膚扁平上皮癌を併発した臀部慢性膿皮症―1剖検例の報告と文献的考案. 臨皮　39：221-226，1985.

[2] 長尾貞紀，他. 臀部慢性膿皮症. 西日皮膚　39：701-711，1977.

[3] 吉川周作，他. 臀部慢性膿皮症の長期治療中に合併した扁平上皮癌の1例. 臨床肛門病学　6：119-126，2014.

11 | 藏毛窦

- 藏毛窦是发生于肛门后方正中骶骨部（臀裂后方）的与毛发有关的慢性炎症性疾病。因感染出现疼痛、硬结、排脓。

- 关于形成原因，有胚胎期原始神经管闭锁不全、外胚层凹陷时表皮塌陷（先天学说），以及因体毛刺入皮肤而引起的（后天学说）等多种说法。

- 好发于青壮年，男性为女性的 3~4 倍，好发于毛发浓密的人。症状为骶尾骨正中部肿胀、硬结、疼痛、排脓等。同时伴有凹陷，有时诊断为脓肿、瘘管。

- 治疗是在脓肿期进行切开排脓术，根治性治疗是切除病变部，切除后施行创口重建术，可以施行单纯缝合法：Z 型或者 W 型皮瓣成形术、翻转皮瓣法、袋形缝合术等。

[病例] 藏毛窦切除术、袋形缝合术

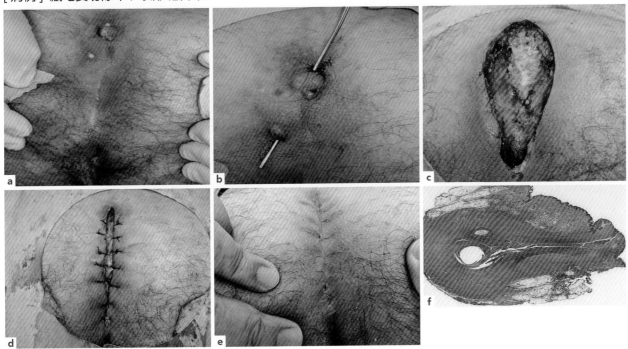

30 余岁，男性。主诉：肛门痛、排脓。a. 骶骨尾部至臀部左侧有瘘管。b. 插入探针确认瘘管。c. 切除瘘管组织。d. 创面和骶骨筋膜缝合。e. 3 个月后创面痊愈。f. 病理组织图像。发现了水肿状肉芽组织和含有一部分毛发、由鳞状上皮覆盖的包涵囊肿

[病例] 藏毛窦切除术、单纯缝合法

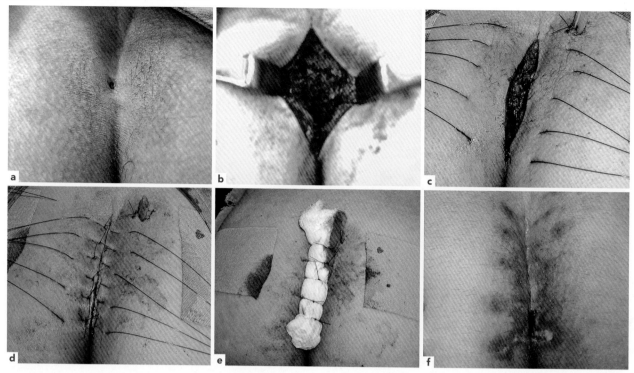

a. 在骶尾骨处发现了瘘管。b. 从瘘管切开进行瘘道的完全切除。c. 在创面深部缝上缝合线。d. 将创面浅部缝合。e. 手术结束时。f. 3 个月后创面痊愈

引用文献

　　稻次直樹，他. 毛巢瘘（洞）. 日臨 别冊消化器症候群（下）　12，2009.

参考文献

　　Goligher JC . Surgery of the Anus , Rectum and Colon , 5th ed . Bailliere Tindall , London , pp221 - 236 , 1984.

12 | Fournier 综合征

- Fournier 综合征（坏死性筋膜炎）是肛门、会阴部发病的坏死性筋膜炎，志贺等报道称发病时平均年龄在 58.4 岁，绝大多数为男性。
- 伴有糖尿病、HIV（Human imunoddeficiency virus）感染者等基础疾病的免疫低下患者较多，特别是并发糖尿病的患者有预后不良（死亡率 18.3%）的报道。原发疾病有肛周脓肿、肛瘘、直肠癌、术后创面感染、泌尿系统疾病、妇科疾病、皮肤疾病等。
- 致病菌有化脓性链球菌、大肠埃希菌、克雷伯菌、拟杆菌、A 型链球菌、肠球菌、葡萄球菌等多种，也有混合感染。
- 诊断时，很重要的是需要根据局部的炎症表现、皮肤症状（斑片状皮肤发黑、发红）、CT 检查等确定坏死、炎症范围。治疗方法是急诊彻底广泛地清除感染灶和使用抗生素。

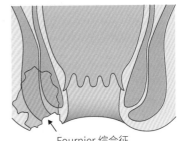

Fournier 综合征
（坏死引起的溃疡）

[病例] Fournier 综合征①

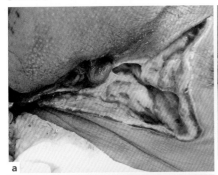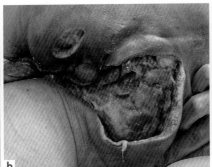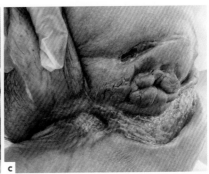

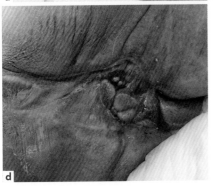

70 余岁，男性，有脑梗死病史。主诉：臀部、会阴部疼痛和排脓。a. 初诊时的会阴部。施行了大范围清创术。b. 术后第 10 天。c. 术后第 3 个月。d. 6 年后的肛门部位，痊愈

[病例]Fournier 综合征②

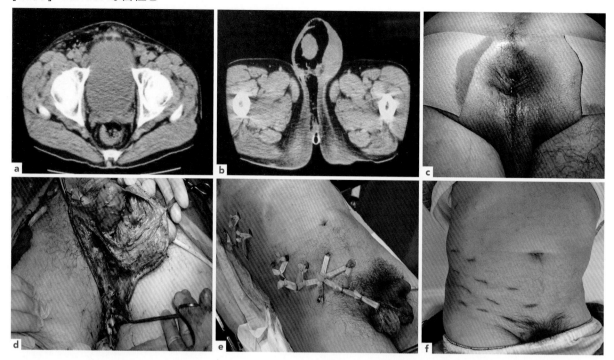

70 余岁，男性。糖尿病。主诉：肛周疼痛、阴囊疼痛。a、b. 骨盆腔 CT 影像显示下腹部会阴部、阴囊处有皮下气肿。c. 发现右前侧肛门、会阴部有脓肿。d. 腰椎麻醉下彻底地引流脓肿、清除坏死组织。皮下气肿蔓延到右侧胸部。e. 施行挂线引流术。f. 约 2 个月拔掉挂线，痊愈

[病例] Fournier 综合征③

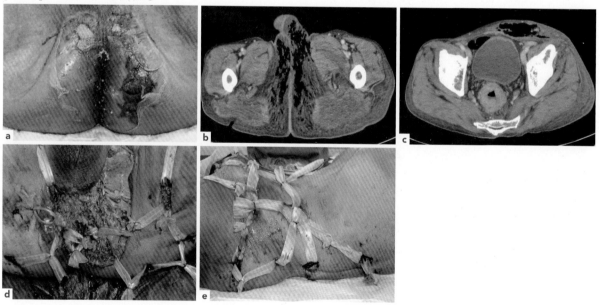

50 余岁，男性。主诉：肛门痛。既往史：对多发肝转移的梗阻性直肠癌进行了回肠造口术，治疗后实施化疗。XELOX（1 疗程 =21 天），L-OHP 130mg/（m²·120min）（div）：第 1 天，卡培他滨 3000mg/d（po）：第 1 天～第 14 天 1 个疗程结束时因肛门痛而就诊。a. 初诊时肛门部、臀部有皮肤坏死和脓肿。b、c. 骨盆腔的 CT 图像显示，从会阴部（b）到膀胱周围，下腹部皮下（c）存在广泛气肿。d、e. 脓肿引流，坏死性皮肤、筋膜彻底清创。留置虚线挂线后结束。经过：直肠癌的部位坏死，感染扩散，形成恶液质，术后第 65 天去世

引用文献
[1] 志賀淑之，他．広範な壊疽を伴う Fournier's gangrene の 1 例 本邦 129 例の臨床的検討．泌外 14：1157 - 1161，2001．
[2] 北山大祐，他．直腸肛門の稀な病気．辻仲康伸（監）．大腸肛門病ハンドブック．医学書院，pp309 - 312，2011．

参考文献
[1] 飯森俊介，他．Fournier 壊疽．日臨 別冊消化管症候群（下）12：838 - 841，2009．
[2] 松田圭二，他．フルニエ症候群．胃と腸 45：1387 - 1391，2010．

13 | 克罗恩病

扫码

- 克罗恩病是一种与免疫异常等有关的原因不明的肉芽肿性、炎症性疾病。
- 从特定疾病医疗证发放数量来看，日本克罗恩病患者人数从 1976 年的 128 人增加到 2013 年的 39799 人。每 10 万人中约有 27 人，而美国每 10 万人中约有 200 人，日本发病率约为欧美的 1/10。
- 好发于 10~20 岁的年轻人，发病年龄男性以 20~24 岁，女性以 15~19 岁最常见。男女比例约为 2∶1，以男性居多。
- 以小肠和大肠为中心出现水肿、溃疡、肠管狭窄和瘘管等特征性病理改变，可发生于从口腔到肛门的消化道的所有部位。
- 作为病理类型，根据纵向溃疡，"铺路石"样改变的影像或狭窄的部位，分为小肠型、小肠大肠型、大肠型。
- 根据病变的部位和范围，临床表现有消化系统症状和全身症状，直肠肛门部位病变表现为肛门部肿胀、疼痛、脓肿、瘘管、出血等。
- 病情在反复发作中进展，治疗耐药而影响社会生活的情况很常见。

克罗恩病（Crohn）——诊断流程图

- 关于肛门病变的评估，建议由了解克罗恩病的大肠肛门病专家进行诊断。
- 通过这些检查大多在 2 周至 1 个月的时间内可以确诊，如果诊断不确定，就作为未分类炎症性肠病进行治疗，同时进行随访观察。

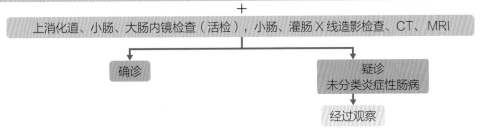

["難治性炎症性腸管障害に関する調査研究"（鈴木班）. 潰瘍性大腸炎·クローン病　診断基準·治療指針. 平成 30 年度改訂版，2019 を参考に作成]

炎症性肠病（广义）的种类

● 有时诊断困难的病例可以通过随访解决，重要的是认识各种诊断困难病例的特点，根据病变的分布和形态，尽可能地将其联系到已知的疾病。

● 从已知疾病的概念中提取特征性的疾病图像，构建一种新的疾病类型。

病因	疾病
感染性	
细菌、真菌	痢疾、霍乱、伤寒、副伤寒、沙门氏菌肠炎、弯曲菌肠炎、副溶血弧菌、致病性大肠埃希菌、老年性肠炎、葡萄球菌感染、气单胞菌性肠炎、MRSA肠炎、艰难梭状芽孢杆菌感染、肠结核、非定型（非结核性）抗酸菌症、放线菌症、直肠梅毒、淋巴肉芽肿、肠管螺旋体病变、whipple病、疟疾、大肠憩室炎、阑尾炎、念珠菌肠炎等
寄生虫	阿米巴性结肠炎、鞭毛虫病、粪线虫病、异尖线虫病、旋尾线虫型 X 幼虫移行症、鞭虫病、日本血吸虫病、异孢子虫病、圆孢球虫病、隐孢子虫病等
病毒、衣原体	诺如病毒、轮状病毒、腺病毒感染症、巨细胞病毒感染症、疱疹病毒感染症、EBV 感染症、衣原体直肠炎等
过敏性、自身免疫性	食物过敏、药物过敏、嗜酸性粒细胞性胃肠炎、SLE、血管炎综合征（IgA 血管炎、嗜酸性细胞多发血管炎性肉芽肿症、多血管炎性肉芽肿症、结节性多发性动脉炎、显微镜血管炎等）、家族性地中海热等
药物性、中毒性	抗生素引起的出血性结肠炎，艰难梭状芽孢杆菌感染症，MRSA 肠炎，NSAID 引起的肠炎，NSAID 栓剂引起的直肠溃疡，抗肿瘤药引起的肠炎，胶原性结肠炎，淋巴细胞性结肠炎，肠系膜静脉硬化症，重金属、毒蕈等引起的肠道障碍等
物理的、化学的危害	放射性肠炎、外伤、黏膜脱落综合征、宿便性溃疡、梗阻性大肠炎、腐蚀性结肠炎等
血管性	缺血性大肠炎、缺血性小肠炎、肠系膜动脉闭塞症、非阻塞性肠缺血症（NOMI）、肠系膜静脉硬化症、梗阻性结肠炎、炎性静脉闭塞性疾病、肠系膜静脉内膜增生、血管炎综合征、淀粉中毒等
其他	移植物抗宿主病（GVHD）、淀粉中毒、尿毒症性大肠炎、转流性结肠炎（Diversion colitis）、非特异性小肠溃疡症、乳糜泻等
原因不明	Crohn 病、溃疡性结肠炎、肠管 Behet 病、单纯性溃疡、过敏性结肠炎、帽状息肉病、Cronkhite-Canada 综合征、肠系膜脂肪炎、急性出血性直肠溃疡、直肠 Dieulafoy 溃疡、滤泡性直肠炎、回肠炎等

MRSA：methicillin-resistant Staphylococcus aureus；EBV：Epstein-Barr virus；SLE：systemic lupus erythematosus；NSAID：nonsteroidal anti-inflammatory drug；NOMI：non-occlusive mesenteric ischemia；GVHD：graft-versus-host disease
［清水誠治，他．診断困難な炎症性腸疾患の特徴．胃と腸　50：867-876，2015 より転載］

[病例]Crohn 病的直肠肛门内镜图像

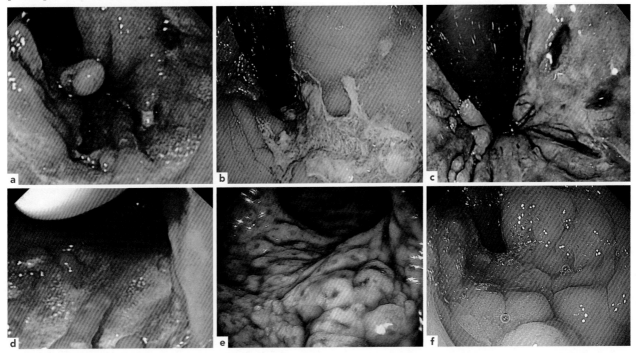

a. 造成瘘管的多发溃疡。b. 导致瘘管发生、肛门狭窄的不规则溃疡。c. 导致瘘管发生的多发性溃疡。d. 齿状线正上方的深度多发性溃疡。e. 阿弗他样溃疡。f. 鹅卵石样隆起性病变

Crohn 病活动指数（CDAI）

● CDAI（Crohn 病活动指数）是临床症状的活动性评价指标，被广泛使用。

● 过去 7 天软便腹泻的次数、腹痛的程度、主观的一般状态、并发症和有无发热，是否服用洛哌丁胺或阿片类治疗腹泻，有无腹部肿块、血细胞压积、体重等因素组合成一个分数，用调整后的分数的总分来评估严重程度，有助于决定治疗方针。

CDAI 的活动指数

1. 过去 1 周内软便或腹泻的次数	×2
2. 过去 1 周的腹痛情况（评估腹痛情况，计算 7 天的腹痛情况） 　0 = 良好，1 = 轻度，2 = 中度，3 = 高度	×5
3. 过去 1 周的一般情况（评估腹痛情况，7 天的总和） 　0 = 良好，1 = 轻度不良，2 = 不良，3 = 相当不良，4 = 极不良	×7
4. 患者目前符合的下列项目的数量 　① 关节炎 / 关节痛；② 虹膜炎 / 葡萄膜炎；③ 结节性红斑 / 坏死性脓皮症 / 口腔溃疡；④ 肛裂 / 肛瘘或肛周脓肿；⑤ 其他瘘孔；⑥ 过去 1 周发热 37.8℃ 以上	×20
5. 服用洛哌丁胺或阿片类药物治疗腹泻 　0= 无，1= 有	×30
6. 腹部肿瘤 　0= 没有，2= 怀疑，5= 确诊有	×10
7. 血脂临界值 　男（47% 以下），女（42% 以下）	×6
8. 体重 　100×（1- 体重 / 标准体重）	×1

[小山文一，他. 炎症性腸疾患に合併した肛門病変の診断と治療. 臨外　70：178-185，2015 より転載]

严重程度分类

	CDAI	并发症	炎症（CRP 值）	治疗反应
轻度	150～220	没有	小幅上升	
中度	220～450	没有明显的肠梗阻等	明显上升	对轻度治疗没有反应
重度	＞450	肠梗阻、脓肿等	高度上升	治疗反应不良

［"難治性炎症性腸管障害に関する調査研究班"（鈴木班）. 潰瘍性大腸炎·クローン病　診断基準·治療指針. 平成 30 年度　改訂版. 2019 を参考に作成］

Crohn 病治疗指南

- 目前还没有完全治愈 Crohn 病的治疗方法，因此治疗的目的在于控制疾病的活动性，提高患者的生活质量。
- 狭窄和瘘管形成等并发症会影响患者的生活质量，因此治疗和预防很重要。
- 特别是在直肠肛门部病变中，瘘管、脓肿、狭窄等形成永久性肛门造口的风险很高，因此在护理时要格外注意。
- 治疗指南指出如下治疗，活动期的治疗（药物疗法、营养疗法、血液成分去除疗法等）、维持缓解疗法、肛门病变的治疗、狭窄/瘘管的治疗、术后预防复发等。
- 为了及时修订，参考厚生劳动科学研究会针对难治性疾病补助金等政策研究小组"关于难治性炎症性肠道障碍的调查研究"的网页［http://www.ibdjapan.org/（2019/07/12 确认）］等确认最新信息。

Crohn 病肛门病变

- 约 80% 的 Crohn 病患者并发有肛门病变，约 30% 的患者肛门症状先于腹部症状。
- 肛门病变多见于大肠病变：①肛裂；②脓肿/肛瘘；③皮赘为三大病变。其中脓肿/肛瘘最多占 77%，肛裂占 37%，水肿状皮赘占 33%，肛门狭窄占 20%。痔少见。脓肿/肛瘘的好发部位不固定，多发且复杂。
- 如果通过内科治疗腹部症状得到改善，多数患者会表现为肛周病变有减轻的倾向。
- 手术创面容易迁延不愈合，所以治疗不局限于局部治疗，常以全身管理为目标。
- 肛门部病变大部分可以通过视诊、触诊（直肠指诊）和内镜检查来确诊。因此，Crohn 病患者一定要检查肛门部位的症状。内镜检查是检查肛门部位的绝好方式。
- 这种情况也要充分考虑 EUA。
- 在组织病理学诊断中，非干酪性上皮细胞肉芽肿是 Crohn 病诊断的主要依据，但手术标本的检出率为 40%~60%；活检的检出率更低，仅为 15%~36%，需要注意。

Crohn 病肛门病变的概率

- 超过 50% 的 Crohn 病并发肛门病变，Crohn 病特有的肛瘘是最常见的，其次是肛周脓肿、肛裂、肛门溃疡和皮赘。

Crohn 病肛门病变的发生机制和治疗（修改 Hughes 等的分类）

- Hughes 等将 Crohn 病特征性的肛门病变分类如下表所示。
- 原发性病变（Primary lesion）是肛门部的 Crohn 病变，包括肛裂、肛门溃疡等，不适合进行局部外科治疗。这种肛裂与一般的肛裂相比呈水肿状，湿润而脆弱，色调也多呈暗紫色。

● 继发性病变（Secondary lesion）是由原发病灶引起的机械性、物理性、感染性并发症而继发的病变，需要在控制肠道病变炎症的前提下，根据需要进行外科治疗。

● 偶发性病变（Incidental lesion）是与 Crohn 病无关的病变，但治疗时也要考虑异时性的原发病变的发生。肛周脓肿和肛瘘多为继发性病变。

分类	发生机制与肛门病变	治疗
原发病变 （Primary lesion）	肛门部 Crohn 病自身溃疡性病变 　肛裂、肛门溃疡 　溃疡性水肿性痔疮 　空洞性溃疡 　进展期溃疡	不适合进行局部外科治疗 以肠病变为标准的内科治疗 ± 痔病栓剂 根据情况造设人工肛门
继发病变 （Secondary lesion）	由原发病变引起的机械性、物理性、感染性并发症而继发的病变 　皮赘 　肛门 / 直肠狭窄 　肛周脓肿 　肛瘘、肛门 / 直肠阴道瘘 　癌	在控制肠道炎症病变的前提下进行外科治疗 无须治疗（卫生管理） 无须治疗或扩张肛管 切开排脓引流 + 抗菌药 虚线挂线引流 + 免疫调节剂 / 抗 TNF-α 抗体药 外科手术
偶发病变 （Incidental lesion）	与 Crohn 病无关的病变 　皮赘 　痔核 　肛周脓肿 　肛瘘（与继发性病变鉴别困难）	考虑发生异时性原发病变时进行的治疗 无须治疗（卫生管理） 给予痔疮栓剂或不治疗 切开排脓引流 + 抗生素 虚线挂线引流 ± 免疫调节剂 / 抗 TNF-α 抗体药

［小山文一，他. 炎症性肠疾患に合併した肛門病変の診断と治療. 臨外　70：178-185，2015 より転載］

［病例］原发性病变：由肛门病变诊断的 Crohn 病例（笔者诊治的第一例）

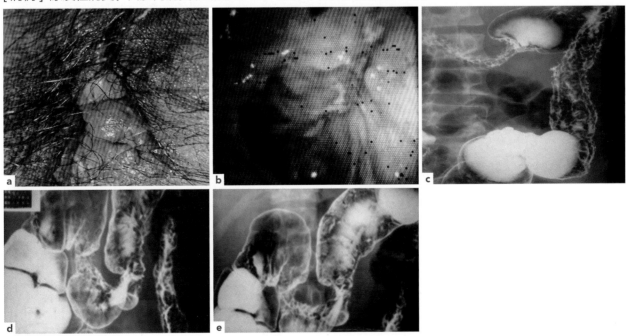

30 余岁，男性。主诉：腹泻。这是 20 世纪 70 年代的病例。a. 诊断为溃疡性水肿性痔核。b. 直肠内镜显示有纵向溃疡。c~e. 灌肠 X 线影像显示，横结肠、降结肠出现铺路石状影像，分节状狭窄，纵向溃疡。经过：30 余岁时因多次腹泻而发病。虽然进行了保守治疗，但反复出现肠梗阻症状，在其他医生处施行了数次大肠、小肠切除术。做了永久回肠造口。此后，他患了短肠综合征，发病第 32 年因脱水、肾功能不全而去世

[病例] 原发性病变：各种 Crohn 病的肛门病变

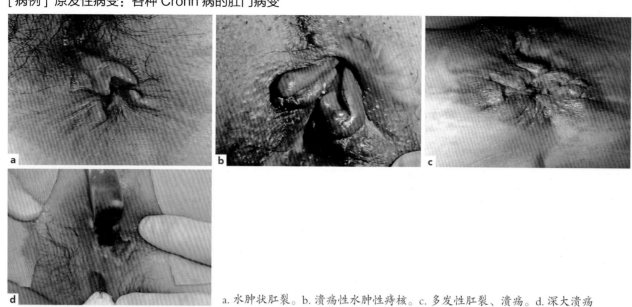

a. 水肿状肛裂。b. 溃疡性水肿性痔核。c. 多发性肛裂、溃疡。d. 深大溃疡

[病例] 原发性病变：Crohn 病的直肠肛门病变

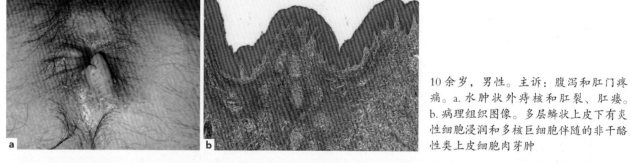

10 余岁，男性。主诉：腹泻和肛门疼痛。a. 水肿状外痔核和肛裂、肛瘘。b. 病理组织图像。多层鳞状上皮下有炎性细胞浸润和多核巨细胞伴随的非干酪性类上皮细胞肉芽肿

[病例] 原发性病变：Crohn 病伴有水肿性外痔和肛门溃疡

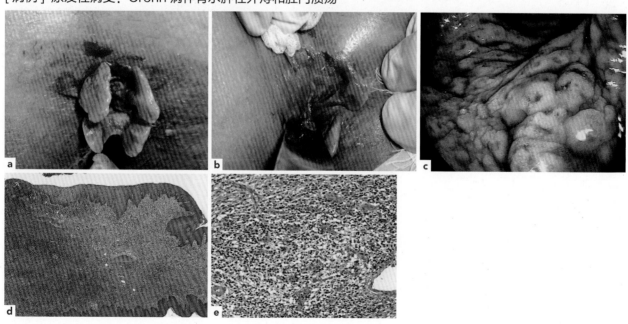

10 余岁，女性。主诉：肛门痛、腹泻。a. 溃疡性水肿性痔核和水肿性皮赘。b. 发现肛管有溃疡。c. 通过内镜在直肠上发现了创口。d、e. 病理组织图像。由被鳞状上皮覆盖的致密的炎性细胞浸润的真皮组成，认定为小型的类上皮肉芽肿，有斑状的淋巴细胞浸润巢，因此诊断为 Crohn 病的肛门病变。
经过：切除水肿性皮赘，给予英夫利昔单抗（IFX），肛门部溃疡愈合，直肠溃疡消失。精力饱满重新回归学校

[病例] 继发性病变：Crohn 病的各种肛门病变

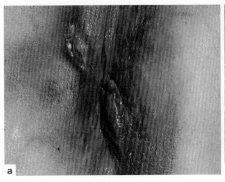 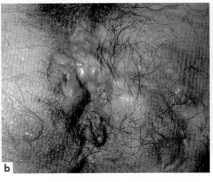 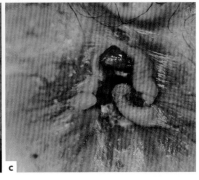

a. 肛周脓肿、多发瘘管。b. 有多发瘘管和肛门狭窄。c. 肛门溃疡、并发肛门阴道瘘

[病例] 继发性病变：Crohn 病，由多个瘘管、肛管溃疡导致肛门狭窄

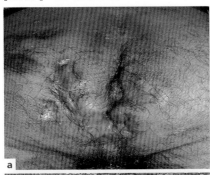 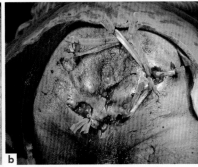 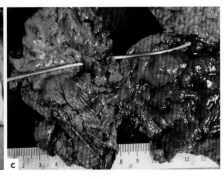

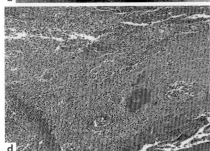

30 余岁，男性。主诉：肛门痛、排脓。a. 肛门部有多发瘘管。b. 采用挂线法引流治疗，狭窄状态仍未得到改善，已是发病第 8 年。结肠短缩、多发瘘管、肛管狭窄未得到改善，施行大肠全切术、永久回肠造口术。术后愈合良好，回归工作岗位。c. 切除标本，肛管有狭窄和多发瘘管。d. 病理组织图像。发现高度炎性细胞浸润和肉芽组织形成，多核巨细胞也随处可见。诊断为 Crohn 病引起的瘘管

[病例] 继发性病变：Crohn 病形成多个瘘管和肛门狭窄

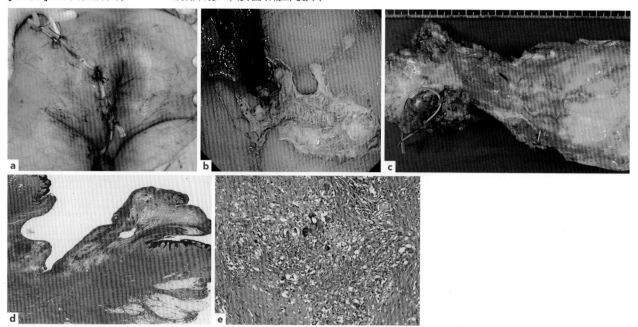

40余岁，男性。主诉：肛门痛、排脓。a. 针对多发脓肿、瘘管，多次实施挂线法。b. 腹会阴式直肠切除术时的内镜显示有不规则溃疡和肛管狭窄。c. 切除标本显示，从直肠下段到肛管有多处瘘管和狭窄。d、e. 病理组织图像。Crohn 病导致的复杂瘘管，从直肠下段到肛管有不规则溃疡，全层均有纤维增生和脓肿。瘘管周围有非干酪性上皮细胞肉芽肿散布。Crohn病的直肠肛门病变。

经过：发病第 12 年。大肠型，IFX 注射 10 年。因肛管狭窄和多发瘘管不通畅，施行腹会阴式直肠切除术、永久性乙状结肠造口。术后恢复良好，回归工作岗位

【病例】难治性肛瘘、肛管阴道瘘合并 Crohn 病

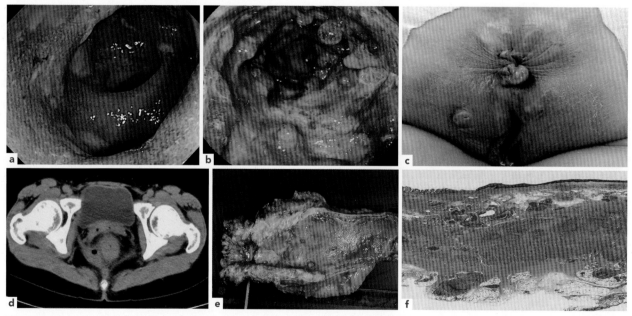

50余岁，女性。主诉：血性软便。a. 发病时的直肠炎。b. 病情加重时直肠炎确诊为多发性溃疡、炎症性息肉。c. 多发性肛瘘、直肠阴道瘘形成。d. 骨盆腔 CT 影像，证实了肛管狭窄和直肠旁脓肿的形成。e. 切除标本内有非常坚硬的瘘管。f. 病理组织图像。淋巴细胞聚集，慢性炎性细胞呈全层性浸润，黏膜下层大范围纤维增生，淋巴滤泡也多发。因存在部分肉芽肿被诊断为 Crohn 病。

经过：发病第 11 年。作为溃疡性结肠炎直肠炎型、中度、慢性持续型追加治疗。并发直肠阴道瘘。应用生物制剂已有 2 年。对肛瘘施行挂线引流术仍未改善瘘管，仍有肛管狭窄，施行腹会阴联合直肠切除术

Crohn 病的难治性肛管溃疡进展为肛周脓肿 / 瘘管的方式

● 从肛管深处溃疡向肛门括约肌外、肛提肌上扩散脓肿的进展。

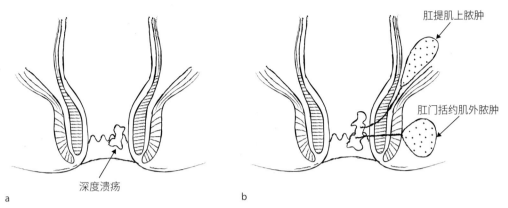

a. 在肛管形成较深的溃疡。b. 深溃疡成为瘘管的内口，表现为脓肿从这里向肛门括约肌外或肛肌上扩散

治疗 ▶ Crohn 病的难治性溃疡、肛周脓肿、瘘管的分离挂线方法

● 内口和外口的内侧挂线较细，外口之间，或者外口和切口之间的外侧留置较粗的挂线。脓肿期缓解后开始应用生物制剂。每隔几个月用内镜或肛门镜观察肛管溃疡的愈合趋势。

扫码

● 如果有治愈倾向，首先拔除内侧挂线。外侧挂线调细，待排脓、压痛、硬结减轻后及时拔除。

● 但是，如果从外侧挂线看到持续排脓、硬结和压痛持续的情况，要延缓拔除。根据病例的不同，也有将挂线留置 1 年多的情况。

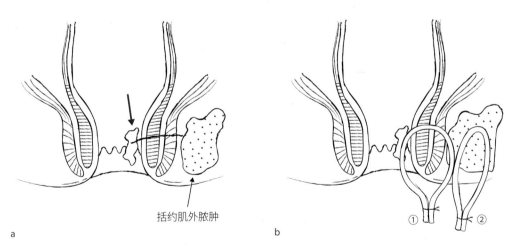

a. 在肛管内溃疡处发现内口（红色箭头）。b. 为了从肛门外的外口或切口排脓，在内口和外口之间（①内侧挂线），外口和外口之间（②外侧挂线）留置虚线

[病例] 虚线法治疗 Crohn 病难治性瘘管的实践

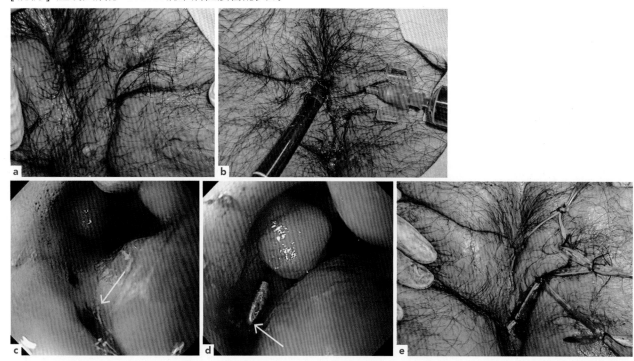

40余岁，男性。主诉：肛门痛、排脓。a. 有多发的外口。b. 腰椎麻醉下，内镜检查时，从外口注入显色剂，检查内口。c. 肛管溃疡部有内口（黄箭头）。d. 从外口向内口插入探针（黄箭头）。e. 蓝色线表示内口和外口之间的内侧挂线，Penrose 管表示外口之间的外侧挂线。

病程：19岁时发病。发病第12年因肠梗阻进行手术。第19年因回肠皮肤瘘进行回肠切除术。到目前为止进行了2次肛瘘手术。IFX 应用过程良好

[病例] 虚线挂线方法治疗多个瘘管和多溃疡的 Crohn 病症

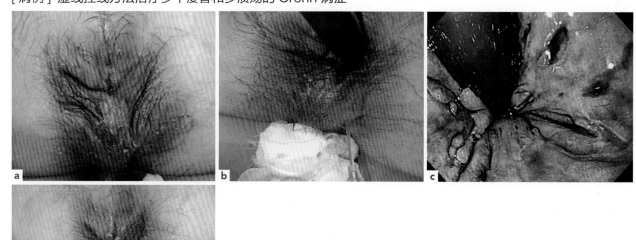

30余岁，男性。主诉：肛门痛和排脓。a. 在腰椎麻醉下检查肛门部位，发现肛门周围水肿和多发瘘管。b. 内镜检查下从外口注入显色剂，检查内口。c. 肛管有多发溃疡，确认显色剂流出的内口。d. 在内口和外口中留置了内侧挂线（黄箭头）。其他表示外口间的外侧挂线。

病程：30岁时发病。回肠、肛门病变型。IFX 治疗中，5年后行肛门难治性瘘管手术。以后施行两次手术，第二次手术时实施虚线挂线法。恢复良好

[病例]Crohn 病肛门周围脓肿的排脓引流术（挂线法）

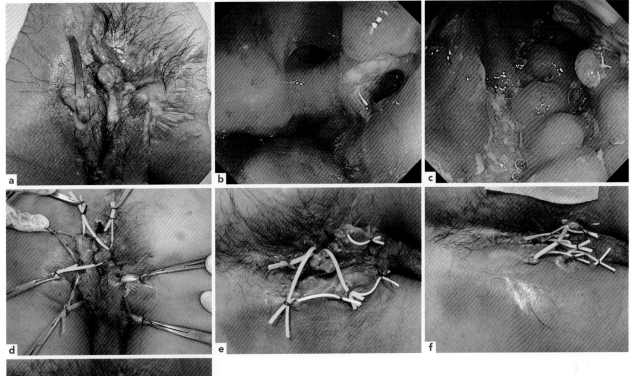

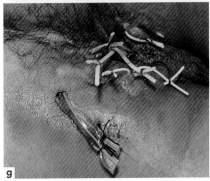

30 余岁，男性。主诉：肛门部痛、排脓。a. 是初诊时的肛门部位。根据之前医生的虚线挂线认定为一处。b、c. 内镜图像。诊断肛管多发瘘管和直肠上段纵向溃疡、铺路石样改变。d. 在腰椎麻醉下留置 7 处虚线挂线。e. 适时拔除细的挂线。f. 脓肿复发。g. 在局部麻醉下再次留置了虚线挂线。

病程：10 多年前，在其他医生处因肛周脓肿施行挂线法。反复脓肿复发、缓解，10 年前施行大肠内镜检查。诊断为 Crohn 病。由于没有腹部症状，建议使用生物制剂，但患者不接受，只使用中药治疗。希望来医院治疗脓肿

Crohn 病癌变病例的特征

● 在欧美，Crohn 病并发结肠癌通常在右侧较多，直肠癌的发病风险与一般人群相同。

● 根据篠崎等的报道统计，75% 的大肠癌存在于左侧，特别是直肠和肛门占 55%。

● 肉眼型多为 3 型、4 型、5 型等，浸润性较强的肿瘤。

● 组织型以低分化腺癌、黏液腺癌、印戒细胞癌的比例较高。

● 通过普查发现的癌症很少，多数情况下是在病情恶化的情况下被确诊，预后不良。

● Crohn 病的致癌也被认为是遵循不典型增生到腺癌的序贯学说，83%~100% 的癌症都伴有不典型增生，研究表明，随访监测对癌症和溃疡性大肠炎同样有用。

● 在欧美，对于诊断后 8 年的病例，建议每 1~2 年进行一次肠镜检查，如果发现慢性肛门病变，建议定期进行直肠肛门的检查。

日本 Crohn 病病例中的消化系统癌症

　　根据 Higashi 等的报道，3.5%（122 / 3454）的 Crohn 病患者患有消化道癌。其中以肛管最多，占 51%，直肠占 29%，小肠占 10%，结肠占 8%，组织型中黏液腺癌占 50%，中高分化管状腺癌占 42% 等。5 年生存率为 51%。

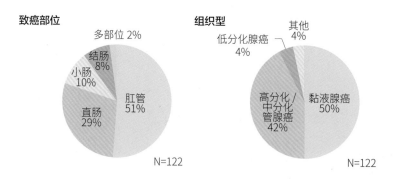

致癌部位
- 多部位 2%
- 结肠 8%
- 小肠 10%
- 直肠 29%
- 肛管 51%

N=122

组织型
- 其他 4%
- 低分化腺癌 4%
- 高分化 / 中分化管腺癌 42%
- 黏液腺癌 50%

N=122

[Higashi D，et al. Current State of and Problems Related to Cancer of the Intestinal Tract Associated with Crohn's Disease in Japan. Anticancer Res 36：3761−3766，2016 を参考に作成]

[病例] Crohn 病伴有难治性瘘管的癌变①——小肠、大肠型 24 年病程

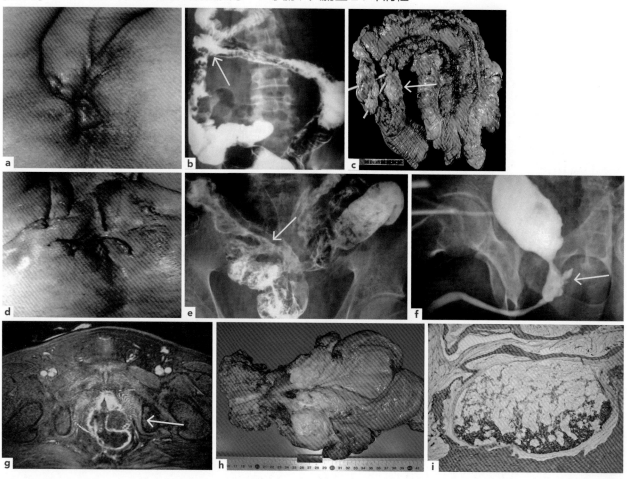

男性。主诉：腹泻、肛门痛。a. 10 余岁，初诊时诊断为肛门部多发瘘管。b. 当时的灌肠 X 线影像显示为十二指肠结肠瘘（黄箭头）。c. 10 岁左右，实施结肠全切除术、回肠直肠吻合术。结肠有纵向溃疡。导管插入部（黄箭头）表示瘘管。d. 手术时肛门部多发瘘管加重。e. 回肠直肠吻合术后第 12 年。回肠直肠吻合口与回肠间形成多发内瘘（黄箭头）。施行腹会阴联合直肠切除术、永久回肠造口术。f. 术后发现尿道狭窄和瘘管（黄箭头）残留。g. 腹会阴联合直肠切除术后第 3 年。下腹部造影 MRI 检查 T2 加权图像显示膀胱壁内有肿瘤阴影（黄箭头），诊断为残余瘘管引起的癌变。施行骨盆内脏器全切除术。h. 切除标本。i. 病理组织图像。

组织病理所见：黏液的瘘管是产生腺癌的根源，通过特殊染色，消化管产生的黏液癌最终诊断为 f−Ⅲ a [a1，10，也，n（−），m0，ew（＋）]，cur c。术后第 7 个月肿瘤盆腔内复发。化疗无效，Crohn 病发病后第 24 年死于癌症

[病例] Crohn 病伴有难治性瘘管的癌变

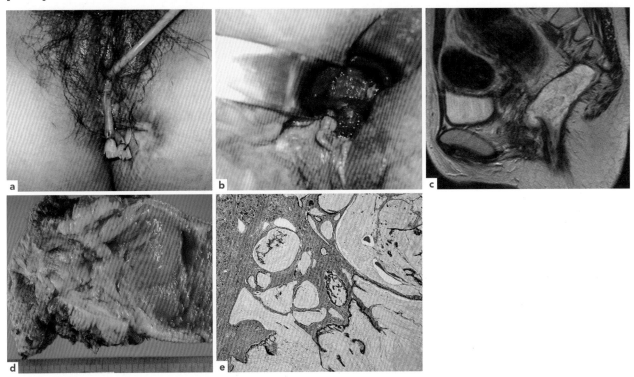

20 余岁, 女性。主诉: 肛门痛、排脓。a. 会阴部。肛门左壁连着阴道留置虚线挂线。b. 在腰椎麻醉下检查肛管, 发现肿瘤性病变。c. 骨盆部 MRI 检查 T_2 加权显示, 从骶骨正面向骨盆底部及会阴部扩散的 T_2 高信号区, 诊断为肛瘘癌。d. 切除标本肉眼影像。施行联合阴道后壁, 下位骶骨切除的直肠切除术。e. 病理组织图像。以丰富的黏液性基质为背景, 腺癌成分为黏液腺癌。
病程: Crohn 病发病后的第 6 年左右, 肛瘘发病。经之前医生治疗 5 年, 数次挂线法仍未治愈。转到本院。经检查诊断为黏液腺癌。施行腹会阴联合直肠切除术。术后 31 个月, 因肺、脑转移死亡

[病例] Crohn 病治疗过程中发生的直肠癌

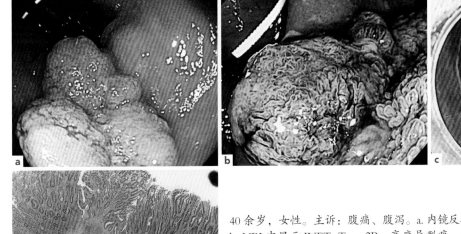
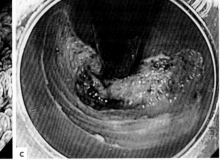

40 余岁, 女性。主诉: 腹痛、腹泻。a. 内镜反转影像显示直肠下段有结节型肿瘤。b. NBI 中显示 JNET-Type 2B、高度异型癌。c. 施行 ESD。d. 病理组织图像。发现了形成管状至绒毛状不规则的腺并浸润增生的高分化型腺癌。伴有间质反应并向黏膜下组织进展, 垂直断端发现癌残留, 诊断为深部浸润 SM 癌 (5000μm), 需要追加切除, 施行腹会阴联合直肠切除术。Ⅰ 期 (pT_2, pN0, cM0)。术后恢复良好, 可以回归工作。
病程: 小肠大肠型发病。2 年后形成小肠皮肤瘘。应用 IFX。第 7 年全程结肠镜检查无肿瘤。在 2 年后的肠镜检查中发现直肠肿瘤

引用文献

[1] 「難治性炎症性腸管障害に関する調査研究」（鈴木班）．潰瘍性大腸炎・クローン病　診断基準・治療指針．平成 30 年度 改訂版．2019.

[2] 難病情報センター　クローン病（指定難病 96）http：//www.nanbyou.or.jp/entry/81（2019/07/12 確認）．

[3] 清水誠治，他．診断困難な炎症性腸疾患の特徴．胃と腸　50：867-876，2015.

[4] 大森鉄平．CDAI．胃と腸　54：728-729，2018.

[5] Best WR, et al. Development of a Crohn's disease activity index. National Cooperative Crohn's Disease Study. Gastroenterology 70：439-444, 1976.

[6] 藤井久男，他．Crohn 病の肛門部病変の肉眼・画像所見．胃と腸　48：645-653，2013.

[7] 難治性炎症性腸管障害に関する調査研究班プロジェクト研究グループ，日本消化器病学会クローン病診療ガイドライン作成委員会・評価委員会．クローン病診療ガイドライン．

[8] Meucci G, et al. Frequency and clinical evolution of indeterminate colitis：a retrospective multi-centre study in northern Italy. GSMII（Gruppo di Studio per le Malattie Infiammatorie Intestinali）. Eur J Gastroenterol Hepatol 11：909-913, 1999.

[9] 福島恒男，他．厚生省特定疾患難治性炎症性腸管障害調査研究班　平成 7 年度研究報告書．pp61-63，1996.

[10] Hughes LE, et al. Perianal lesions in Crohn's disease. Allan RN, et al（ed）In Inflammatory Bowel Disease, 2nd ed. Churchill Livingstone, London, 351-361, 1990.

[11] 小山文一，他．炎症性腸疾患に合併した肛門病変の診断と治療．臨外　70：178-185，2015.

[12] 稲次直樹，他．肛門周囲膿瘍・痔瘻の治療（Crohn 病に合併したもの）．消外　39：1661-1673，2016.

[13] NPO 法人日本炎症性腸疾患協会（CCFJ）（編）．クローン病の診療ガイド．文光堂，2011.

[14] 篠崎　大．クローン病と下部消化管癌―本邦の現況―．日本大腸肛門病会誌　61：353-363，2008.

[15] WR Connell, et al. Lower gastrointestinal malignancy in Crohn's disease. Gut 35：347-352, 1994.

[16] Higashi D, et al. Current State of and Problems Related to Cancer of the Intestinal Tract Associated with Crohn's Disease in Japan. Anticancer Res 36：3761-3766, 2016.

[17] 伊藤太祐，他．大腸全摘後、遺残尿道瘻が原発と考えられる癌の発生をみたクローン病の一症例．日本大腸肛門病会誌　67：279-284，2014.

14 | 溃疡性结肠炎

- 溃疡性结肠炎是主要侵犯黏膜和黏膜下层的大肠（特别是直肠）特发性、非特异性炎症性疾病。
- 日本的溃疡性大肠炎患者数超过 16 万人（2013 年末，特殊疾病医疗证领取者及注册证发放者的统计），每 10 万人中约有 100 人发病。
- 发病年龄高峰为男性 20~24 岁，女性 25~29 岁，从年轻人到老年人都有发病。没有性别差异，一般认为吸烟者比不吸烟者不易发病。
- 根据发病范围分为全大肠型（病变范围超过脾曲部）、左侧大肠型（病变范围未超过脾曲部）、直肠型（通过内镜检查，直肠乙状结肠交界处口侧发现正常黏膜），多为全大肠型、左侧大肠型。
- 虽然原因不明，但可能与免疫病理学机制和心理因素有一定的关系。
- 通常表现为血性腹泻和各种程度的全身症状，如果长期侵犯整个大肠，有恶化的倾向。

溃疡性大肠炎诊断流程图

- 与 Crohn 病一样，如果诊断不确定，则作为未分类炎症性肠病进行随访。

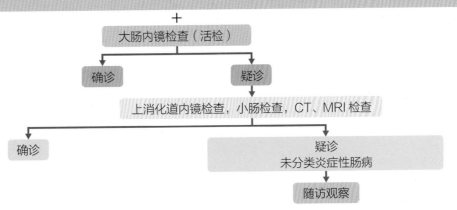

["難治性炎症性腸管障害に関する調査研究"（鈴木班）. 潰瘍性大腸炎・クローン病　診断基準・治療指針. 平成 30 年度改訂版. 2019 を参考に作成]

病期的分类

病期分类		症状
活动期	Active stage	血便，内镜血管显像消失，易出血性、糜烂、溃疡等
缓解期	Remission stage	血便消失，内镜上活动期表现消失，出现黏膜下血管影像

["難治性炎症性腸管障害に関する調査研究"（鈴木班）. 潰瘍性大腸炎・クローン病　診断基準・治療指針. 平成 30 年度改訂版. 2019 を参考に作成]

根据活动期内镜所见进行分类

- 在内镜观察的范围内，在最有意义的部位进行检查。内镜检查应在短时间内施行，不必观察全大肠。

溃疡性大肠炎的直肠病变——根据活动期内镜观察分类的例子

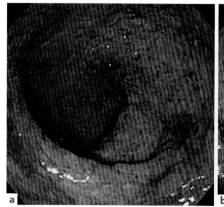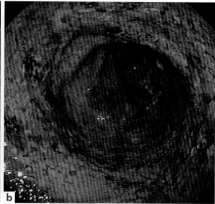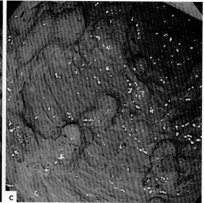

a. 轻度。b. 中度。c. 重度

根据活动期内镜所见进行分类	内镜观察
轻度（Mild）	血管通透像消失，黏膜呈细颗粒状，发红、口疮样溃疡、黄色点
中度（Moderate）	黏膜粗糙、糜烂、小溃疡，易出血性（接触出血），黏液脓血性分泌物附着，其他活动性炎症的表现
重度（Severe）	广泛的溃疡，明显的出血

［"難治性炎症性腸管障害に関する調査研究"（鈴木班）. 潰瘍性大腸炎・クローン病 診断基準・治療指針. 平成30年度改訂版. 2019 を参考に作成］

临床严重程度的分类

	重度（Severe）※ （除①、②以外，还满足全身症状③或④中的任一项，或者满足6项中的4项以上）	中度（Moderate） （在重症和轻症之间）	轻度（Mild） （全部满足下列①～⑥项）	补充事项
① 排便次数	6次以上		4次以下	
② 肉眼可见血便	（＋＋＋）	重症和轻症之间	（＋）～（－）	（－）没有血便，（＋）半数以下的排便会沾上少量的血液，（＋＋）大部分排便时会混入明显的血液，（＋＋＋）大部分是血液
③ 发热	37.5℃以上		37.5℃以下，脉搏低于90次/min，Hb不低于10g/dL	
④ 脉搏	90次/min以上			
⑤ 贫血	Hb10g/dL以下			
⑥ 血沉	30mm/h以上		正常	

※ 在重度患者中症状特别严重的为危重度（根据发病的经过，分为急性危重度和复发性危重度）。
※ 危重度的诊断标准：满足以下5项：①符合重度标准；②持续15次/d以上的血性腹泻；③持续发热38℃以上；④白细胞增多达10000/mm³以上；⑤有强烈腹痛
［"難治性炎症性腸管障害に関する調査研究"（鈴木班）. 潰瘍性大腸炎・クローン病 診断基準・治療指針. 平成30年度改訂版. 2019 を参考に作成］

根据临床经过分类

根据临床经过分类	临床经过的说明
复发性缓解型（Relapse - remitting type）	反复发作的"复发"和"缓解"
慢性持续型（Chronic continuous type）	初次发作后 6 个月以上处于活动期
急性危重型（Acute fulminating type）	发病症状极为严重，常伴有中毒性巨大结肠、穿孔、败血症等并发症
初次发作型（First attack type）	只发作一次，但将来会复发，成为复发缓解型的可能性很大

复发后 6 个月以上处于活动期的情况和多次复发的情况被定义为难治性溃疡性大肠炎
［"難治性炎症性腸管障害に関する調査研究"（鈴木班）．潰瘍性大腸炎・クローン病　診断基準・治療指針．平成 30 年度
改訂版．2019 を参考に作成］

溃疡性大肠炎治疗指南（内科）、溃疡性大肠炎治疗流程图、溃疡性大肠炎疑难病例的治疗

- 在溃疡性大肠炎治疗指南中，按严重程度、病变部位分别提出了诱导缓解疗法、针对疑难病例的治疗方法和维持缓解疗法。
- 溃疡性大肠炎的治疗流程图中显示了从诱导缓解到维持缓解的方法。
- 对于疑难病例的治疗，如果根据本治疗指南的治疗无法改善的特殊病例，建议听取专家的意见或推荐采取适当的应对方法。
- 为了及时修订，参考日本厚生劳动科学研究会针对难治性疾病补助金等政策研究小组"关于难治性炎症性肠道障碍的调查研究"的网页［http://www.ibdjapan.org/（2019/07/12 确认）］等中确认最新信息。

巨细胞病毒肠炎合并发溃疡性大肠炎病例的内镜图像

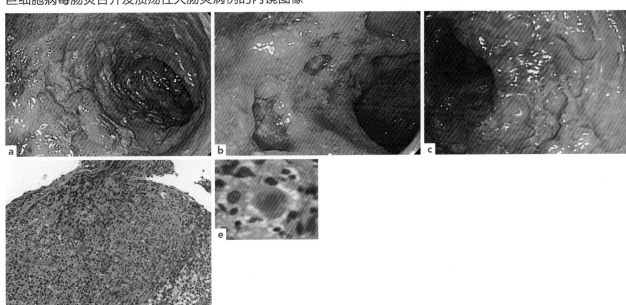

a. 30 余岁，男性。b. 60 余岁，女性。c. 40 余岁，男性。d、e. 是 a 的病理组织图像。在被认为是异形细胞明显的炎性渗出物和赋活化血管内皮细胞的细胞中发现了 Cowdry typeA 的核内包裹体，诊断为并发巨细胞病毒感染。
在溃疡性大肠炎的治疗中使用类固醇和免疫抑制剂的情况较多，特别是在疑难病例中并发 CMV 肠炎的频率很高。对于疑难病例，首先要怀疑并发 CMV 肠炎，早期检查很重要

溃疡性大肠炎的肛门病变

- 不符合 Crohn 病作为原发性病变引起的改变。
- 由于大便次数多、腹泻等引起的常见肛门病变被认为是偶发性病变。
- 考虑由直肠溃疡、癌性大肠炎等产生的肛门病变为继发性病变。
- 除此之外，还有作为术后并发症的病变，在回肠肛门吻合术、回肠肛管吻合术、回肠直肠吻合术的术后发生的可能与吻合有关联的肛门病变。
- 溃疡性大肠炎的肛门病变有显著降低患者肛门功能，甚至使生活质量显著下降的危险，重要的是要考虑到其存在的可能性。

继发性病变	深大的直肠溃疡或吻合口溃疡、瘘管引起的术后并发症	肛周脓肿，肛瘘，直肠阴道瘘，术后并发的瘘管、储袋炎引起的病变、癌变
偶发性病变	由腹泻、排便次数增多等引起，病变与普通的痔疮等疾病没有区别	内痔、外痔、肛裂、肛周脓肿、肛瘘

溃疡性大肠炎的肛门病变——肛瘘、肛周脓肿的分类

- 下图显示了继发性病变、偶发性病变的情况。要求根据病情进行治疗，对于癌变风险也需要定期进行检查。

	继发性病变		偶发性病变
	起于直肠病变	起于术后并发症	
非手术案例			
手术案例			

溃疡性大肠炎病例的直肠、肛门病变——诊断、治疗的注意事项

- 与 Crohn 病的鉴别诊断，继发性或偶发性的鉴别，需要关注通过导入生物制剂等加强对直肠病变的保守治疗，因溃疡 / 肛瘘不同而选择不同的治疗方式（挂线法 Loose 型和 Tight 型的选择），癌症的早期发现和治疗。

[病例] 继发性病变：重症溃疡性大肠炎伴顽固性直肠瘘管

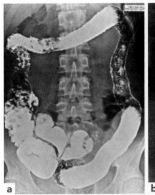
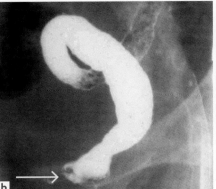
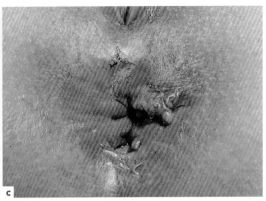

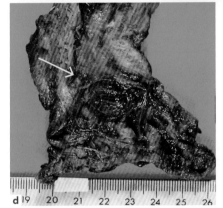

a. 20世纪70年代发病。约1年后初诊时的灌肠X线影像显示，肠腔消失，溃疡性病变扩散至全大肠。b. 初诊的灌肠X线影像显示瘘管（黄箭头）。c. 肛瘘和肛管狭窄。d. 大肠全切除术的切除标本显示直肠下段有深溃疡。可以看到瘘管（黄箭头）。

病程：20余岁时暂时施行升结肠造口术，但直肠肛门部病变仍无改善。30余岁时施行大肠全切术、永久回肠造口。经历40年回肠造口状态仍较好

[病例] 继发性病变：直肠阴道瘘并发溃疡性大肠炎

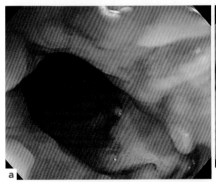
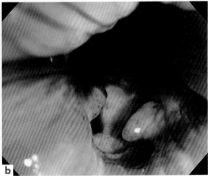
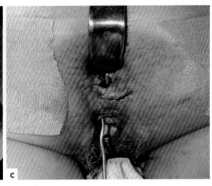

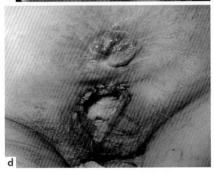

50余岁，女性。主诉：阴道排出血性稀便。a. 肛管内镜显示前壁有深溃疡。b. 阴道口后壁有深溃疡，与直肠相连。c. 从阴道到直肠有瘘管。可插入探针。d. 术后的会阴部。切除瘘管，缝合、封闭了直肠壁和阴道壁，痊愈

[病例] 继发性病变：溃疡性大肠炎术后吻合口难治性瘘管

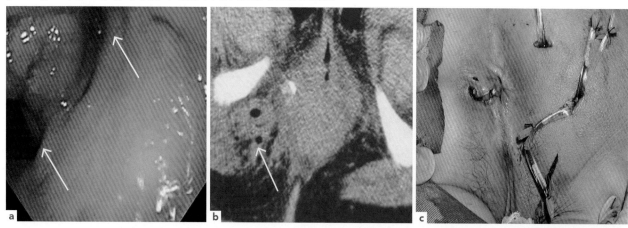

30余岁，女性。主诉：肛门痛、臀部肿胀。a. 内镜图像：吻合口附近有溃疡（黄箭头）。b. 骨盆部CT影像显示吻合口周围有脓肿形成，并伴有游离气体（黄色箭头）。c. 多次施行切开、排脓和留置虚线挂线，仍未治愈，并做了回肠造口。
病程：大肠次全切除术、回肠储袋肛管吻合后第8年出现肛门至臀部疼痛和肿胀。经检查发现吻合部位附近有溃疡形成。实施虚线挂线，切断回肠储袋和肛管的吻合，做永久回肠造口。以后恢复良好

[病例] 偶发性病变：低位肌间复杂肛瘘并发溃疡性大肠炎

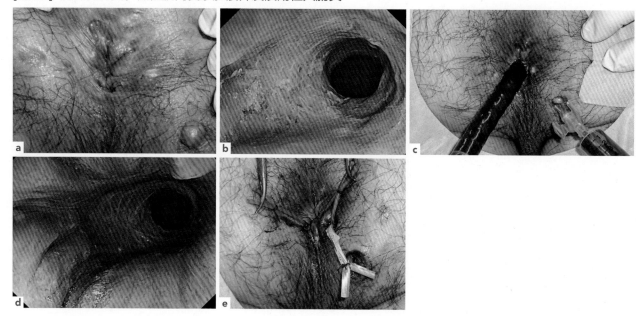

40余岁，男性。主诉：腹泻、肛门部痛、排脓。a. 诊断为多发外口的肛瘘。b. 直肠内镜显示没有深溃疡或瘘管。c. 腰椎麻醉下，内镜观察时从外口注入显色剂。d. 在肛管齿状线上发现内口的低位肌间瘘。e. 留置实线挂线。外侧留置虚线挂线。手术后3个半月后实线脱落，摘除虚线，第4个月痊愈。排便、排气等没有太大的障碍。
病程：发病第3年，全大肠炎型、重症，5-ASA（5-aminosalicylic acid）制剂、类固醇、血浆置换疗法、黏膜愈合不良后开始IFX治疗。由于并发肛瘘，采用虚线挂线法实施排脓术也无法治愈，所以转诊来笔者所在医院

[病例] 偶发性病变：溃疡性大肠炎术后并发低位肌间肛瘘

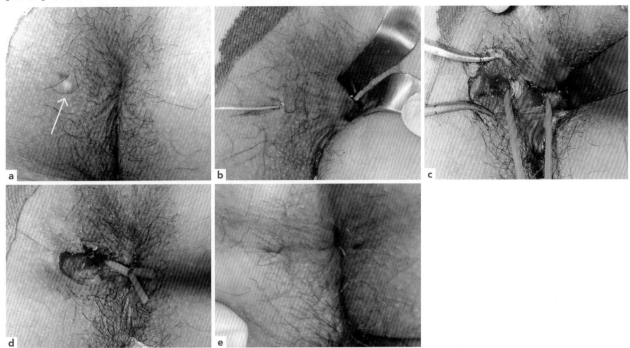

30 余岁，男性。主诉：肛门痛、排脓。a. 肛门左外侧发现了外口（黄箭头）。b. 腰椎麻醉下，从外口插入探针，齿状线上确认内口。c. 在外口内口之间穿过橡皮筋作为实线。d. 表示手术结束时的实线。以后，每 2 周紧一次线。e. 挂线脱落 2 个月后的肛门部位。轻度变形，痊愈。

病程：回肠储袋肛管吻合术后第 13 年因肛门痛就诊。经检查诊断为单纯性低位肌间肛瘘（偶发性病变），采用挂线法实施手术，3 个月后实线脱落，治愈。肛门括约肌功能没有大的下降

回肠储袋炎

● 回肠储袋炎（Pouchitis）是在保留肛门的前提下实施大肠（次）全切除术，回肠储袋肛门吻合后发生的非特异性炎症。

● 原因不明，多发生于溃疡性大肠炎术后，家族性大肠腺瘤息肉病术后发生较少，因此推测与溃疡性大肠炎的发病机制有关。

● 在发生率方面，欧美国家有报道称术后 5 年为 36%~51%。

● 内镜可分为弥漫性炎症型、溃疡型、混合型，病程可分为一过型、发作缓解型和慢性持续型。

● 治疗以内镜缓解为目标，目前广泛使用 5-ASA、类固醇、甲硝唑和环丙沙星，第二代头孢菌素类抗生素的疗效较好，头孢噻氨也较常用。生物制剂也被积极用于治疗这些疾病中。

[病例] 溃疡性大肠炎中大肠次全切除术、回肠储袋肛管吻合术后的回肠储袋炎

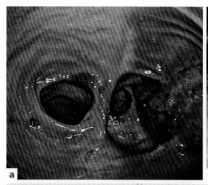 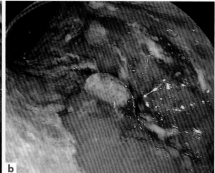 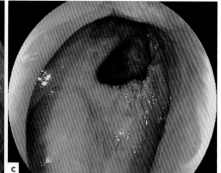

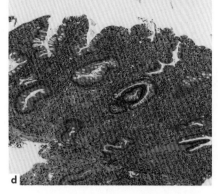

60余岁，男性。主诉：大便次数多、出血。
a. 回肠储袋的口侧没有溃疡。b. 回肠储袋的肛门侧有多处不规则溃疡。c. 保留的部分直肠观察缓解期的影像。d. 病理组织图像。表现为高度炎性细胞浸润的小肠黏膜上皮内中性粒细胞浸润和轻微炎性渗出。

病程：溃疡性大肠炎癌变，实施大肠次全切除术、回肠储袋肛管吻合。术后第3年开始有慢性肠炎，难治性，对5-ASA、环丙沙星、甲硝唑、甾体类、生物制剂也有抵抗性

溃疡性大肠炎病例的癌变

- 溃疡性大肠炎患者的大肠癌发病率明显高于一般人群，长期患全大肠炎是癌症发生的危险因素。

- 溃疡性大肠炎癌变患者的肿瘤分子生物学特征与普通的大肠癌稍有不同，p53的变异早期可见，微卫星不稳定性小。

- 由于伴有癌前病变的异型增生，所以临床上发现异型增生很重要。

- 随诊发现的早期癌比率高，预后良好。

溃疡性大肠炎中患大肠癌的风险

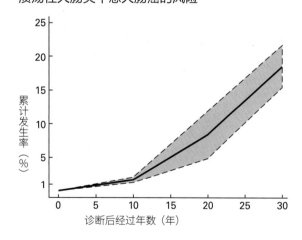

[Eaden JA, et al . The risk of colorectal cancer in ulcerative colitis: a meta－analysis . Gut 48: 526－535，转载自 2001]

溃疡性大肠炎的结肠镜监测

- 癌变与患病期限和病变范围有关系，已知10年以上的全大肠型的发病风险较高，根据大肠癌研究会的问卷调查，病程10年不到2%，超过10年以后为5%左右，有研究说20年以后有10%以上癌变。

如何进行溃疡性大肠炎的癌症筛查和检查

《炎症性肠病（IBD）诊疗指南2016年版》推荐了以下3点。

- 发病8年后进行以筛查为目的的大肠内镜检查。

- 在结肠镜筛查检查后，左侧大肠炎型或全大肠炎型UC患者应每1~2年进行一次内镜检查。

- 结肠镜检查时的活检应采用染色活检，而不是随机活检。

［病例］伴有不典型增生的肛瘘（继发性病变）并发溃疡性大肠炎病例

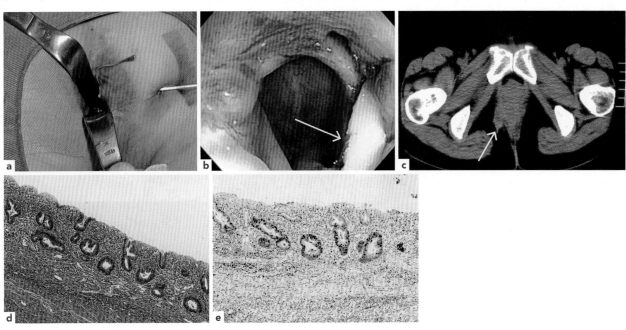

20余岁，女性。主诉：血性腹泻、肛门痛。a.右臀部外口，肛管有内口诊断为复杂肛瘘。b.肛管有多发的深溃疡，为内口。黄箭头表示被留置的虚线挂线。c.骨盆部CT影像显示坐骨直肠窝肛瘘（黄箭头）。d.病理组织图像。检查发现高度炎性细胞浸润并伴有腺管萎缩，直肠侧断端部发现异型腺管有p53阳性细胞核，如e，诊断为异型增生阳性。

病程：发病时有难治性肛瘘。多次实施挂线手术也未能治愈。随着结肠狭窄化的加剧，腹痛的持续性也在加剧，发病后第11年开始实施大肠次全切除术、回肠直肠吻合、回肠造口术。切除标本有异型增生。虽然关闭了造口，但由于排便障碍和肛门部瘘管恶化，所以重新进行了造口术。造口状态在术后10年仍较好

溃疡性大肠炎相关的大肠肿瘤

- 以往，UC中的异型增生被称为DALM（Dysplasia associated lesion or mass，DALM），属于手术适应证。

- 但是，由于DALM中混杂着各种各样的病变，近年来在处理上产生了混乱，所以近年SCENIC共识声明中提出了废除DALM概念的新术语，建议在对可内镜下切除的边界清晰的息肉样异型增生进行内镜治疗的基础上继续连续进行结肠镜监测。

- 但是，对于高度异型增生（High grade dysplasia，HGD）和平坦型低度异型增生（Low grade dysplasia，LGD）的治疗方法，人们尚未达成一致意见，因此需要根据个体化病例的病变形态、异型度、临床表现等来决定治疗方针。

[病例] 溃疡性大肠炎直肠内发生的隆起型 LGD

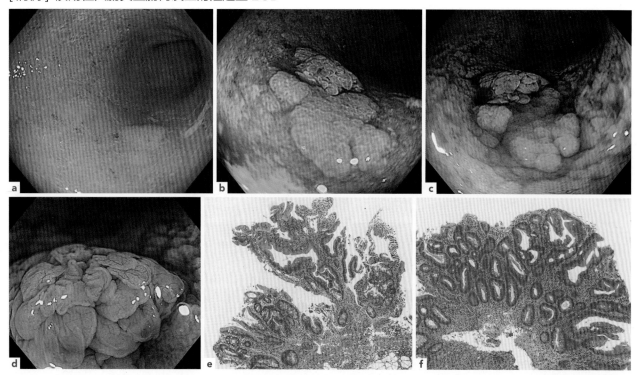

70余岁，女性。主诉：有时黏液血便。a. 2年实施一次的监测 TCS 中发现了直肠轻度炎症的活动期病变，在该部位的直肠下段发现了 Ⅱa 样隆起性病变。b. JNET NBI 分类中诊断为 Type 2A。c、d. 染色内镜及其放大像可见管状部和树枝状部。e. 树枝状部的病理组织图像。显示锯齿状增生的腺瘤。f. 管状部的病理组织图像。由具有梭形核的上皮细胞构成的低异型管状腺瘤。

病程：40年前发病的溃疡性大肠炎，全大肠炎型，复发缓解型，轻症。最近在缓解状态下只服用 5-ASA 2400mg /d

[病例] 溃疡性大肠炎并发的结肠癌

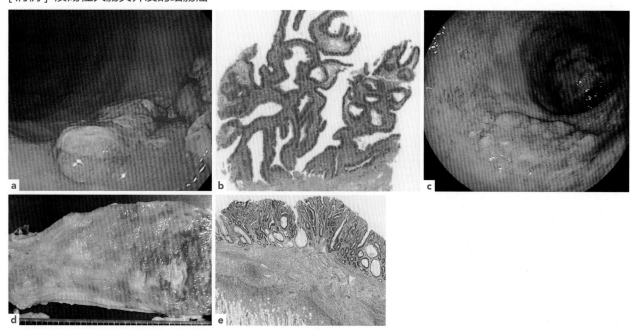

80余岁，男性。主诉：血性腹泻。a. 直肠内散布着 0-Ⅱa 的息肉，实施内镜下黏膜切除术（Endoscopic mucosal resection，EMR）。b. 切除息肉的病理组织图像。这是一种形状复杂且密集的分支腺管构造的肿瘤，从部分异型核分裂像来看，可认为是腺癌。p53 阳性。c. 直肠下段有平坦颗粒状隆起性病变，p53 阳性。d. 切除标本。e. 切除标本的病理组织图像。直肠下段有 0-Ⅱa 型的 25mm×20mm 大的肿瘤。由表现出非常弱的异型性的上皮细胞组成，核小体明显的类圆形核，核的极性也紊乱，诊断为与 UC 相关的大肠炎性结肠癌。分期 Ⅰ 期（tub1，pTis，Ly0，V0，pN0）。

病程：发病10年的全大肠型、复发缓解型。再次发作时可采用类固醇-CAP 疗法。监测结肠镜检查发现直肠高分化型腺癌，p53 阳性，实施大肠全切除术、永久回肠造口。无远处转移，痊愈

[病例] 溃疡性大肠炎术后，保留直肠的结肠癌

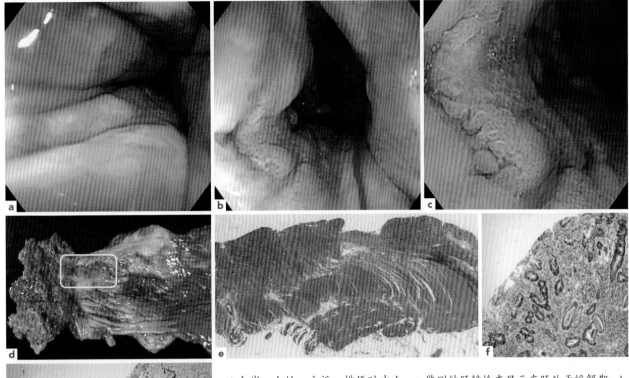

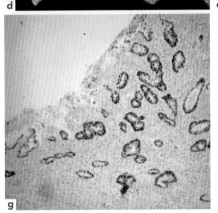

60余岁，女性。主诉：排便时出血。a. 监测结肠镜检查显示直肠处于缓解期。b. 1年3个月后的乙状结肠镜图像在齿状线正上方发现了平坦隆起型病变。c. 在该部分的染色内镜图像中，发现0-Ⅱa+Ⅱc型病变。d. 切除标本在黄框部位发现的0-Ⅱa+Ⅱc型早期癌症。e. f. 病理组织图像。在靠近齿状线的部位腺上皮有脓肿形成的高度炎性细胞浸润和异型腺管增生，是高分化腺癌的图像。观察到肌层正上方的浸润。g. p53染色阳性.Rb1/3周，0-Ⅱa+Ⅱc，27mm×20mm，分期Ⅰ期（tub1，pT1b，pN0，pM0）。

病程：1970年初诊。30岁左右发现溃疡性大肠炎，全大肠炎型。复发缓解型溃疡性大肠炎，第4年病情加重，右结肠病变、直肠病变轻微，施行大肠次全切除术、升结肠直肠下段吻合术。此后，每年施行结肠镜监测检查。术后第15年在齿状线正上方的直肠内发现0-Ⅱa+Ⅱc型病变，通过活检高度异型增生（HGD）。施行腹会阴联合直肠切除术、永久回肠造口术。回肠造口状态17年，痊愈

[病例] 溃疡性大肠炎回肠储袋肛管吻合术后的直肠癌

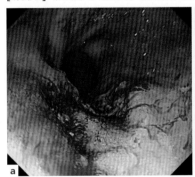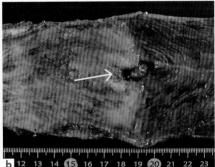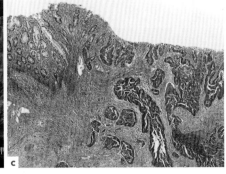

60余岁，女性。主诉：排便时出血。a. 内镜显示回肠储袋肛管吻合部伴有环周堤样溃疡性病变，活检为腺癌。施行回肠储袋、肛管切除、永久回肠造口术。b. 切除标本在吻合处发现了35mm×15mm的3型肿瘤（黄箭头）。c. 病理组织图像。表现为融合腺管结构和乳头状结构，tub2占优势的管状腺癌。浸润腺体前端也有相当于por2的低分化腺癌的图像。越过肌层有浸润。pStageⅢb（pT3，tub2，Ly1b，V1b，pN1b）。

病程：溃疡性大肠炎发病第13年，因病情严重，施行大肠次全切除术、回肠造口术、乙状结肠造瘘术。术后第7个月施行回肠储袋肛管吻合术。吻合术后第13年8个月吻合部位发生癌变，施行腹会阴联合直肠切除术，术后发生多发性肺转移

引用文献

[1] 「難治性炎症性腸管障害に関する調査研究」（鈴木班）．潰瘍性大腸炎・クローン病　診断基準・治療指針．平成 30 年度 改訂版．2019.

[2] 難病情報センター　潰瘍性大腸炎（指定難病 97）．http：//www.nanbyou.or.jp/entry/62（2019/07/12 確認）．

[3] 「難治性炎症性腸管障害に関する調査研究」（鈴木班）．一目でわかる IBD．2015.

[4] 中村志郎．潰瘍性大腸炎に合併したサイトメガロウイルス腸炎．大川清孝，他（編）．感染性腸炎 A to Z．医学書院，2012.

[5] Papadakis KA, et al. Outcome of cytomegalovirus infections in patients with inflammatory bowel disease. Am J Gastroenterol 96：2137-2142, 2001.

[6] 小山文一，他．潰瘍性大腸炎に合併した肛門病変（第 1 報）自験例の検討．日本大腸肛門病会誌　67：59-67，2014.

[7] Cheifetz A, et al. The diagnosis and treatment of pouchitis in inflammatory bowel disease. J Clin Gastroenterol 38：S44-S50, 2004.

[8] 藤井久男，他．回腸囊炎の診断と臨床経過―初期病変の診断を目指して―経過を中心に．胃と腸　44：1574-1582，2009.

[9] 松本主之，他．潰瘍性大腸炎の癌化．Gastroenterol Endosc 44：1153-1161, 2002.

[10] 鈴木公孝，他．潰瘍性大腸炎の癌化とサーベイランスの検討―本邦報告例の解析．日本大腸肛門病会誌　56：62-68，2003.

[11] Eaden JA, et al. The risk of colorectal cancer in ulcerative colitis：a meta-analysis. Gut 48：526–535, 2001.

[12] 平井　孝，他．炎症性腸疾患と大腸癌―第 55 回大腸癌研究会アンケート結果．胃と腸　37：887-893，2002.

[13] 日本消化器病学会（編）．炎症性腸疾患（IBD）診療ガイドライン 2016．南江堂，2016.

[14] 樋田信幸，他．潰瘍性大腸炎関連大腸腫瘍の治療方針と経過観察．INTESTINE 22：59-64, 2018.

15 | 其他直肠肛门炎症性疾病

- 放射性直肠炎是指放射线照射（RT）骨盆内脏器后产生的直肠炎症性病变。
- RT 超过 40~50Gy 时发病率明显增加。
- 可见 RT 治疗后第 6 周发病的早期炎症也有治疗后 6 个月至 1 年发病的晚期炎症。
- 早期炎症是一过性的黏膜表层障碍，多数保守治疗有效，晚期炎症是由于肠管的闭塞性血管炎和广泛的骨胶原沉着等，黏膜下层、固有肌层发生不可逆的玻璃化和纤维化，是难治性的病变。
- 治疗方面，症状轻微时使用类固醇栓剂，出血时使用氩离子凝血疗法（APC）有效，晚期炎症引起肠梗阻时也可采用手术治疗。

[病例] 放射性直肠炎

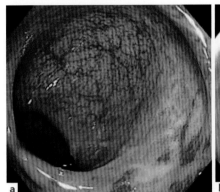 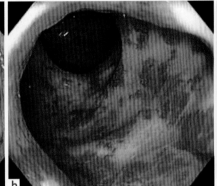 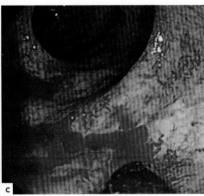

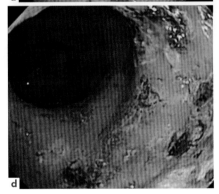

70 余岁，男性。主诉：排便时出血。前列腺癌接受放射线照射，约 1 年后因排便时有鲜血就诊。a、b. 初诊时的内镜显示，直肠下段有新生毛细血管的增生和扩张。还有轻度渗出似的出血。给予倍他米松栓剂（1mg /d），使其缓解。4 个月后因大量排便出血而就诊。c. 通过内镜检查发现大量出血。d. 施行 APC 止血后的内镜图像

[病例] 放射性直肠炎病程

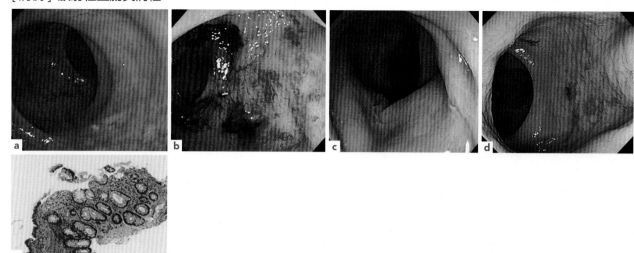

70余岁，男性。主诉：便血。a.放射线治疗前直肠内镜检查无异常。b.放射线治疗2个月后，有出血。直肠有扩张的毛细血管和渗出的出血。c.用倍他米松栓剂治愈。d.3年后随访时的直肠内镜显示再次出现轻度炎症。e.病理组织图像。隐窝基本成熟，但部分分叉，间质有纤维增生和轻度、致密的炎性细胞浸润。这与放射线性直肠炎一致。

病程：便潜血反应检查呈阳性而施行TCS。直肠无异常（内镜图像a）。1年半后诊断为前列腺癌，施行放射线疗法、激素疗法。2个月后出血，经直肠乙状结肠镜检查确认为放射性直肠炎（内镜图像b）。使用倍他米松栓剂1个月缓解（内镜图像c）。TCS后第3年进一步TCS时确诊轻度复发（内镜图像d）

急性出血性直肠溃疡、宿便性直肠溃疡

- 急性出血性直肠溃疡、宿便性直肠溃疡发生在患有基础疾病的老年人中，是一种可能导致大量出血的疾病。

- 急性出血性直肠溃疡是在由于压力和卧床等原因引起血流下降的基础上发生的，其特征是在直肠段齿状线附近呈环状分布的不规则溃疡。

- 宿便性溃疡的成因是便秘引起的粪块压迫直肠而产生的缺血性变化，形成不规则溃疡，但溃疡不见于齿状线附近。

- 治疗方法是：对出血进行内镜下止血术（APC）或经肛门缝合止血术。要尽力改善排便习惯。预后良好。

[病例] 出血性直肠溃疡

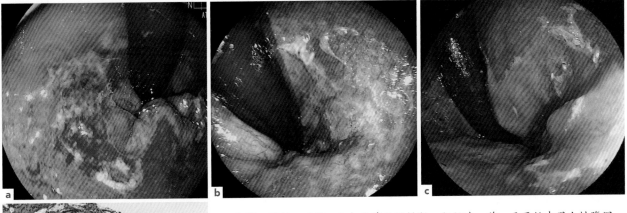

70余岁，男性。主诉：2个月前开始便秘、肛门痛。前一天开始出现血性腹泻。a. 内镜显示直肠下段有不规则溃疡，出血。b. 4天后的内镜显示溃疡有愈合倾向。c. 35天后痊愈了。d. 病理组织图像。间质轻度水肿，轻度炎性细胞浸润，表现为非特异性炎症。

病程：初诊时内镜检查发现直肠下段有不规则溃疡，伴有出血。由于一直以来都有便秘，所以在指导下进行排便管理后，出血停止，在第35天痊愈了。出血性直肠溃疡症是有严重基础疾病的老年人突然出血而发病的疾病。基础疾病的治疗和排便管理很重要，对于出血APC是有效的

[病例] 宿便性直肠溃疡

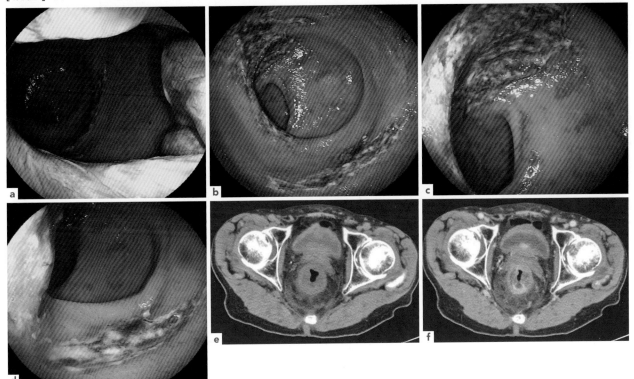

70余岁，男性。主诉：肛门痛、灌肠后腹泻、排便时出血。a. 直肠下段无溃疡。b、c. 中部、直肠上段有多个不规则溃疡。d. 直肠有大便潴留和不规则溃疡。e. CT平扫图像。f. 骨盆部造影CT图像显示中部直肠壁肥厚和前壁溃疡，直肠系膜脂肪组织混浊，但未见直肠穿孔。

病程：就诊前一天，因大便不畅而灌肠。灌肠后大便，之后出现腹泻、出血、肛门痛，来笔者所在医院就诊。经检查诊断为宿便性直肠溃疡，便秘好转后病情好转

结核性肛门溃疡

- 结核性肛门溃疡是以结核分枝杆菌为致病菌的肛门结核菌感染性疾病，分为溃疡型、增生型、类狼疮型、粟粒型、肛瘘型，但几乎都是以溃疡型、肛瘘型为主。

- 结核性肛门溃疡的感染途径分为结核杆菌直接接触肛门引起的原发性和肺结核或肠结核感染引起的继发性两种。

- 由肺结核引起的感染有吞咽咳痰和血行性感染，由肠结核引起的感染有粪便、血行性、淋巴途径感染。

- 溃疡渗出液的涂片和培养检查、溃疡部的组织病理学检查、PCR（聚合酶链反应）法有助于诊断。

- 治疗方法是异烟肼（INH）、金霉素（RFP）、E坦布托尔（EB）、链霉素（SM）等抗结核病药物内服数周至数月。如果对这些治疗有耐药性，口服德拉马尼是有效的。

[病例] 结核性肛门溃疡、肛瘘

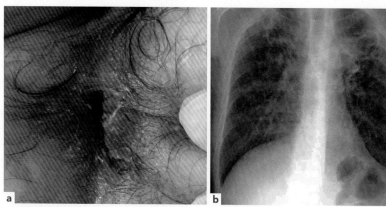

50余岁，男性。主诉：肛门痛、排脓。a.肛门部几乎全周都有不整齐溃疡，后面伴有浅肛瘘。b.胸部X线检查证实了活动期的肺结核影像。

临床经过：因发现肺结核和肛门溃疡，诊断为结核性肛门溃疡，并向感染中心介绍。溃疡部的活检，查出结核杆菌。因被诊断为耐药菌，未施行抗结核疗法而观察，新药德拉马尼应用临床后该患者开始接受该药物治疗

巨细胞病毒肠炎

- 巨细胞病毒（Cytomegalovirus，CMV）是疱疹科的 DNA 病毒，除人以外其他动物不会感染此病毒。

- 感染方式分为母子间、性传播、医源性，多为产道首次感染，终身持续感染。

- CMV 肠炎大多是免疫缺陷导致的再活化病变。

- 由于是非显性感染，成人的抗体拥有率为 60%~90%。发生病理是①基于 CMV 感染的直接破坏（视网膜炎、脑炎、消化道溃疡）；②可能是针对 CMV 感染细胞的免疫病理学机制引起的组织障碍（CMV 单核症、骨髓移植患者的间质性肺炎等）。

- 在诊断中需要满足 3 项：①有消化系统症状；②消化道溃疡、糜烂；③组织中有病毒的证据；④血中 CMV 抗原阳性也可以诊断。

- 内镜显示有从发红、糜烂、小溃疡到不整形、类圆形、地图状、纵向性、巨大溃疡等各种溃疡形态。另外也会呈现类似假膜样病变和大肠癌的病变形态。

- 治疗时使用更昔洛韦、膦甲酸钠、抗 CMV 高效价 γ 球蛋白等。

[病例] 巨细胞病毒肠炎

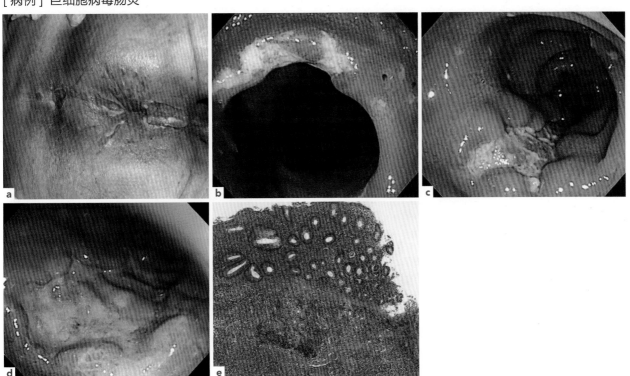

80 余岁，男性。主诉：腹泻、血便。a.在会阴部、尾骶骨部发现溃疡。b.在直肠中发现呈环周倾向的溃疡。c.从直肠到乙状结肠有纵向溃疡。d.发现乙状结肠有多发的深溃疡。e.病理组织图像。腺管排列保持较好，但杯状细胞减少，间质出现含有中性粒细胞的中度炎症细胞浸润。

经过：发现外阴部溃疡、结肠直肠溃疡，与 Crohn 病、Behcartet 病鉴别困难。CMV 抗原（CMV-C10：12 个；CMV-C11：7 个）阳性诊断为 CMV 肠炎。初期服用类固醇、5-ASA，诊断确定后类固醇逐渐减少、停用类固醇，只使用 5-ASA 进行治疗，肛门周围的溃疡得到治愈，肠道病变也得到了改善

帽状息肉病

帽状息肉病是原因不明的炎症性肠病变，内镜图像从淋巴增生样的多发的小隆起性病变到半球状的毛虫状，时期不同会有不同变化。

● 病理组织观察发现黏膜固有层的毛细血管、纤维芽细胞的增生和炎性细胞浸润。表面有糜烂的形成，糜烂表面的白苔有明显的纤维蛋白的沉淀。

● 可进行甲硝唑、幽门螺杆菌除菌疗法、类固醇、5-ASA 等治疗，但目前尚无确定的治疗方法。

[病例] 帽状息肉病

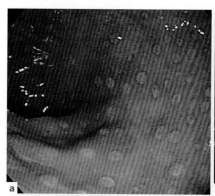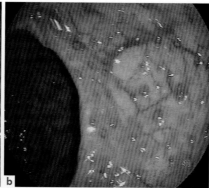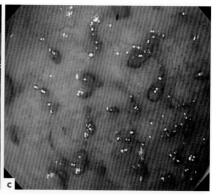

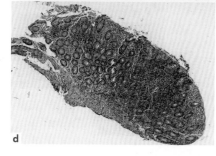

60 余岁，女性。主诉：低热、血性腹泻。a. 乙状结肠内镜观察淋巴增生样变化。b. 直肠的内镜图像看到纤维蛋白的沉淀和多发小息肉。c. 周围黏膜只有轻度水肿，可见多发小息肉。d. 病理组织图像。直肠黏膜有明显糜烂，大部分由淋巴组织组成，有轻度萎缩和杯状细胞减少。考虑是淋巴滤泡过度形成。
治疗：类固醇剂的口服有效，但类固醇剂减量，停药后再次发作，再次使用类固醇剂后症状减轻

引用文献

[1] 川﨑敬次郎，他．空置直腸に発生した放射線誘発直腸癌の 1 例．日消外会誌 44：617-623，2011.
[2] Hong JJ, et al. Review article：current therapeutic options for radiation proctopathy. Aliment Pharmacol Ther 15：1253-1262, 2001.
[3] Haboubi NY, et al. The light and electron microscopic features of early and late phase radiation-induced proctitis. Am J Gastroenterol 83：1140-1144, 1988.
[4] Coia LR, et al. Late effects of radiation therapy on the gastrointestinal tract. Int J Radiat Oncol Biol Phys 31：1213-1236, 1995.
[5] 清水誠治．急性出血性直腸潰瘍と宿便性潰瘍．日本大腸肛門病会誌 54：955-959，2001.
[6] 中村志郎，他．急性出血性直腸潰瘍の成因に関する研究―側臥位と仰臥位における直腸黏膜血流の検討．Gastroenterol Endosc 38：1481-1487，1996.
[7] 丸山 亮，他．結核性肛門潰瘍．日臨 別冊消化管症候群（下） 12：822-823，2009.
[8] 大川清孝，他．感染性腸炎の最近の知見 サイトメガロウイルス腸炎．胃と腸 43：1653-1662，2008.
[9] Ljungman P, et al. Workshop on CMV disease-definitions, clinical severity-scores, and new syndromes. Scand J Infect Dis 99（Suppl）：87, 1995.
[10] 赤松泰次．Cap polyposis と黏膜脱症候群．日本大腸肛門病会誌 54：950-954，2001.

16 | 肛门部性传播疾病

- 性传播疾病（Sexually transmitted diseases，STD）大多被分类为传染病法的 5 类传染病。
- 所谓 5 类传染病，是指日本开展的传染病发生情况调查，并根据调查结果等向普通国民和相关人员提供必要的信息并公开，从而防止发生和扩大的传染病。

传染病法所针对的传染病

- 直肠肛门部的 STD 大多包含在 "5 类传染病" 中。
- 日本根据传染病法实施传染性疾病发生趋势调查，有义务通过申报全面掌握 STD、HIV 感染、获得性免疫缺陷综合征（AIDS）、梅毒、阿米巴痢疾、衣原体感染、生殖器疱疹病毒科感染、尖锐湿疣及淋病，分别通过定点诊治，掌握患者数量。

日本性传染病的发生趋势

- 梅毒：2016 年为 4575 例，42 年来首次超过 4000 例。男女比例为 2.3∶1，近年来报道数量的增加与女性患者数量的增加有关。男性患者报告多来自 20~40 岁年龄段，女性患者报告多来自 20 岁出头的年轻人。按病型分，无症状占 28%，早期症状 1 期占 33%，早期症状 2 期占 36%，晚期症状占 3%。
- 生殖器疱疹：与男性相比，2016 年的报告中女性的年龄偏年轻，男性中 30 多岁的患者最多，而女性中 20 多岁的患者较多。
- 尖锐湿疣：2016 年的报告中，男性中 25~34 岁的患者最多，而女性中 20~24 岁的患者最多。无论男女，15~19 岁年龄段的人数在 2013 年以后都持续小幅减少。

[病例] 各种肛门皮肤 STD

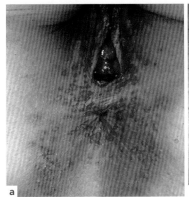 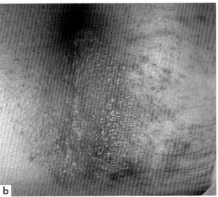 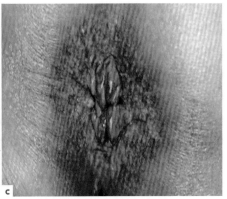

a. 单纯疱疹。40 余岁，女性。肛门周围疼痛。b. 带状疱疹。30 余岁，男性。肛门周围瘙痒。水痘 – 带状疱疹病毒（Varicella-zoster virus，VZV）–IgM/IgG 阳性。c. 真菌病。50 余岁，女性。肛门周围瘙痒

尖锐湿疣

- 尖锐湿疣是 STD 之一（5 类传染病定点报告疾病）。人乳头状瘤病毒（Human papillomavirus，HPV）6，11 型感染，成人主要通过性行为直接感染而发病。

- 感染后，平均 2.8 个月（3 周至 8 个月）就可确诊。婴幼儿和没有性行为的成年人、老年人也有发病。洗澡、上厕所、产道感染等也被认为是感染途径。

- 肛门周围或会阴部的乳头状、鸡冠状等特征性的疣状形态使诊断很容易。

- 有时见于肛管，需要仔细观察。

- 鉴别诊断有 Bowen 病、肛管癌等。

- 《性传播疾病诊断、治疗指南 2016 年版》建议的治疗：

一线：5% 的咪喹莫特外用，冷冻疗法，三氯化或二氯化乙酸外用，外科切除术（电灼烧、钳切等）。

二线：激光切除术（需要局部麻醉），干扰素局部注射（非保守治疗适应证）。

[病例] 尖锐湿疣

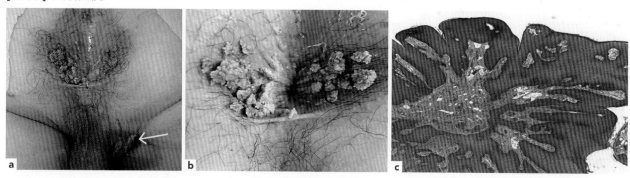

30 余岁，男性。主诉：肛门周围有新生物。a.肛门周围和腹股沟（黄箭头）有湿疣。b.肛门周围呈乳头状，鸡冠状疣。部分进入肛管内，切除、烧灼。c.病理组织图像。诊断为乳头状增生，缺乏异型性的鳞状上皮，诊断为尖锐湿疣

[病例] 巨大尖锐湿疣

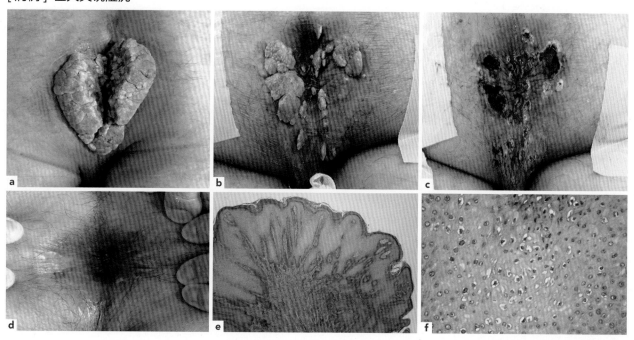

40 余岁，男性。主诉：肛门肿瘤。a.初诊时的肛门部位。患者不同意施行切除肿物的手术，用氧化锌淀粉涂抹和薏苡仁内服治疗 2 年。b.2 年后，疣缩小。患者同意后施行手术治疗。c.切除、烧灼术后的创口。d.切除、烧灼术后第 2 个月。以后没有复发的迹象。e、f.病理组织图像。呈肥厚乳头状瘤的鳞状上皮增殖性病变，有挖空细胞出现，提示 HPV 感染

[病例] 小儿尖锐湿疣

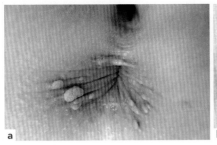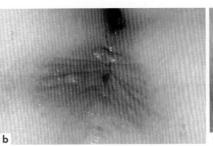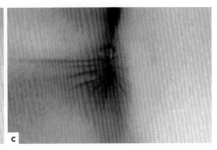

5岁，女孩儿。主诉：没有特别不适，母亲发现后带来就诊。a.初诊时在肛门部发现数个息肉，诊断为尖锐湿疣。涂抹咪喹莫特乳膏治疗。b.治疗后第36天的肛门部位。c.治疗后第50天的肛门部位。
经过：5年后，通过母亲进行随访没有复发。感染源不明

衣原体直肠炎

- STD中出现频率最高的是沙眼衣原体（c.t.）传染病。被认为是妇科、泌尿科领域的感染性疾病和导致直肠炎的原因之一。

- 感染途径有通过肛交直接侵入直肠黏膜，受感染的阴道分泌液污染肛门部、子宫颈管、阴道、尿道进入淋巴等途径。

- 直肠内镜检查对诊断有帮助，直肠有白色半球状小隆起的集簇黏膜改变（球状黏膜）。小隆起的大小比较均匀，在肛门侧比较多发，需要注意有发红和糜烂的表现。

- 确诊需要从病变部检测C.t.抗原。主要有通过活检组织和涂片的细菌分离鉴定法、核酸检测法、核酸扩增法、酶抗体法，其中核酸扩增法的灵敏度和特异性较高。

- 测定血清中的c.t.抗体（IgM、IgG）也有助于诊断，但治疗前后c.t.抗体均为阴性的病例也有，不确定。

- 本症的组织病理学特征为非特异性淋巴滤泡炎，以淋巴滤泡增生和慢性炎性细胞浸润为特征。

- 需要鉴别的疾病有溃疡性结肠炎、淋巴增殖性疾病等。

- 在《性传播疾病诊断、治疗指南2016年版》中建议给予阿奇霉素（azm）1000mg或2000mg，1日1次；克拉霉素400mg，7天，米诺环素200mg，7天，左氧氟沙星500mg，7天内服用。

- 在《性传播疾病诊断、治疗指南2016年版》中认为，在开始给药2周后通过PCR法或EIA（酶免疫分析）法确认病原体的阴性化比较理想，治疗有效。但也有观点认为，如果通过随访和内服药物治疗，自觉症状有所改善，3个月后再进行内镜检查或抗原检查也可以。

[病例] 衣原体直肠炎

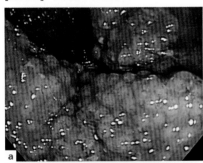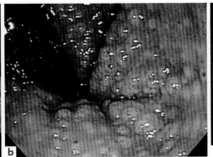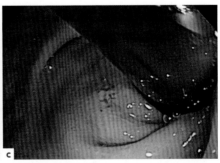

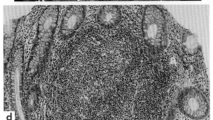

40余岁，女性。主诉：血便。a.初诊时的内镜显示直肠下段有球状黏膜。b.使用米诺霉素第1周的内镜显示出球状黏膜有减轻的倾向。c.治疗后第2个月的内镜成像显示球状黏膜减轻。d.活检的病理组织图像。黏膜内可以看到肥大的淋巴滤泡形成的慢性炎症细胞浸润。这是非特异性炎症图像，仅凭该图像很难诊断衣原体直肠炎。便菌培养：正常菌群。血液检查：沙眼衣原体IgA（＋），IgG（＋），感染途径不明

阿米巴性结肠炎

- 阿米巴性结肠炎是痢疾阿米巴原虫（Entamoeba histolytica）引起的消化道传染病，由粪‒口途径感染。感染孢子在小肠脱囊成为滋养体，在盲肠分裂增殖，侵入大肠黏膜下形成糜烂、溃疡性病变。滋养体在肠内有包囊，在粪便中排出。在某些情况下，连续排放时间会持续数年。

- 自觉症状：感染者中出现症状的只有 5%~10%。主要表现为血便、腹泻、肠胀气、排便时下腹疼痛等痢疾症状。隔几天至几周反复加重和缓解。病情加重时还会引起肠穿孔。另外，在呈现结肠炎症状的患者中，约 5% 的患者表现为肠外病变，在肝、肺、脑、皮肤等处形成脓肿。

- 流行病学：据估计，主要在热带发展中国家发病，每年有 4800 万人感染，7 万人死亡。在日本国内：① 发生在大城市；② 感染者中 90% 是男性；③ 感染者中多数是并发了其他 STD（梅毒、HIV 感染症、乙肝、生殖器疱疹等），因此男性同性恋者的感染案例较多。在实际的报道中，男同性恋者之间的感染病例也很多，在报道的病例中，同性之间和异性之间通过性接触感染的病例仅占全体的 27%。

- 诊断：①通过粪便活检检测滋养体；②作为辅助手段检测特异抗原；③通过 PCR 法检测 DNA；④检测血清抗体；⑤结肠镜检查。内镜发现多处糜烂、发红、伴有黏液的疣状隆起，以及其他多种异常的内镜图像。

- 治疗：口服甲硝唑剂量为 1000~1500mg，口服 10~14 天有效。

[病例] 阿米巴性直肠炎①

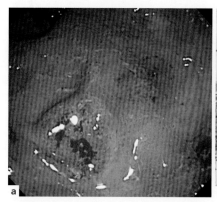
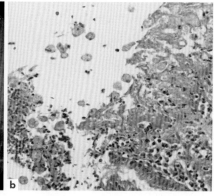

60 余岁，男性。主诉：血性腹泻。a.直肠里有较大的疣状糜烂。b.病理组织图像。在伴随糜烂的渗出物中发现了圆形的阿米巴虫体、吞噬有红细胞的溶组织阿米巴滋养体即可确诊

[病例] 阿米巴性直肠炎②

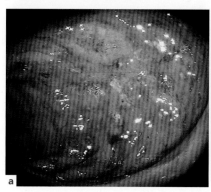
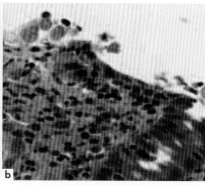

50 余岁，男性。主诉：排便时出血。a.从直肠到乙状结肠有大小不一的疣状糜烂。b.病理组织图像。在溃疡形成的上皮缺损处发现阿米巴虫体

[病例] 阿米巴性直肠炎复发

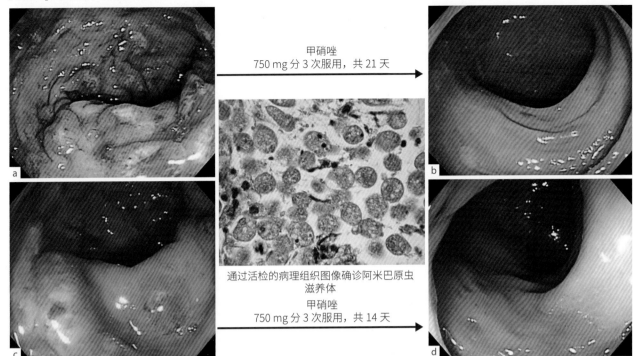

甲硝唑
750 mg 分 3 次服用，共 21 天

通过活检的病理组织图像确诊阿米巴原虫
滋养体

甲硝唑
750 mg 分 3 次服用，共 14 天

60 余岁，男性。主诉：血便。a. 初诊时的内镜显示直肠有疣状糜烂。b. 1 个月后的内镜显示糜烂已经痊愈。c. 2 年后出现同样症状，就诊时内镜影像显示在直肠内有疣状糜烂。d. 1 个月后的内镜显示，糜烂已经痊愈

梅毒

- 梅毒是 STD 的代表性疾病，近年来呈增加趋势。

- 特别是由于男女间的性接触而引起的女性患者的增加引人注目，也有男性同性恋者因肛交而出现直肠炎的病例报道。

- 诊断一般是梅毒血清反应。感染后约 4 周内不会呈阳性，需要注意。

- 分期诊断，第 1 期在感染约 3 周后，梅毒螺旋体（以下简称 TP）的侵入部位感染，局部出现初始硬结，周围隆起，中心部溃疡形成，硬性下疳。这些症状会在 2~3 周自然消退。第 2 期在感染后约 3 个月出现，之后 3 个月至 3 年发生全身皮肤、黏膜的病变。

- 从肉眼的特征来看，会出现梅毒性玫瑰疹、梅毒性丘疹、梅毒性牛皮癣、扁平湿疣、梅毒性脓疱疹等。

- 治疗方法有：阿莫西林 1500mg/d，服用 4~8 周；水溶性青霉素 1800 万 ~2400 万 IU/d，10~14 天等。

[病例] 早期梅毒引起的肛门硬性下疳

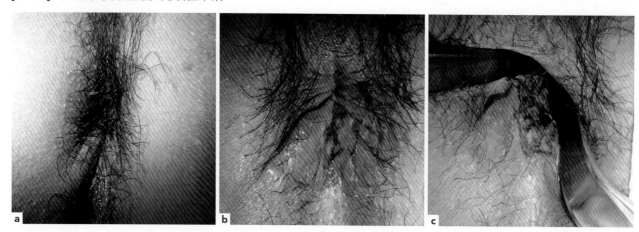

20 余岁，男性。主诉：肛门痛。a.肛门肿胀并伴有压痛，经指诊诊断为肛裂、肛周炎，用抗生素药物治疗并观察其经过。b.初诊 4 天后，肛门部肿胀、疼痛加重。c.局部麻醉下仔细检查肛门，有不规整的溃疡。使用阿莫西林（AMPC）治疗痊愈。
经过：来院时的血液检查呈梅毒反应阴性。术后，虽暂时缓解了疼痛，但再次出现糜烂、疼痛。术后第 4 个月左右全身出现水泡性皮疹，转院到传染病专科医院。血液检查显示 RPR 定量 32 倍 HIV-1RNR 15000copies/mL，CD 4359/μL。确诊为 HIV 感染并发早期梅毒。给予 AMPC 注射，肛门病变治愈

扁平湿疣

- 扁平湿疣是第二期显性梅毒。

- 从肛门边缘到周围皮肤有局限性乳白色到呈淡红色的扁平的隆起性病变，表面光滑湿润。症状是轻微的疼痛和不适感。诊断可以通过局部分泌物和活检证明。

- 治疗一般是针对梅毒的疗法，治疗开始后疣立即缩小，1~3周时消失。

[病例] 扁平湿疣

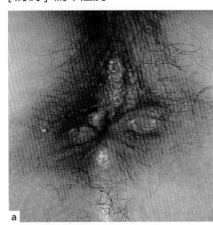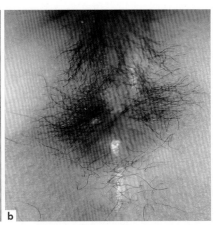

20余岁，男性。主诉：肛门部痛。a.同性恋者因肛门痛来笔者所在医院就诊。肛门周围有扁平的皮肤肿大。梅毒血清反应强阳性，诊断为梅毒2期，扁平状梅毒。b.使用青霉素类抗生素药物治疗约1个月后，湿疣消失。肛门部扁平湿疣是梅毒2期在肛门部出现的湿润性扁平隆起。治疗方法是口服氨苄青霉素等药物，剂量为1.0~2.0g/d，口服4~6周

引用文献

[1] 厚生労働省健康局結核感染症課. 感染症の範囲及び類型について. 2014年3月.
[2] 厚生労働省. 感染症の予防及び感染症の患者に対する医療に関する法律及び検疫法の一部を改正する法律等の施行について（施行通知）. 2003年11月5日 健発第105002号.
[3] 有馬雄三，他. わが国における性感染症の発生動向. 日医師会誌 146：2469-2473, 2018.
[4] 張 文誠. 診断と治療—尖圭コンジローマ·肛門掻痒症. 臨外 74：743-745, 2019.
[5] 日本性感染症学会. 性感染症診療·治療ガイドライン 2016. 日性感染症会誌 27：138-145, 2016.
[6] 野澤真木子. 性専門肛門科外来におけるクラミジア直腸炎の臨床的検討. 臨床肛門病学 9：47-54, 2017.
[7] 松井佐織，他. 最近注目される腸管感染症—クラミジア直腸炎. 胃と腸 53：441-445, 2018.
[8] 五十嵐正広，他. 最近注目される腸管感染症—アメーバ性大腸炎. 胃と腸 53：431-439, 2018.
[9] 池内和彦，他. 非腫瘍性疾患—梅毒性直腸炎. 胃と腸 53：1024-1026, 2018.
[10] 梅枝 覚，他. 梅毒性直腸潰瘍，直腸炎の1例. 日本大腸肛門病会誌 55：151-157, 2002.
[11] 山口貴也，他. 肛門病変を初発症状とした早期梅毒の1例. 臨床肛門病学 9：9-12, 2017.
[12] 日本性感染症学会. 性感染症診療·治療ガイドライン 2016. 日性感染症会誌 27：46-50, 2016.
[13] 下島裕寛，他. 肛門 感染症 肛門部異形扁平コンジローマ. 日臨 別冊消化管症候群（下） 12：722-725, 2009.
[14] 黒川彰夫，他. 性行為感染症（STD）を含む感染性直腸肛門部病変. 胃と腸 38：1275-1281, 2003.

17 | 药物相关性病变

- 药物相关性消化道病变随着超高龄化人群的增多和新药物的临床使用，患病率正在增加。
- 目前已知的病变包括非甾体抗炎药（NSAIDs）和抗生素药物等引起的病变。
- 近年来，抗癌药、质子泵抑制剂、氯化钾、聚磺苯乙烯钠®/山梨糖醇、碳酸镧、达比加群、低剂量阿司匹林、奥美沙坦、尼可地尔、甲氨蝶呤（mtx）、中药材等引起的消化道病变的报道有增加趋势。
- 在诊断治疗药物引起的消化道病变时，必须完整详细地记录药物使用史。要有意识地进行内镜检查，对特征性典型影像进行诊断。

[病例] 内服尼可地尔引起结肠、肛门周围溃疡

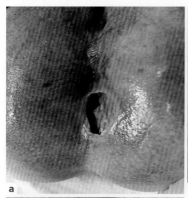
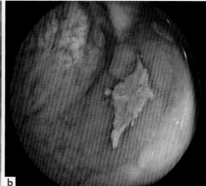
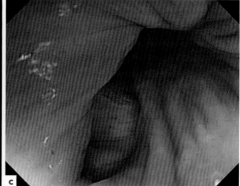
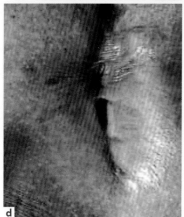

70余岁，女性。主诉：肛门痛。a. 初诊时肛门部后方形成较深的溃疡。b. 横结肠有不规则溃疡。c. 肛管的深溃疡。d. 尼可地尔停药后溃疡有痊愈倾向。

既往史：在其他医院因治疗糖尿病、心肌梗死、高血压时服用尼可地尔10余年。

病程：初诊前2个月开始出现肛门部疼痛。肛缘后方有大溃疡，溃疡和肛管上有瘘管。在其他医生的TCS中，回肠、结肠有多发的溃疡。检索服用过的药物的副作用，怀疑是尼可地尔引起的副作用。停药4个月后，溃疡性病变缩小，症状消失

[病例] 内服尼可地尔引起肛门、直肠、乙状结肠溃疡

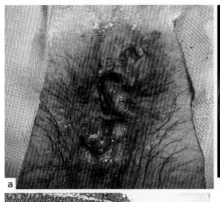
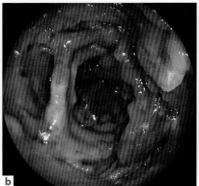
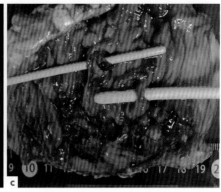
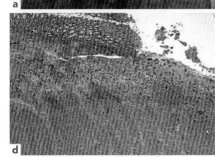

80余岁，男性。主诉：肛门痛。a. 肛裂肛瘘开放手术创面迁延不愈合。b. 内镜显示有直肠、乙状结肠多发的炎症性息肉、不规则溃疡。c. 切除标本观察直肠、乙状结肠有不规则溃疡、黏膜桥形成。d. 病理组织图像：非特异性溃疡伴有全层性嗜中性粒细胞、单核细胞的高度炎症性细胞浸润。

既往史：心肌梗死、心脏起搏器、植入支架。病程：肛裂肛瘘，施行瘘管开放术。创口的愈合迁延和溃疡形成。结肠镜检查发现直肠、乙状结肠有大小不一的不规则溃疡和黏膜桥形成，从降结肠到口侧的结肠无异常。进行了9个月的保守治疗未缓解。针对非特异性直肠乙状结肠溃疡的诊断，施行乙状结肠切除术及结肠造口术。术后，旷置直肠溃疡未愈合。有尼可地尔的服药史，考虑到尼可地尔的副作用，停药3个月后溃疡缩小。第4个月施行造口还纳术，以后情况良好

形成直肠肛门溃疡的甲氨蝶呤（MTX）相关淋巴增殖性疾病（MTX-LPD）

● 1991年，Ellman等报道了风湿病MTX治疗期间发生淋巴瘤的案例，首次揭示了MTX的免疫抑制与淋巴增殖性疾病（Lymphoproliferative disorders，LPD）有关的可能性。

● 到发病为止的平均给药时间约为5年。根据WHO的淋巴系统肿瘤分类（WHO分类2008），作为免疫缺陷相关淋巴增殖性疾病（Immunodeficiency-associated，LPD）中其他医源性免疫缺陷相关淋巴增殖性疾病的致病药物之一被记载。

● 抗TNF-α制剂等其他生物制剂也存在诱发LPD的问题。

● 停药，观察2周左右，如果有自然消退的倾向，就继续观察，如果症状和病变没有变化，一般考虑施行各组织型恶性淋巴瘤的化疗（如果是DLBCL的话R-CHOP疗法等）。

● 有报道称，即使停止MTX注射后症状得到缓解，50%的患者仍会再次发作，必须慎重地进行随访。

[病例] 形成直肠肛门溃疡的 MTX-LPD

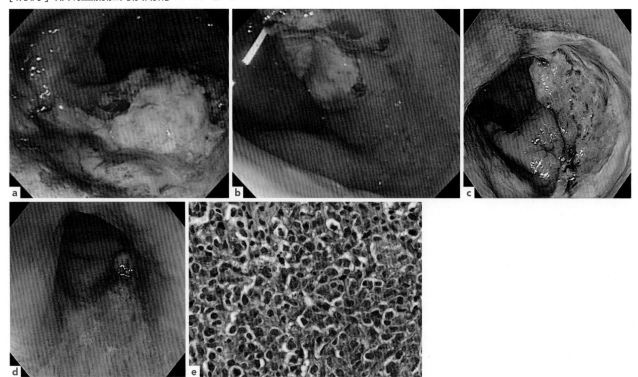

70余岁，男性。主诉：2个月前开始出现肛门痛。5年前开始服用 MTX（每周 1 次，10mg）治疗类风湿关节炎。a. 从直肠下段到肛管有大约半周的溃疡。b. 反转观察直肠下段溃疡。c. 停药 1 个月后发现溃疡有缩小的趋势。d. 停药 3 个月后溃疡愈合了。e. 病理组织图像。在背景下发现了伴随着炎症性细胞浸润的核细胞比（N/C 比）高的大型异质淋巴瘤细胞的簇性增殖。由于免疫染色，CD20、CD79a、MUNI、Ki67 阳性，CD3、AE1/AE3、HMB-45、黑色素 A、S-100、ckit、p53 阴性，通过 DLBCL、MTX 的停药治愈，最终诊断为 MTX 相关淋巴增殖性疾病（MTX-LPD）

引用文献

[1] 久下博之，他．休薬により自然寛解した直腸肛門部メトトレキサート関連リンパ増殖性疾患の 1 例．日本大腸肛門病会誌 70：310-315，2017.

[2] Ellman MH, et al. Lymphoma developing in a patient with rheumatoid arthritis taking low dose weekly methotrexate. J Rheumatol 18：1741-1743, 1991.

[3] Swerdlow SH, et al. WHO Classification of Tumours of Haematopoietic and Lymphoid Tissues, 4th ed. IARC Press, Lyon, pp350-351, 2008.

[4] 松浦裕司，他．肝に発症したメトトレキサート関連リンパ増殖性疾患の 1 例．臨外 70：1015-1020，2015.

[5] Mariette X, et al. Lymphomas in rheumatoid arthritis patients treated with methotrexate：3-years prospective study in France. Blood 99：3909-3915, 2002.

参考文献

池田圭祐，他．薬剤関連消化管病変の病理学的特徴と鑑別．胃と腸 51：415-423，2016.

18 │ 囊肿性疾病

- 肛门腺囊肿是来自肛门腺的病变，是由于肛门腺管闭塞而产生的潴留囊肿。
- 肛门腺囊肿是在肛肠手术中发生率为 0.06%，在肛肠科门诊中，发生率为 0.02% 的罕见疾病。
- 内镜检查时，在齿状线附近有黏膜下肿瘤。
- 治疗是观察随访还是切除要看其临床症状而定。如果要切除的话，进行经肛门局部切除或内镜切除手术。
- 内容物由黏稠性或浆液性液体组成，内腔由层状柱状上皮（肛门腺）覆盖。

[病例] 肛门腺囊肿①

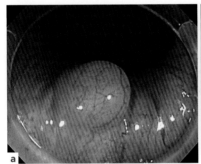 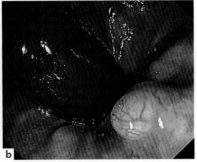 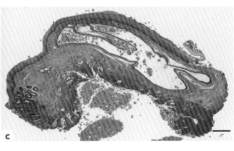

60 余岁，女性。主诉：无。由于便潜血反应阳性而进行进一步检查。a. 肛门上皮部发现囊肿。b. 内镜反转观察图像，齿状线外侧有囊肿，局部麻醉下行内镜切除。c. 病理组织图像。5mm 的囊肿性病变，内腔由单层柱状上皮构成。诊断为肛门腺囊肿

[病例] 肛门腺囊肿②

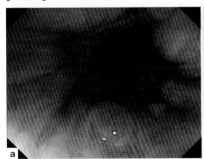 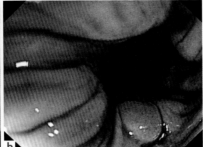 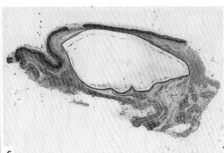

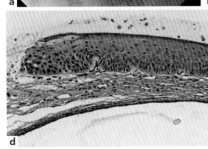

70 余岁，女性。主诉：无特别之处。TCS 时检测出病变。
a. 在齿状线外发现囊肿。b. 染色内镜影像发现囊肿，局部麻醉下切除 8mm 的囊肿性病变。c、d. 病理组织图像。c. 病理切片图像。d. 是其放大图像，从扁平到一部分呈立方体状，由一层上皮细胞衬里的单房性囊泡，肛门腺潴留囊肿，肛门腺囊肿

[病例] 肛门腺囊肿③

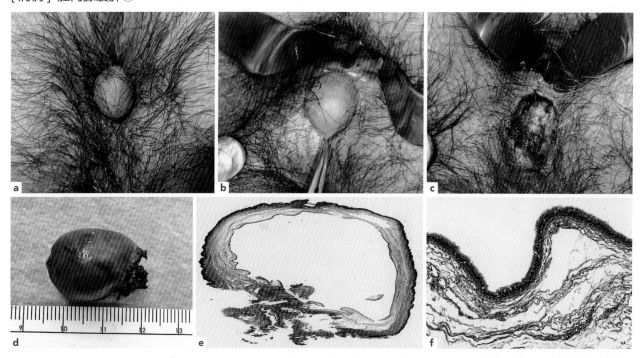

40余岁，男性。主诉：触到肛门肿块。a.肛门边缘12点部位有囊肿性病变，在腰椎麻醉下实施切除术。b.肿块在肛门边缘外，切除时有液体流出，呈脓肿样，怀疑是感染灶。c.因为怀疑是感染灶，行引流手术留下创口。d.切除后的囊肿为22mm×17mm×1mm。e.切除标本的放大镜像。e、f.病理组织图像。表面被表皮覆盖，是单胞性囊肿，深部被纵横扁平上皮覆盖，浅层被多列线毛上皮覆盖。该上皮和鳞状上皮移行，但在其中间部分发现了移行带上皮。诊断为发育异常引起的潴留囊肿。另外，检查液体后发现不是脓肿，而是潴留分泌物

[病例] 肛门角质囊肿

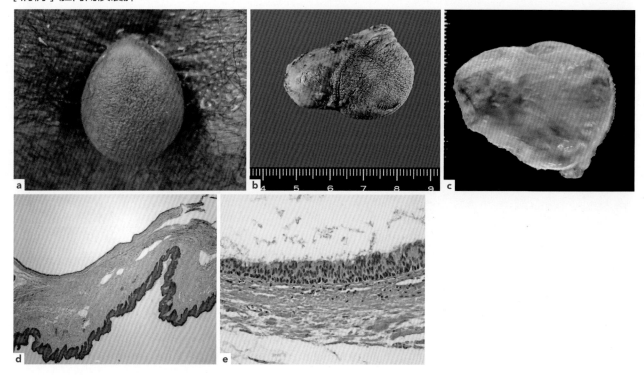

50余岁，男性。触到肛门肿块。a.肛缘前壁有囊泡样肿块。在腰椎麻醉下实施切除术。b.切除标本是长径36mm的质软肿块。c.切除标本固定后的断面是单胞性囊肿。d、e.病理组织图像。d.附着在皮肤上的肿块，表面是容纳灰白褐色泥状内容物的单房性囊肿。e.囊肿内腔面90%被成熟的非角化或角化多层鳞状上皮覆盖，10%左右被移行上皮覆盖，可视为角质囊肿（Keratinous cyst）。一部分移行上皮和线毛有可能来自肛门腺导管

皮样囊肿、表皮样囊肿

- 由于外胚层组织内陷而产生的囊肿，囊肿壁上具有脂腺、毛发、汗腺等皮肤附件的囊肿称为皮样囊肿（Der-moid cyst），无皮肤附件结构的囊肿称为表皮样囊肿（Epidermoid cyst）。

- 诊断上需要与肛门周围的先天性囊肿、炎症性囊肿、植入性囊肿、黏液潴留囊肿等进行鉴别。

- 在鉴别诊断上，必须检查切除组织的囊肿内容物，病理学上的炎症程度，囊肿内腔覆盖上皮的存在及其种类，有无附带的肛门腺。

[病例] 直肠旁表皮样囊肿

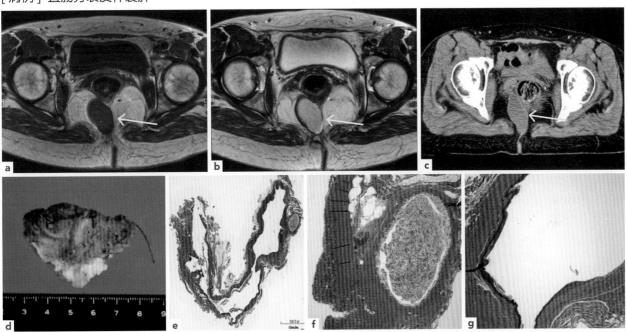

50余岁，女性。主诉：排便异常。a.MRI检查。T₁增强图像中发现低密度的肿块（黄箭头）。b. T₂增强图像中确认了高密度的肿块（黄箭头）。c. 单纯CT图像在同一部位发现低密度区（黄箭头），诊断为囊肿性病变。d. 切除标本。e~g. 病理组织图像。由多层鳞状上皮覆盖的单房性病变，内腔含有角质物，可见伴有大量角质物和异物型巨细胞的炎症细胞浸润。在脂肪组织内，可以看到炎症细胞浸润并伴有大量异物巨细胞。不能诊断为恶性病变

[病例] 臀部、肛门部表皮样囊肿

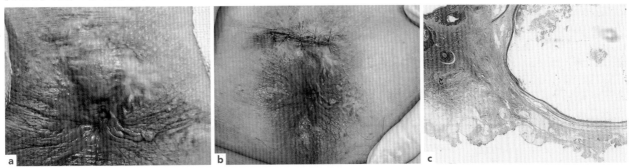

50余岁，男性。主诉：触到肛门周围肿块。a. 肛缘后方有肿块，有压痛。b. 在腰椎麻醉下施行局部切除。c. 病理组织图像。真皮内可见囊肿性病变，囊肿壁由伴有颗粒层的多层扁平上皮组成。诊断为表皮样囊肿

尾肠囊肿（Tailgut cyst）

- 尾肠囊肿是发育性囊肿的一种，胎儿在发育过程中内、外、中胚层全部参与骶骨前部的形成，可能有复杂的变化，因此是胚胎初期产生多种先天性肿瘤的常见部位，可能存在一次性尾肠，在骶骨前部形成罕见的囊肿性疾病。

- 症状为触知肿块、疼痛、血便等，诊断时施行问诊、直肠指诊、超声波检查（经皮及经直肠）、CT检查、MRI检查等。

- 需要鉴别的疾病有畸胎瘤、皮样囊肿、表皮样囊肿、肠套叠等。即使治疗也有恶化的可能，在发现时要完全切除。

[病例] 尾肠囊肿

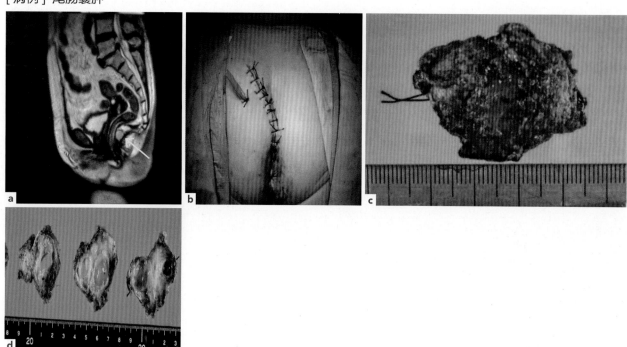

60余岁，女性。主诉：排便困难。a. MRI T_2增强图像。有在直肠后方（黄箭头）呈高信号的直径3cm长的多囊性病变。尾侧的囊肿信号强度稍弱，显示出内容液性状的差异。b. 进行了骶骨旁切除。从病理组织来看，多房性的病变由高圆柱状的上皮组成，被认为有产生黏液能力的上皮覆盖，也可见被鳞状上皮和移行上皮覆盖的区域。周围还有平滑肌不规则地增生。不包括附属器官腺、牙齿、头发等。c. 切除标本。d. 切除标本的切面

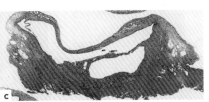

肠壁囊样积气症（Pneumatosis cystoides intestinalis，PCI）

- 肠壁囊样积气症是以肠管壁内的含气囊泡为特征的疾病，根据有无基础疾病分为特发性和继发性。
- 病因众说纷纭，但尚未查明。X线片检查可见多发的葡萄串状、蜂巢状的气体像。以内镜影像中多发的半球形或多房性的质软黏膜下肿瘤样隆起为特征。
- 对于有症状的病例，高压氧疗法、高浓度吸氧疗法或甲硝唑、四环素、氨苄青霉素等都是有用的。

[病例] 肠壁囊性积气症

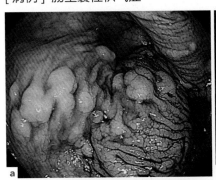
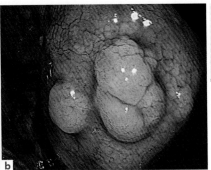
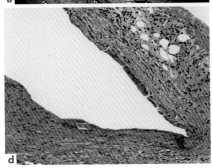

60余岁，女性。主诉：偶尔黏液便。a. 在直肠中段发现多处大小不一的扁平息肉。b. 表面覆盖正常黏膜，怀疑SMT切除数个息肉。c、d. 病理组织图像。黏膜固有层覆盖的组织中有极个别的隐窝，主体是多房性的囊肿，内面被多核巨细胞等巨噬细胞包围，诊断为肠壁囊性积气症。

病程：30余岁因多发性单纯性回肠溃疡施行扩大回盲部切除、回肠升结肠吻合术。吻合口复发时切除吻合口，再次施行吻合。同部又有复发，施行回肠造口术、横结肠造口术。回肠造口在7年后关闭，回肠降结肠吻合。在造口关闭后的第12年TCS中，发现直肠有多处SMT样病变

引用文献

[1] 小澤広太郎, 他. 肛門部嚢胞6例の臨床病理学的検討. 日本大腸肛門病会誌　59：124-129, 2006.

[2] 菊田信一, 他. Anal gland cyst（AGC）. 日臨 別冊消化管症候群（下）　12：802-804, 2009.

[3] 小林広幸, 他. 腫瘍性疾患　肛門腺嚢胞. 胃と腸　53：1014-1015, 2018.

[4] 藤盛孝博. 嚢胞性疾患. 消化管の病理学. 医学書院, p49, 2004.

[5] 北山大祐. 直腸肛門部の稀な病気. 辻仲康伸（監）. 大腸肛門病ハンドブック. 医学書院, pp307-342, 2011.

[6] 味岡洋一. 腸管嚢腫様気腫症. 日臨 別冊消化管症候群（下）　12：612-615, 2009.

19 | 良性肿瘤

- 器质性直肠肛门部疾病一览⇒如 p.34 所示，直肠肛门部可见各种良性肿瘤。
- 良性肿瘤主要有腺瘤、脂肪瘤、囊肿性病变、增生性息肉、淋巴瘤、平滑肌瘤、GIST 等。

直肠良性淋巴滤泡性息肉病

- 正常淋巴滤泡的局部性增生引起黏膜下肿瘤样隆起，从数毫米到各种各样大小不等。
- 最有力的说法是因为某种慢性刺激引起的反应性变化。
- 无须进行特别治疗。

[病例] 直肠良性淋巴滤泡性息肉病①

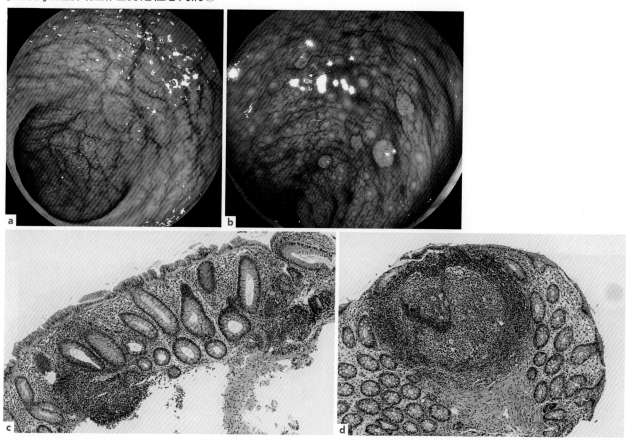

50 余岁，女性。主诉：偶尔排便时出血。a. 内镜显示直肠有多处小息肉，诊断为轻度的炎性改变。b. 通过染色内镜确诊为多发的小息肉。c、d. 病理组织图像：伴随着反应性滤泡，炎症性细胞浸润较多，诊断为淋巴样增生。需要观察病程。
病程：沙眼衣原体 IgA、IgG 抗体为阴性，出血是急性肛裂引起的，此后没有显著变化

[病例] 直肠良性淋巴滤泡性息肉病②

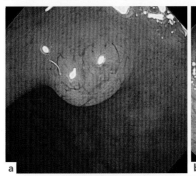 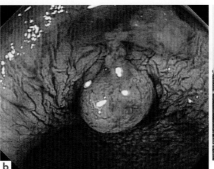 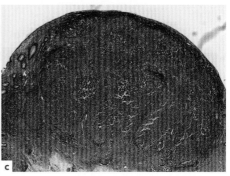

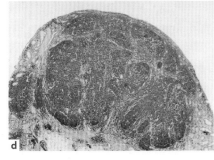

50余岁，女性。主诉：无特别之处。a、b.直肠下段内镜影像中有稍带黄色的弹性稍硬黏膜下肿物，怀疑是肿瘤，施行内镜切除术（使用O-ring进行结扎切除）；c、d.病理组织图像：CD10（＋）、Bcl-2（－）的淋巴细胞聚集，诊断为没有肿瘤性变化的直肠良性淋巴细胞增生，像这种单发性的淋巴滤泡性增生也被发现过

肛周乳头状汗腺瘤（Papillary hidradenoma，PH）

● 好发于女性外阴部的单发性半球状结节状肿块，是一种边界比较清晰的良性囊泡性病变，顶泌腺上皮细胞密集增生，形成小硬块，同时呈乳头状的良性肿瘤。

● 有人指出，PH病变加上人乳头状瘤病毒-16（HPV16）感染的情况下有癌变的可能性，应该考虑施行外科切除。

[病例] 肛周乳头状汗腺瘤

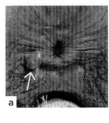 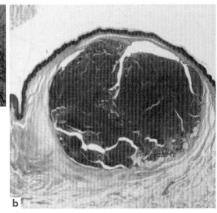 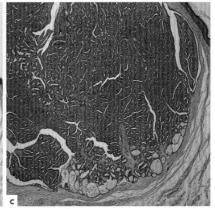

30余岁，女性。主诉：触摸到肛门部有肿块。a.肛门边缘有小肿块（黄箭头），局部麻醉下切除，是实性皮下肿瘤。b、c.病理组织图像：b是真皮中边界清晰的结节性病变，c由部分具有类似顶泌化生的嗜酸性孢子体的细胞组成，显示乳头腺管结构

腺瘤

- 腺瘤是在大肠中产生的良性上皮性肿瘤，多呈局部性隆起性改变，从Ⅱa样的隆起到无蒂或有蒂的Ⅰ型隆起，呈现各种形态。
- 表面呈颗粒状、分叶状、结节状、脑回状、乳头状、绒毛状等。
- 组织学上根据腺管结构分为管状腺瘤、绒毛腺瘤、管状绒毛腺瘤、锯齿状腺瘤。
- 关于治疗，从"腺瘤–癌序贯"的角度考虑，隆起超过5mm的情况被认为是切除适应证。

[病例] 直肠腺瘤脱垂

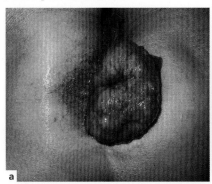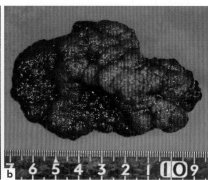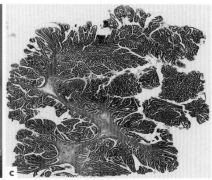

60余岁，男性。主诉：排便时有肿块脱出。a.在用力排便诊查中看到有肿块脱出；b.施行经肛门切除术，切除大小85mm×62mm×52mm的息肉；c.病理组织图像：在呈乳头腺管构造的肿瘤中，发现初期愈合的微小腺管，从均质的细胞像来看，考虑是腺瘤

纤维瘤

- 肛门周围皮下软组织中由梭形细胞产生的胶原纤维构成坚硬的实质性肿瘤，其成因被认为是反应性或炎症性的增生。
- 治疗方法是局部切除手术。

[病例] 肛管纤维瘤脱垂

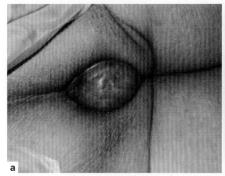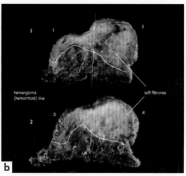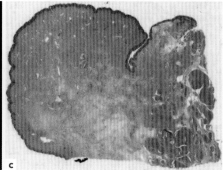

70余岁，男性。主诉：肿块脱出。a.用力排便诊查有大肿块脱出，在腰椎麻醉下施行局部切除手术。b.切除标本的剖面图像，大小为53mm×48mm×23mm。c.病理组织图像：肿瘤的主要部分是不规则的纤维组织增生，诊断为纤维瘤，基底部有大小不同的血管密布排列，考虑为内痔

脂肪瘤

- 脂肪瘤是发生于成人的软组织肿瘤中最常见的良性肿瘤，有单发性或多发性的情况。
- 可以在身体各处有脂肪组织的部位形成。
- 也可以发生于消化道，病理组织学上有大型脂肪细胞增生，被包膜覆盖。

[病例] 直肠脂肪瘤

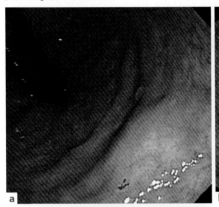
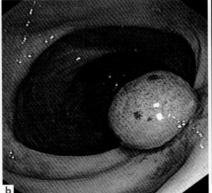
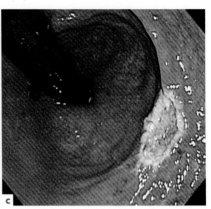

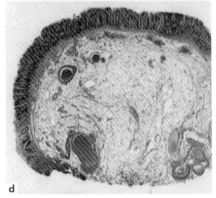

80余岁，男性。主诉：无特别之处。因便潜血检查阳性而进行进一步检查。
a. 直肠下段发现微黄黏膜下肿物，怀疑是肿瘤。b. 施行内镜切除术（采用 O-ring 进行结扎切除）。c. 切除后的内镜图像。d. 病理组织图像：黏膜下层成熟脂肪细胞增生所构成的病变，脂肪球大小一致均等，诊断为脂肪瘤

[病例] 直肠脂肪瘤

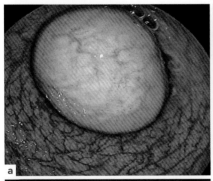
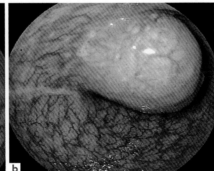
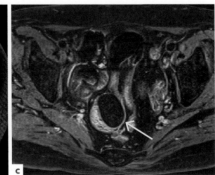

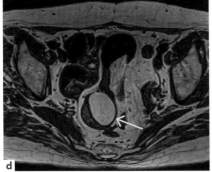

70余岁，女性。主诉：无特别之处。a、b. 直肠中段内镜检查，发现表面平滑、略呈黄色、质地较软的 35mm 大的黏膜下肿瘤，在钳子压迫下容易变形（枕垫征阳性），诊断为脂肪瘤。c. MRI T_1 增强图像示低信号（黄箭头）。d. MRI T_2 增强图像示高信号（黄箭头）。

病程：1年前，接受 TCS 检查时发现直肠有 35mm 大小的黏膜下肿物。经 MRI 检查，诊断为直肠脂肪瘤，转诊到笔者所在医院进行随访。1年后随访无明显症状，内镜检查大小、形态均无变化，因此继续随访

[病例] 肛管纤维脂肪瘤

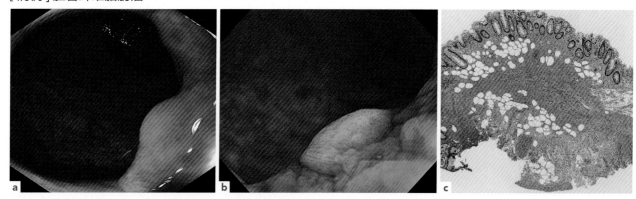

70余岁，女性。主诉：排便脱垂。a.齿状线正上方有黏膜下瘤样病变。b.疑似肿瘤，施行内镜切除术。c.病理组织图像：在结构紊乱的黏膜肌层和黏膜固有层之间发现成熟脂肪组织和疏松的纤维组织增生，考虑是纤维脂肪瘤。纤维脂肪瘤是纤维成分疏松，脂肪组织与纤维混合的良性肿瘤

淀粉样物质沉积症

● 淀粉样物质沉积症是一种具有纤维结构的淀粉样蛋白沉积在细胞外，导致各脏器功能障碍的难治性疾病。

● 根据沉积脏器的范围，可分为全身性和局限性两大类。

● 局限性消化道淀粉样物质沉积几乎都是AL（轻链淀粉样蛋白）型，好发于胃、十二指肠、乙状结肠、直肠。AL型被认为多呈黏膜下肿瘤样。

[病例] 直肠淀粉样物质沉积症

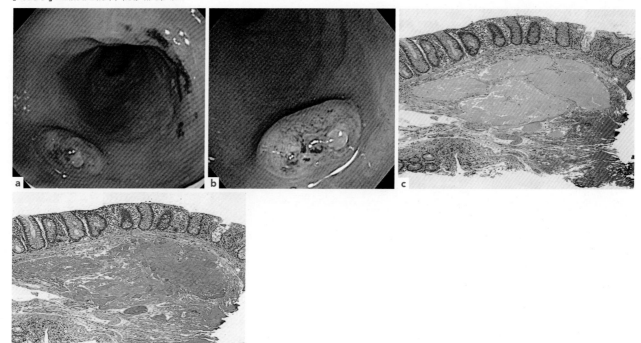

70余岁，男性。主诉：排便时出血。a、b.直肠上段有疑似黏膜下肿瘤的肿块，对侧有出血性小溃疡，施行内镜切除手术。c、d.病理组织图像：发现黏膜下层无构造、均质物质沉着（c）刚果红染色（d）染成红色，诊断为淀粉样物质沉积症。
病程：肝癌施行肝切除术，术后第1年复发。对复发灶进行凝固疗法、经导管动脉栓塞疗法（TAE）、化疗。术后第5年TCS时，升结肠和乙状结肠也发现淀粉样物质沉积。术后第6年因肝癌去世

增生性息肉

- 增生性息肉的特征是随着腺管的延长和扩张，管腔侧腺管出现上皮锯齿状增生。
- 上皮细胞遍及腺管全长，具有丰富的弱嗜酸性细胞，缺乏异型。增生带局限在腺管下部区。

[病例] 肛管增生性息肉

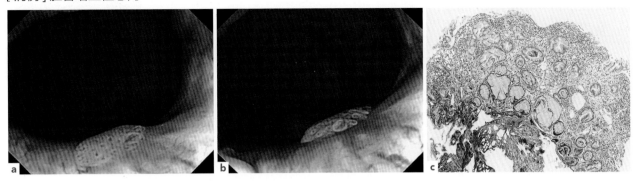

80余岁，男性。主诉：肛门部不适。a.内镜影像在齿状线正上方发现了Ⅱa类息肉。b.用染色内镜确诊Ⅱ型肿块，在局部麻醉下用内镜切除。c.病理组织图像：可见轻度核肿大，也可见比较缺乏异型性的多层扁平上皮

[病例] 肛管鳞状上皮息肉样增生

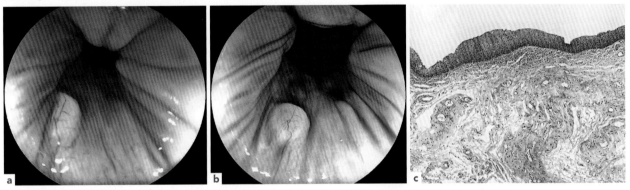

80余岁，女性。主诉：无特别之处。a.内镜显示肛门上皮部位有黏膜下肿瘤样病变。b.染色内镜在局部麻醉下切除。c.病理组织图像：被缺乏异型性的鳞状上皮覆盖，上皮下的间质伴有轻度的淋巴细胞浸润，出现水肿状的疏松的纤维组织增生

幼年性息肉

- 这是以 3~5 岁为高峰，好发于幼儿直肠的非肿瘤性息肉。成人也占 1/3 左右。
- 形态上为 1~2cm 的无蒂至有蒂性息肉，无分叶，严重发红，伴有糜烂，多以出血为主诉被发现。
- 单发性息肉没有恶变的危险。
- 虽然也有自然脱落的情况，但多数情况下还是要进行内镜切除手术。
- 无异型腺管扩张成囊肿状，间质水肿，发现血管扩张和炎症性细胞浸润。
- 幼年性多发性息肉病是一种多发幼年性息肉病的罕见常染色体显性遗传性疾病。约 20% 的人会发生癌变。

[病例] 直肠幼年性息肉的脱垂

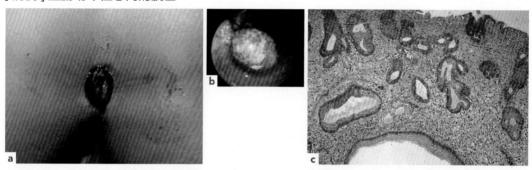

5 岁，女孩儿。主诉：排便时有肿块脱垂和出血。a. 在用力排便的肛门部诊查中，见肿块脱垂和出血。b. 内镜发现有白苔附着，发现严重发红的表面颗粒状息肉。c. 病理组织图像：伴随少量炎性细胞浸润的无异型腺管的变形和囊肿状扩张，诊断为幼年性息肉

[病例] 直肠幼年性息肉

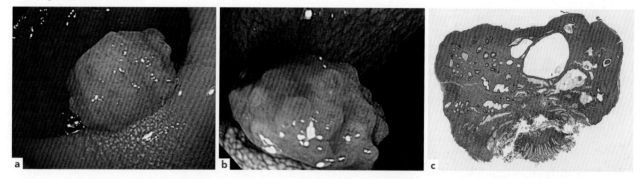

50 余岁，女性。排便时出血。a. 内镜中息肉发红，表面呈颗粒状，基部可见白斑。b. 染色后，内镜下观察到大小不等的、类圆形的 II 型肿块。c. 病理组织图像：8mm 的息肉，表面覆盖上皮大部分剥落、缺失，显示出丰富的新生血管和炎性细胞浸润的扩大的间质，腺管在无异型性囊肿状扩张的部位很明显，诊断为幼年性息肉

[病例] 直肠多发性幼年性息肉

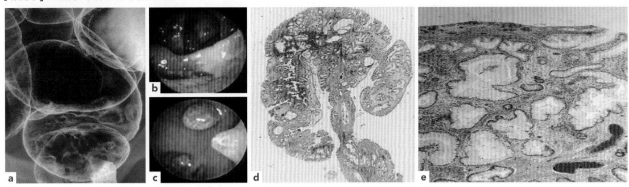

20余岁，男性。主诉：偶尔有血便。a.灌肠X线影像显示直肠有多处小息肉。b、c.内镜显示有多处无蒂、有蒂发红的息肉。d、e.病理组织图像：有蒂息肉，表面缺乏被覆盖的上皮，有明显扩张的隐窝，考虑为没有增生形成和肿瘤性改变的幼年性息肉

平滑肌瘤

- 平滑肌瘤多发生于生殖器或消化道，很少发生于皮肤或软组织。
- 只要是平滑肌存在的部位，如立毛肌和血管壁都有可能发生。
- 平滑肌瘤的分类有皮肤平滑肌瘤、血管平滑肌瘤、深部平滑肌瘤3种。另外，深部平滑肌瘤还分为与生殖器有关的肌瘤和其他肌瘤。
- 深部平滑肌瘤与平滑肌肉瘤的鉴别是个问题。
- 基本上没有坏死，缺乏细胞异型。如果确认没有有丝分裂像（1/50HPF以下）的条件，则诊断为平滑肌瘤。

[病例] 直肠平滑肌瘤

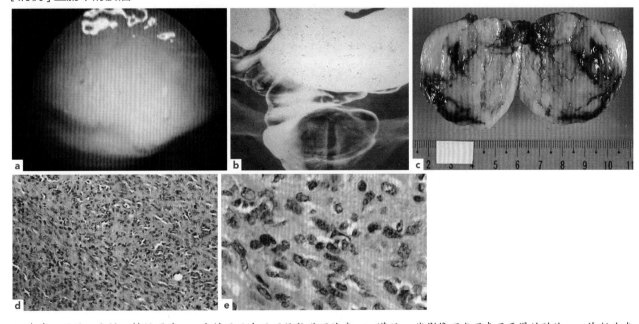

60余岁，男性。主诉：排便困难。a.内镜显示直肠下段黏膜下肿瘤。b.灌肠X线影像下发现表面平滑的肿块。c.诊断为直肠黏膜下肿瘤，施行骶骨旁入路肿块切除术。d、e.病理组织图像：由短梭形细胞增生构成的肿瘤，细胞质呈弱嗜酸性，考虑为平滑肌源性肿瘤，诊断为直肠平滑肌瘤

[病例] 坐骨直肠窝发生的平滑肌瘤

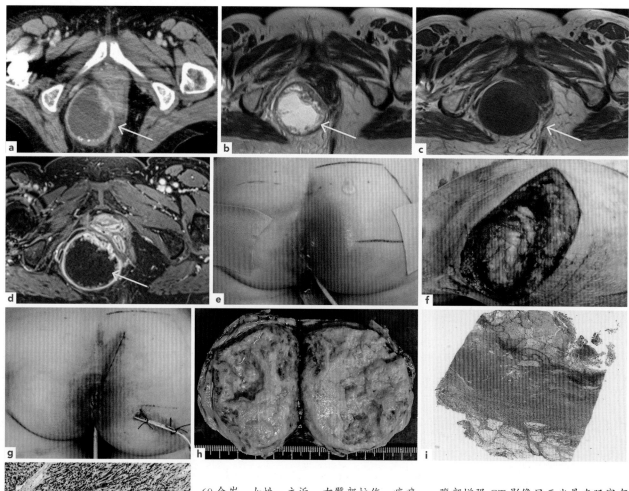

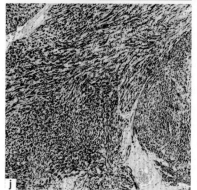

60 余岁，女性。主诉：右臀部拉伤，疼痛。a. 腹部增强 CT 影像显示坐骨直肠窝有直径 7cm 大的 LDA（黄箭头），LDA 边缘有钙化，直肠被压迫，边界清晰，怀疑直肠附近有实性的病变；b~d. 腹部增强 MRI 影像，b 的 T_1 增强图像呈低信号（黄箭头），c 的 T_2 增强图像呈高信号（黄箭头），d 的 T_1 脂肪抑制 Gd 增强像（黄箭头）对肿块内部没有增强，与肛提肌、直肠及生殖器的界限清晰，肿瘤边缘相比早期强化。根据影像学检查所见和局部炎症反应，怀疑有脓肿，试验穿刺也没有发现脓液，细胞学检查不能查出肿瘤细胞，怀疑为淋巴瘤、发育性囊肿、非上皮性肿瘤。e. 手术前臀部：右臀部有肿块。f. 在全身麻醉下，切开右侧骶骨部施行肿块切除术。g. 术后的臀部。h. 标本切除，虽然有炎症的影响，但在没有损伤直肠和肛提肌的情况下切除了病变。i、j. 病理组织图像：发现肿瘤细胞成束状或交互性增生，大部分呈变性坏死，部分钙化。j. 经特殊染色 desmin 阳性，诊断为平滑肌源性肿瘤

引用文献

[1] 山際裕史, 他. 直腸の良性リンパ濾胞性ポリープの1例. 治療 77：1495-1498, 1995.

[2] 迎 美幸, 他. 直腸良性リンパ濾胞性ポリープ. 胃と腸 53：1008-1009, 2018.

[3] 武田 純, 他. 良性リンパ濾胞性ポリープ（benign lymphoid polyp）―良性リンパ濾胞性ポリポーシス. 早期大腸癌 6：417-419, 2002.

[4] 川崎 洋, 他. 乳頭状汗腺腫の1例. 臨皮 62：319-321, 2008.

[5] 大腸癌研究会（編）. 大腸癌取扱い規約, 第9版. 金原出版, 2018.

[6] 深山正久（編）. がんプロフェッショナル養成講座. 腫瘍病理学. 文光堂, 2008.

[7] 荒木淑郎, 他. アミロイドーシスの分類. 日内会誌 82：1410-1414, 1993.

[8] 高橋幸志, 他. Ⅱc型様の形態を呈した限局性直腸アミロイドーシスの1例. 胃と腸 52：831-839, 2017.

[9] 大川清孝, 他. 消化管アミロイドーシスの臨床像：画像診断を中心に―大腸病変の特徴. 胃と腸 49：321-334, 2014.

[10] 飯田三雄. 消化管アミロイドーシス. 小俣政男, 他（監）, 白鳥康史, 他（編）. 専門医のための消化器病学. 医学書院, 2005.

[11] 多田修治, 他. 消化管アミロイドーシス. 胃と腸 32：489-496, 1997.

[12] 藤盛孝博. 若年性ポリープ―腫瘍性疾患および腫瘍類似病変. 消化管の病理学. 医学書院, pp132-158, 2004.

[13] 横尾貴史, 他. 坐骨直腸窩に発生した平滑筋腫の1例. 日臨外会誌 77：2570-2576, 2016.

[14] Enzinger FM, et al. Benign tumors of smooth muscle：In soft tissue tumors. CV Mosby, St Louis, pp524-548, 2013.

20 | 恶性肿瘤

1 恶性肿瘤的概要

"大肠癌处理规约"中组织学观察——肛管（包括肛周皮肤）的总结

良性上皮肿瘤（Benign epithelial neoplasia）	腺瘤（Adenoma）		· 直肠黏膜部产生的腺瘤（Adenoma）和锯齿状腺瘤（Traditional serrated adenoma）以大肠肿瘤的分类为准 · 鳞状上皮部发生尖锐湿疣（Condyloma acuminatum），鳞状上皮乳头状瘤（Squamous cell papilloma） · 乳头状汗腺瘤（Hidradenoma papilliferum）等皮肤附属器官肿瘤可能波及肛管
	锯齿状病变（Traditional serrated lesion）		
	尖锐湿疣（Condyloma acuminatum）		
	鳞状细胞乳头状瘤（Squamous cell papilloma）		
	乳头状汗腺瘤（Hidradenoma papilliferum）等		
鳞状上皮内瘤变（Squamous intraepithelial neoplasia）	低异型型度上皮内肿瘤（Low-grade intraepithelial neoplasia）		· 根据鳞状细胞结构和细胞异型，将被判定为鳞状细胞系上皮内肿瘤的病变分为低异型型度上皮内肿瘤（Low-grade intraepithelial neoplasia）、高异型型度上皮内肿瘤（High-grade intraepithelial neoplasia）和上皮内癌（Carcinomain situ） · 它们的同义词有"Low-grade squamous intraepithelial lesion"（LSIL），"High-grade squamous intraepithelial lesion"（HSIL） · 肛周的鳞状上皮内肿瘤（Perianal squamous intraepithelial neoplasia）被称为 Bowen 病
	高异型型度上皮内肿瘤（High-grade intraepithelial neoplasia）		
	上皮内癌（Carcinomain situ）		
恶性上皮性肿瘤	腺癌（Adenocarcinoma）	直肠型（Rectal-type adenocarcinoma）	· 发生在直肠黏膜部的腺癌，按大肠肿瘤分类 · 黏液癌需要与痔瘘癌相鉴别
		管外型（痔瘘癌、肛门腺癌）〔Extramucosal（perianal）adenocarcinoma〕	· 痔瘘癌（Adenocarcinoma associated with anorectal fistula）：发生于有长期痔瘘史患者中的癌症，伴随 Crohn 病症状 · 黏液癌多见，但也有其他组织类型的报道 · 肛门腺癌（Adenocarcinoma of anal glands）：一种罕见的肿瘤，其管状结构缺乏黏液
	鳞状上皮癌（Squamous cell carcinoma）		· 发生于鳞状上皮区至过渡带上皮区，与人乳头状瘤病毒（HPV）密切相关 · 与肛门鳞状细胞癌的发生有关的 HPV 主要是 HPV16、HPV18 等高危型，与子宫颈癌相同
	腺鳞状细胞癌（Adenosquamous carcinoma）		· 这是一种同时含有腺和鳞状细胞癌成分的肿瘤，有可能包含来自直肠型黏膜和来自过渡带的鳞状细胞的肿瘤
	类癌（Carcinoid tumor）		· 以大肠肿瘤的分类为准
	内分泌细胞癌（Endocrine cell carcinoma）		· 根据大肠肿瘤的分类，也有来自鳞状细胞癌的内分泌细胞癌的报道
	其他（Others）		· 有疣状癌（Verrucous carcinoma）、基底细胞癌（Basal cell carcinoma）、类基底细胞癌（Basaloid cell carcinoma）等报道
恶性黑色素瘤（Malignant melanoma）			· 占肛管恶性肿瘤的 1%~3%，典型的是形成息肉状的隆起性病变，但在病例中也有作为溃疡性病变被发现的情况 · 肿瘤细胞从上皮到纺锤形细胞可以呈现各种各样的形态。多数是产生黑色素并呈现黑色，但也存在黑色素产生不明显的病例
乳房外 Paget 病（Extramammary Paget's disease）			· 发生于肛门周围皮肤及性器官周围等顶泌腺丰富的区域，有时波及肛管 · 在鳞状上皮基底侧至全层中，发现形成个体细胞性或胞巢的肿瘤细胞 · 肿瘤细胞具有丰富而透明的胞体和大型细胞核 · 肛门周围皮肤显示 Pagetoid 进展，需要与直肠癌相鉴别

非上皮性肿瘤 （Mesenchymal tumor）	·以大肠肿瘤的分类为准
恶性淋巴瘤 （Malignant lymphoma）	·以大肠肿瘤的分类为准
肿瘤样病变 （Tumo-like lesion）	·以大肠肿瘤的分类为准，分为内痔（Internal hemorrhoid）、肛门腺的潴留囊肿、纤维上皮息肉（Fibroepithelial polyp）等

［大肠癌研究会（编）. 大肠癌取扱い规約，第9版. 金原出版，2018を参考に作成］

肛门恶性肿瘤的病理组织诊断率

根据"2005年第59届大肠癌研究会的问卷调查"的统计结果显示，在病理组织诊断中，肛门管腺癌、黏液癌（直肠型、肛门腺）最多，占66.8%，肛管扁平上皮癌占14.7%，痔瘘癌（并发痔瘘）占6.9%，恶性黑色素瘤占3.9%，类基底细胞癌占1.6%，腺扁平上皮癌占1.0%，其他占5.1%。

诊断直肠肛门癌的注意事项

在直肠肛门部癌诊断时，需要注意以下7点：①全身状态的把握：生命体征、贫血、黄疸、胸部和腹部CT像；②直肠肛门部诊断时经常考虑恶性疾病的可能性；③触诊腹股沟部淋巴结；④不熟悉的病变，应怀疑为恶性；⑤痔瘘病程较长的患者应怀疑痔瘘癌；⑥切除标本进行病理组织学检查是常规要求；⑦一定要指示随访、复诊的时间。

2 腺癌

● 根据"2005年第59届大肠癌研究会的问卷调查"的统计结果，按组织类型，腺癌的发病率最高为66.8%，其中直肠型为52.1%，来自肛门腺的为14.7%，直肠型的发病率较高。

［病例］会阴部和臀部浸润的直肠肛管癌

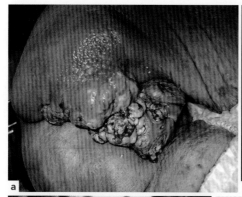
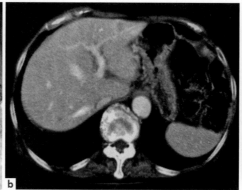
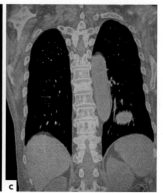
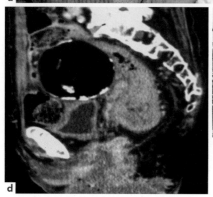
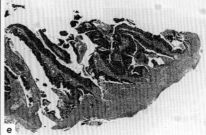

70余岁，女性。主诉：肛门痛、排便困难。a. 初诊时的会阴部、臀部发现了巨大的肿瘤；b. 腹部CT影像显示肝外侧区域（S3）有转移灶；c. 胸部CT影像显示左肺有转移灶；d. 骨盆部CT影像显示直肠、肛门、阴道、臀部有扩散的肿瘤；e. 病理组织图像：显示复杂腺管构造的腺癌，cStage Ⅳ 腺癌，cT4b［（阴道壁、子宫）cN2a，H1，PUL1］。病程：初诊后第10周死于原发癌

[病例] 浸润肛门边缘的直肠癌

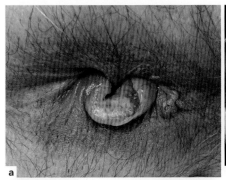 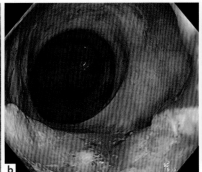 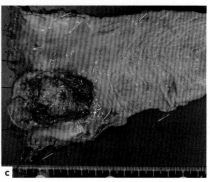

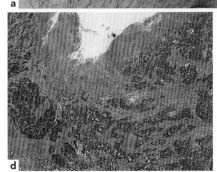

80余岁，男性。主诉：大便失禁。a. 经肛门视诊和指诊，发现肿瘤从肛门左缘外侧开始，占据了肛管的半周，一直延伸到直肠下段。b. 内镜显示，从直肠下段向肛门浸润的2型晚期癌。c. 在腹会阴联合直肠切除术的切除标本中发现了占肛管约半周的2型晚期癌。d. 病理组织图像：发现具有微小腺腔的筛状图像，也发现了由片状和索状结构的腺癌构成的肿瘤。最深处在肛提肌内浸润，淋巴管、静脉侵犯也都是中度，神经周围浸润散见，Ⅱ期（por1, pT3, Ly1b, V1b, pN1b, P0, pM0）。

病程：考虑到年龄，不进行化疗。病程良好

[病例] 呈血栓性外痔样的直肠癌

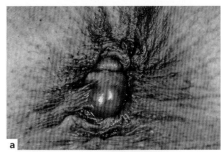 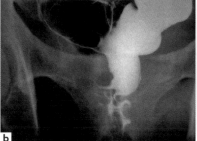 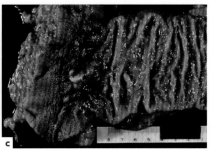

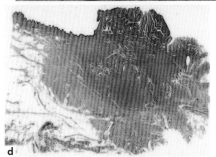

60余岁，男性。主诉：肛门部疼痛。a. 肛门边缘有疼痛性肿块，在其他医生处诊断为血栓性外痔。b. 灌肠X线影像显示肛管有阴影缺损。c. 通过腹会阴联合直肠切除术切除标本，在肛管上发现了1型肿瘤。d. 病理组织图像：在齿线正上方呈现高分化型管状腺癌，可以看到深入固有肌层的浸润，Ⅲb期（tub1, pT2, pN2a, Ly1b, V1a, P0, H0, pM0）。

病程：术后，施行化疗，痊愈

[病例] 从肛门脱垂的乙状结肠晚期癌症

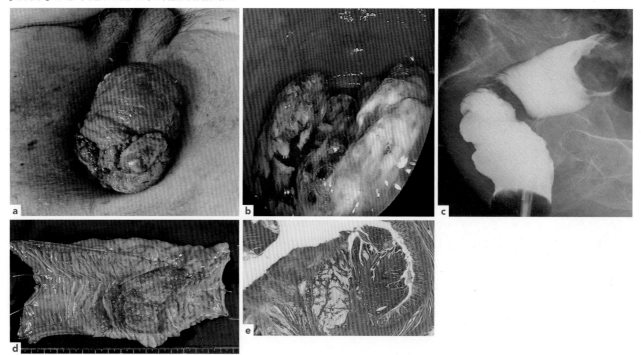

90余岁，女性。主诉：肿瘤脱垂。a. 排便时脱出的肿瘤。b. 内镜显示乙状结肠有2型肿瘤。c. 在灌肠X线影像中，乙状结肠发现螃蟹爪状阴影缺失。d. 在切除标本中发现乙状结肠处有几乎占了全周的2型晚期癌。e. 病理组织图像：以丰富的黏液基质为背景，显示悬浮的腺癌成分，是源于高分化型腺癌的黏液癌，Ⅲb期（muc > tub2，pT3（A-SS），Ly1c，V1a，PNO，pN2a，pPM0，pDM0，pRM0）。

病程：患者年迈，不实施化疗，术后恢复良好

3 肛门腺癌

● 由于肛门腺多分布在肛管内齿线附近的皮下，因此从产生肛门腺癌到一定时期，癌灶浸润黏膜表层、而显露出来的情况很少。因此，初期诊断是从指诊意识到"肛管皮下或黏膜下有肿块"开始。

● 长大后呈黏膜下肿瘤改变，之后通常呈现进展直肠癌的形态。病变微小的情况下，以完全切除活检为目的进行局部切除术，病变较大时进行穿刺活检，或在内镜检查时进行活检。

● 如果怀疑是癌症，通过活检不能确定诊断，就需要一边观察病程一边进行再次活检。

● 组织型多为黏液癌。该部位的活检会伴随疼痛，需要用EUA充分止痛后再施行。

● 腹股沟淋巴结转移的频率高，如果被确定为癌症，根据《大肠癌治疗指南》进行治疗。原则上进行腹会阴联合直肠切除术。预后不良，5年生存率为15.6%。

[病例] 肛门腺源性肛管癌①

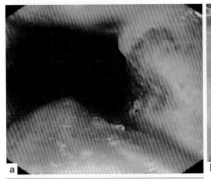
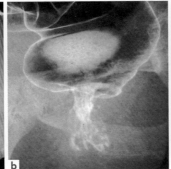
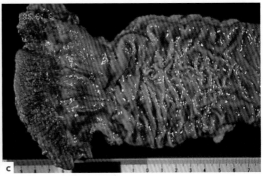

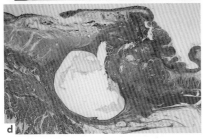

60余岁，男性。主诉：排便时肛门痛。a.指诊触知狭窄感和肿瘤，但内镜检查未发现溃疡。b.灌肠X线图像显示下直肠扩张不良。c.在腰椎麻醉下活检诊断为腺癌，施行腹会阴联合直肠切除术，切除标本也未发现黏膜面有溃疡。d.病理组织图像：从直肠黏膜下层到肌层存在含有黏液的囊肿，其中一部分被黏液丰富的腺癌成分所覆盖，被认为是来自肛门腺的腺癌，Ⅲa期（tub1，pT2，pN1a，pM0）。
病程：实施化疗后，因局部复发、肝转移，术后2年零8个月死于原发癌

[病例] 肛门腺源性肛管癌②

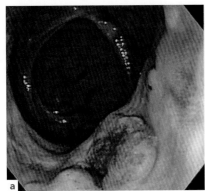
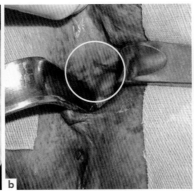
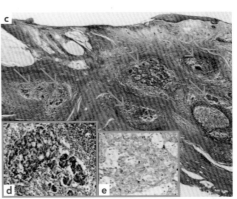

80余岁，女性。主诉：排便时肛门痛。a.内镜检查肛管后方有Ⅱa样隆起性病变。b.在腰椎麻醉下检查，发现肛管周围有病变，施行局部完全切除术。c~e.病理组织图像：非肿瘤性鳞状上皮覆盖的区域内肛门括约肌内呈岛状筛状图像，可见增生、浸润的中分化型管状腺癌（c的蓝色箭头），发现伴随着淋巴细胞的单核细胞浸润（d），CK7（＋）（e）。
病程：建议做腹会阴联合直肠切除术，经过观察痊愈

[病例] 痔疮并发肛门腺源性直肠癌

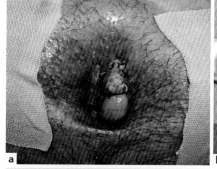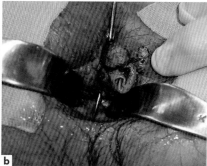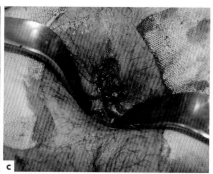

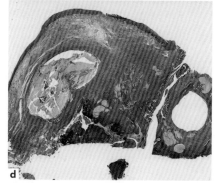

60余岁，男性。主诉：肛门有肿块、排脓。a.肛门部后壁有肿块，诊断为肛瘘，做了痔瘘手术。b.在腰椎麻醉下检查，有肿瘤和肛瘘，向肛瘘内插入探针，包括瘘管在内，切除整个肿瘤。c.切除后的肛门部位。d.病理组织图像：以鳞状上皮部黏膜为中心出现异型腺管的浸润、增生，腺腔结构较为清晰，属高分化型管状腺癌，也有部分分化型黏液癌。鳞状上皮黏膜部瘘管不清，诊断为肛门腺源性腺癌。施行腹会阴联合直肠切除术，痊愈，Ⅱ期（tub1，muc，pT2，Ly1a，V0，pN0，pM0）

[病例] 浸润肛门边缘的肛门腺癌

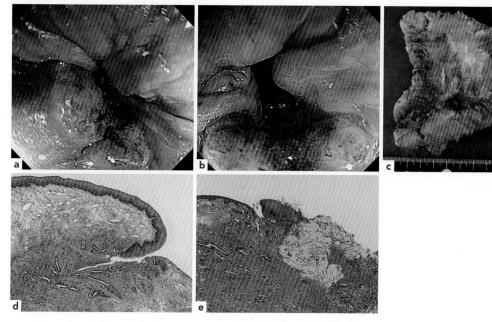

70余岁，男性。主诉：排便困难。a.内镜显示肿瘤浸润肛门边缘。b.通过内镜发现肛管上有2型肿瘤。c.腹会阴联合直肠切除术的切除标本中，有占肛管1/3周的2型肿瘤。d、e.病理组织图像：齿线上下有15mm×11mm大小的溃疡形成的3型晚期癌，以tub2细胞质内含有丰富黏液的低分化腺癌成分为主体的Ⅲb期（pT2，Ly1c，V1c，pN1b，pN3，pPM0，pDM0，pRM0）。
病程：左肺门部、主动脉周围淋巴结疑似转移。因多发性骨转移正在进行化疗

4 肛管内分泌细胞癌

- 高异型性高恶性度的内分泌细胞癌是发生在肛管的极其罕见的疾病。
- 组织发生机制为：①初期的腺瘤或腺癌；②初期的类癌；③非肿瘤性多分化性细胞；④非肿瘤性内分泌细胞。
- 该病生物学上的恶性程度很高，早期侵入静脉、淋巴管，引起淋巴结转移、血行性转移。多数被发现时为进展癌，69.4%~94% 的病例已经转移，Ⅳ期的发现率也高达 33%~65.8%。由于多发生在下段直肠，所以主要采用腹会阴联合直肠切除术进行治疗。
- 由于预后不良，所以进行了包括化疗（使用分子靶向治疗药物的多药联合应用疗法）、放疗在内的治疗方法，《国家癌症综合网络指南》推荐参照肺小细胞癌的治疗方法，推荐采用以顺铂为基础，同时使用依托泊苷或伊立替康的化疗方案。
- 生存期中位数为 6~10.4 个月，1 年生存率为 15%~20%，预后极为不良。

[病例] 直肠内分泌细胞癌

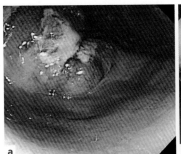
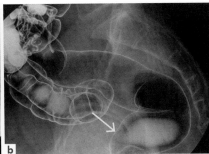
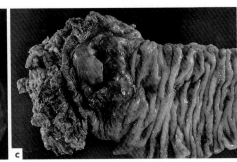
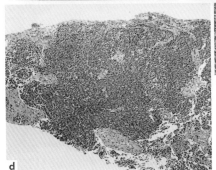
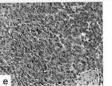

30 余岁，男性。主诉：排便时肛门痛、出血。a. 通过直肠内镜反转成像，在肛门边缘 3cm 处的右壁发现了 2 型肿瘤。b. 灌肠 X 线图像显示直肠下部有长径 3cm 大的隆起性病变（黄箭头）。c. 通过腹会阴联合直肠切除术切除的标本确认为 2 型晚期癌症。d、e. 病理组织图像：N/C 比高，具有弱嗜酸性细胞质的中型异型细胞的片状增生，确认有很多核分裂像，AE1/AE3（+），嗜铬粒蛋白 A（部分 +），突触素（+），NSE（+），NCAM（+），诊断为内分泌细胞癌，Ⅳ期（pT3，Ly1c，V1a，pN1b，P0，H3，pM1a）。
病程：肝、肺、皮肤、骨盆内转移，术后第 5 个月死于原发癌

[病例] 肛管内分泌细胞癌

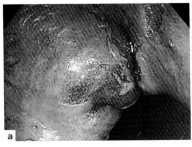
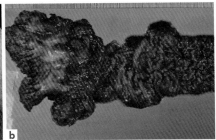
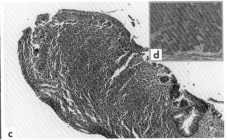

70 余岁，男性。主诉：肛门痛。a. 因肛瘘而做手术，麻醉下检查怀疑有肿瘤，开放瘘管并施行活检，诊断为腺癌。b. 通过腹会阴联合直肠切除术的切除标本发现肛管有 5 型晚期癌。c、d. 病理组织图像：粗索状结构的愈合，以及网状图案的肿瘤，免疫染色突触素阳性，Ki-67 阳性率（labeling index）70%，诊断为内分泌细胞癌，Ⅲa 期（Endocrine cell carcinoma；Ly1a，V1a，PM0，DM0，RM0，pT2，pN1a）。
病程：施行化疗，术后 3 年零 2 个月后，死于原发癌

5 恶性黑色素瘤

● 直肠肛门部恶性黑色素瘤是由黑色素细胞发展而来的一种罕见恶性肿瘤。肛管具有含有黑色素细胞的鳞状上皮，可以成为发育母体。

● 病理组织学的特征是，黑色素颗粒存在，肿瘤细胞从上皮样到梭形呈现各种形态，具有大型类圆形的核和明显的核小体。

● 症状有排便时出血、触到肿物、肛门部疼痛、排便异常等，诊断是通过肛门指诊在齿线正上方附近触到结节性隆起性病变，在肛门镜检查中，黑色的隆起性病变或带亚蒂性的息肉比较多见，但也有少数不呈黑色的无色素性病变（Amelanotic melanoma），需要注意。

● 治疗首选是手术疗法，也可进行化疗。预后取决于肿瘤的位置高度、浸润水平、细胞分裂指数、肿瘤浸润淋巴结的有无、淋巴结转移的个数、原发部位的溃疡形成、出血等。

[病例] 被诊断为肛门息肉的恶性黑色素瘤

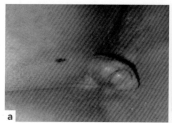 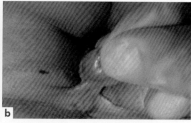 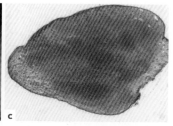

50余岁，女性。主诉：排便时出血、肛门痛、肛门部可触到肿块。a.肛门边缘有稍呈黑色的带亚蒂性息肉。b根据血栓性皮赘的诊断在局部麻醉下实施切除术。c.病理组织图像：18mm大的肿瘤表层有糜烂，上皮下有异型的含有黑色素的肿瘤增殖，切除端阴性，根据皮肤黑色素瘤Clark's分级为Ⅳ，pT4b，局部切除术后诊断为恶性黑色素瘤，需要施行根治性切除术，1个月后实施腹会阴联合直肠切除术，为结节状恶性黑色素瘤，肿瘤大小11mm，Ly0，V0。
病程：手术第2个月转移至胸椎、腹股沟淋巴结，施行免疫疗法（Nivolumab），第7个月转为PD，肝转移，更换为伊匹木单抗（易普利姆玛）后，全身状况恶化，术后1年9个月选择BSC，1个月后因原发病死亡

[病例] 被诊断为肛门息肉的恶性黑色素瘤

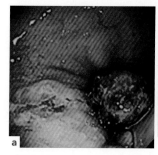 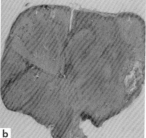

60余岁，女性。主诉：便血、肛门痛、肿瘤脱垂。a.直肠反转内镜显示，肛管正上方有黑色息肉，诊断为血栓性内痔，施行局部切除手术。b.病理组织图像：核小体由具有大型圆形至椭圆形核的肿瘤细胞增殖组成，细胞质内有小颗粒状黑色素。
病程：之前就诊处的医生怀疑是肛门息肉，施行局部切除术，通过病理组织检查被诊断为恶性黑色素瘤，浸润达T2，Stage Ⅲb，腹股沟淋巴结转移，术后早期发现局部复发及腹股沟淋巴结转移，施行DAV+INF-β局部注射疗法，术后第3年发现肝转移，术后第4年3个月死于原发病

引用文献

[1] 大腸癌研究会（編）. 大腸癌取扱い規約，第9版. 金原出版，2018.
[2] 鮫島伸一，他. 肛門扁平上皮癌の現況—第59回大腸癌研究会アンケート集計から. 武藤徹一郎（監），渡辺英伸，他（編）. 大腸疾患 NOW2005. 日本メディカルセンター，pp129-134，2005.
[3] 大野 隆，他. 肛門科医に必要な肛門管悪性腫瘍の診断·治療のポイント（その2）肛門腺由来癌（Anal gland origin）. 臨床肛門病学 4：81-84，2012.
[4] 安井昌義，他. 肛門腺由来黏液腺癌15例の検討. 日消外会誌 29：1526，1996.
[5] 大腸癌研究会（編）. 大腸癌治療ガイドライン 医師用 2019年版. 金原出版，2019.
[6] 平本秀二，他. 内分泌細胞癌. 胃と腸 51：340-343，2016.
[7] 岩渕三哉，他. 消化管カルチノイドの病理（2）—消化管のカルチノイドと内分泌細胞癌の病理. 臨消内科 5：1669-1681，1990.
[8] 松田圭二，他. 大腸内分泌細胞癌（2）診断と治療. INTESTINE 23：39-46，2019.
[9] NCCN（National Comprehensive Cancer Network）ガイドライン.

21 | 肛门周围的恶性肿瘤

- 乳房外 Paget 病（Extramammary Paget's disease，EPD）发生在肛门周围的称为肛门周围 Paget 病。
- EPD 好发于外阴部、腋窝、肛门周围，症状为瘙痒感、局限性肿块、黏液排出、出血、疼痛等，肛门周围肉眼可见的湿疹或接触性皮炎样变等。
- 如果继续发展，就会形成糜烂或痂皮，形成浸润、硬结、结痂。随着色素的沉淀和脱出等，逐渐增大。
- 临床上常被诊断为伴有瘙痒的湿疹或真菌病，用类固醇或抗真菌药物外用治疗。
- 上述治疗无效并逐渐增大时，应怀疑为本症，进行活检，确认 Paget 细胞即可确诊。
- 如果形成硬结或结节，淋巴结转移和肺转移的危险性就会增加。在斑状病变阶段有希望完全切除。
- 完全切除时要仔细观察病变部位。由于肉眼的边界线与组织学的边界线非常一致，所以在边界线清楚的情况下，皮肤侧切除 1cm，不清楚的情况下切除 3cm，黏膜侧切除 1cm，才可以完全切除。
- 病理组织像：具有大而不完整的类圆形核，核小体清晰而染色质脱落的 Paget 细胞在表皮内增殖。这种细胞会产生黏液，所以细胞质多为淡透明或略带紫色，细胞核在细胞质内分布不均匀，有形成腺管的倾向。
- 如果肿瘤细胞突破表皮基底膜，并浸润增生至真皮中下层，形成硬结节，则称为 Paget 癌。
- 直肠、肛门癌向表皮内浸润，有时会表现出 Paget 病的现象。这被称为 Paget 现象或 Paget 病样扩散。
- 在 HE 染色难以鉴别两者时，免疫组织化学染色是有用的方法，使用存在于顶泌汗腺、外分泌汗腺细胞中的 GCDFP15（Gross cystic disease fluid protein 15）和消化道黏膜上皮中表达的 CK（Cytokeratin）20 进行鉴别。已知，Paget 病 GCDFP15 阳性，CK20 阴性，Paget 病样扩散 GCDFP15 阴性，CK 阳性。
- 治疗以外科切除为原则，对于深度 Paget 病推荐广泛的局部切除，包括充分的皮下脂肪层切除。切除后的皮肤缺损部分通过分层植皮或 V-Y 皮瓣整形术等进行皮瓣重建。
- 预后：浸润到真皮深度的 Paget 癌会伴随转移，5 年存活率较低，约为 20%。除手术以外的治疗有放疗和化疗，但疗效很差。

1 肛周 Paget 病（肛门周围湿疹样癌）

[病例] 肛门周围 Paget 病①

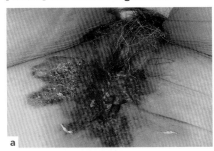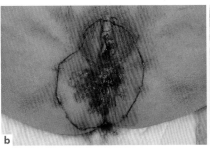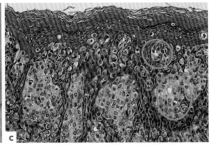

70 余岁，女性。主诉：肛门部有瘙痒感，疼痛，出血。a. 通过会阴部的视诊，发现有从肛门边缘向会阴部右侧扩张的不规则的湿疹红斑。b. 根据术前活检结果，皮肤侧切除 3cm，直肠黏膜侧切除 1cm，采用 V-Y 皮瓣整形术重建后痊愈。c. 病理组织图像。在肥厚的鳞状上皮内，可见具有丰富而透明的细胞质和明显的核小体、类圆形核的 Paget 细胞呈集块状或孤立性增殖。部分可见腺腔形成

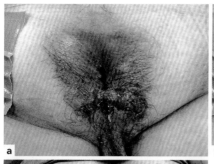
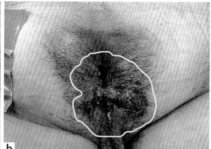
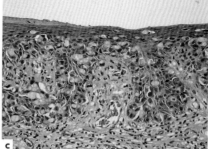

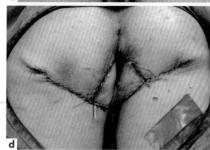

70 余岁，男性。主诉：肛门痛。a. 肛门外缘有糜烂，经活检诊断为 Paget 病。b. 根据术前活检决定切除范围（黄线内）。c. 病理组织图像。确认具有局限于表皮内的圆形、细胞质透明的腺癌细胞，诊断为 Paget 病。d. 切除、创面重建后的肛门、臀部。

病程：施行了病变完全切除和带蒂皮瓣重建术，痊愈

Paget 病与 Paget 病样扩散

Paget 病	肛门周围 Paget 病占乳房外 Paget 病的 5.2%~19.8%
	皮肤顶泌腺由来学说
	表皮内造血干细胞的恶化学说
	CK20 阴性，GCDFP15 阳性
	对于肛周 Paget 病，推荐在皮肤侧距病灶边界 3cm 以上，黏膜侧距病灶边界 1cm 的范围内进行广泛切除
	预后比较好
Paget 病样扩散	肛门和直肠的癌像 Paget 病一样进展到皮肤

※ 治疗前必须检查是从肛门、直肠扩散的癌症还是原发肿瘤

[病例] Paget 病样扩散的肛管癌

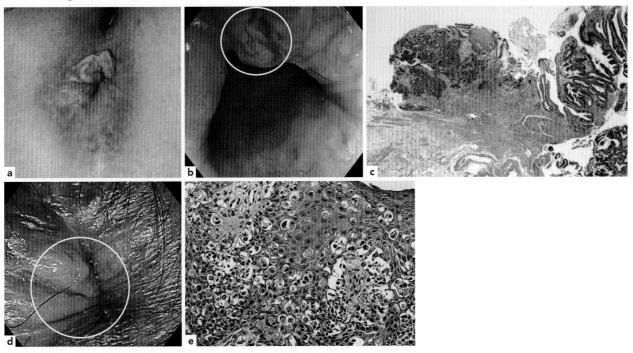

60余岁，男性，主诉：排便时出血和肛门部肿胀。a.在肛门边缘发现了肿块和皮赘。b.肛门内镜发现Ⅱa样病变（黄线内）。c.是b图病变局部切除标本的病理组织图像。确认为高分化管状腺癌和内分泌细胞癌的混合癌。d.肛门边缘的肿块（黄线内）与肛管的Ⅱa样病变有连续性。e.是d的肿块的病理组织图像。沿着鳞状上皮发现了癌症的Paget病样扩散。

病程：在腰椎麻醉下施行局部切除术。诊断为内分泌细胞癌，由于预后不良，进一步施行腹会阴联合直肠切除术。为Ⅰ期肿瘤（pT1b，Ly1a，V1a，N0，M0），进一步治疗而痊愈

[病例] Paget 病样扩散伴肛门腺癌

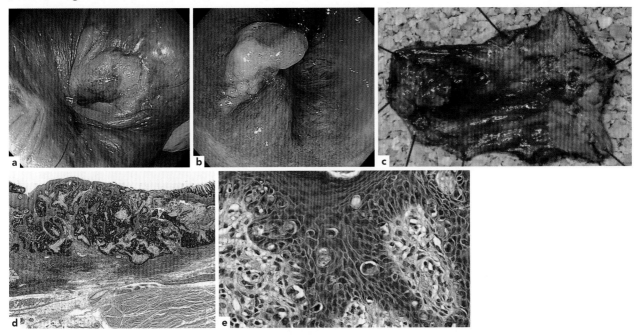

80余岁，女性。主诉：肛门痛，出血。a.伴有溃疡的肿块从肛管向外扩散。b.内镜反转显示肿块近肛门侧有隆起性病变。c.在腰椎麻醉下施行局部切除术后切除的标本。d、e.病理组织图像。隆起部分和溃疡部分都有管状、乳头状增生的异型腺管。确认为高分化型腺癌（d），外侧的复层鳞状上皮内有Paget病样扩散（e）。Ⅰ期肿瘤（tub2，pT1b，pN0，pM0）。

病程：施行了放疗，因两侧腹股沟部淋巴结转移、多发性肝转移，初诊约2年后死于原发癌

2 原位鳞状细胞癌（Bowen 病）

- Bowen 病是由角质细胞演变而来的一种表皮内鳞状细胞癌。

- 病因是 HPV16 和 HPV18 感染，病理学上认为只有直肠高级别上皮内瘤变（AIN）才是 Bowen 病。

- Sarmiento 和 Rickert 等认为有 2%~10% 的可能浸润成为 Bowen 癌。多见于 50 岁以上的老年人，发生于肛周的情况极少。

- 主要症状为肛门周围的潮湿感、瘙痒感、不适感、灼热感、肛门部肿块、排便时出血等，但多数通常无症状，或多呈慢性湿疹样。

- 如果怀疑本病，就要进行活检。病理组织图像的特征是非典型细胞在整个上皮层密集增殖，表皮肥厚，可见多核细胞（Clumping cell）和异常角化细胞（Dyskeratotic cell）。

- 治疗方法有局部疗法，如软膏、激光治疗、放射治疗、冷冻疗法等，但根治性最好的是外科治疗，推荐进行皮肤的全层切除。另外，有人指出，在治疗时有必要检查有无并发内脏癌的情况。

[病例] 肛门 Bowen 病①

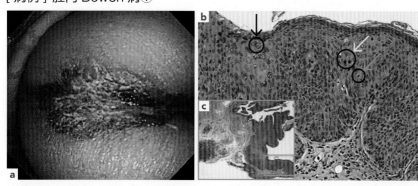

50 余岁，女性。主诉：肛门部疼痛、瘙痒、隐隐作痛。a. 可见从肛门周围向骶骨部位扩散的浅红色到褐色的、形状不规则的斑状或轻度隆起性的皮疹。表面干燥，有鳞屑但边界清楚。部分伴有糜烂。b、c. 病理组织图像。认定为是一种由角质细胞衍生来的表皮内鳞状细胞癌。肛门上皮肥厚，全层性异型细胞增生。多核细胞（黑色箭头）、核分裂像（蓝色箭头）、异常角化细胞（黄色箭头）随处可见。
治疗：采用距离病变部 1cm 的大范围局部切除术，实施 V-Y 皮瓣成形术。切除了包括肛管齿状线上方的直肠黏膜，保留了括约肌。术后恢复良好，已痊愈

[病例] 肛门 Bowen 病②

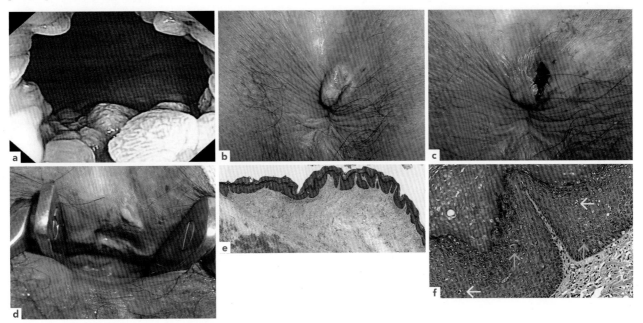

30余岁，男性。主诉：肛门疼痛、肛门肿块脱垂。既往史：从20岁开始因HIV阳性在其他医生处接受治疗。曾切除过尖锐湿疣。a. 10年前在其他医生处，行肛管内镜检查发现尖锐湿疣。b. 初诊时在肛门部发现肛缘有轻度发红、有紧胀感的隆起性病变，诊断为肿大皮赘。c. 在腰椎麻醉下切除肿大皮赘，诊断为 Bowen 病。切除断端呈阳性。d. 进一步切除时发现肛门部有内陷性病变，因此完全切除了肛门。e、f. 病理组织图像。全层性异型细胞增殖，异常角化细胞（蓝色箭头），多核细胞（黄色箭头）散见。断端阴性，且没有越过基底膜的浸润。

病程：局部切除后痊愈

[病例] 肛门 Bowen 病③

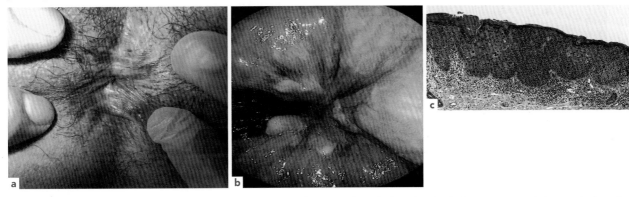

50余岁，男性。主诉：肛门部肿胀，疼痛，瘙痒。a. 初诊时肛门部肛缘前方皮肤轻度发红、颗粒状改变，无色素沉着。b. 直肠内镜反转观察，肛裂伴发肛乳头肥大。c. 病理组织图像。表皮全层性异型鳞状上皮增生，也发现有异常角化细胞和多核细胞，这是 Bowen 病的特征性表现。

病程：4年前开始在多家医院就诊，使用痔疮治疗药、类固醇软膏等进行治疗。因不适而就诊。活检诊断为 Bowen 病。治疗：施行局部切除术，带蒂皮瓣重建术，痊愈

[病例]定期结肠镜检查发现肛门 Bowen 病的病例

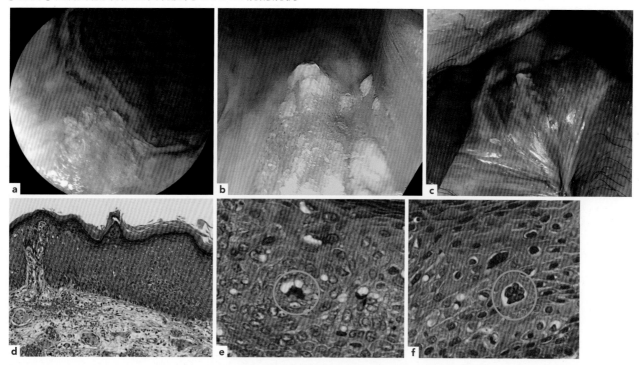

70余岁，女性。主诉：无特别之处。a.肛管内镜图像。肛门上皮部有直径10mm左右的不规则、略带白色的轻度隆起性病变。b.a 的 NBI 放大观察图像。看到了豹纹状的血管阴影。怀疑为 Bowen 病，施行活检。诊断为 Bowen 病。在腰椎麻醉下施行局部切除术。c.手术时的肛管。发现有白色的隆起性病变。切除标本为30mm×25mm，病灶为12mm×8mm。d~f.是切除标本的病理组织图像。由保留基底膜的全层核肿大细胞构成的表皮内肿瘤，诊断为表皮内癌即 Bowen 病。切除端呈阴性。e 的蓝线内部表示异型角化细胞，f 的蓝线内部表示多核细胞。术后情况良好

3 基底细胞癌（基底细胞上皮瘤、基底细胞瘤）

● 基底细胞癌是最常见的皮肤恶性肿瘤，近九成发生在面部和颈部，肛门部位极少发生。

● 由于基底细胞癌几乎都发生在曝光部位，所以紫外线暴露被认为是发病诱因，而非曝光部位的肛门周围的发病则认为慢性刺激（瘙痒等）是其诱因之一，但其病因不明。

● 发生于肛门部的本症以肿块、湿润感、瘙痒、肛门部痛等为主诉，视诊时发现肛门部或其周围有边缘不规则、稍隆起的溃疡，多数报道大小不超过2cm。

● 诊断存疑，行活检，组织病理学诊断。没有向腹股沟淋巴结转移的报道。

● 病理组织图像中，类似表皮基底细胞的、细胞质缺乏的、稍微异型的肿瘤细胞和表皮的一部分连续形成细胞巢，向真皮内增殖。

● 其特点是在细胞巢边缘形成栅栏样排列，与周围间质之间形成裂隙等。可侵入到深部组织，但很少发生转移。

● 治疗上，肿瘤一般位于中心部的溃疡部和边缘隆起的硬结部，而且不会越过齿状线浸润，所以局部完全切除病变即可痊愈。

● 因此，从肿瘤边缘处取5~10mm的切缘，进行广泛的局部切除和皮肤重建是适宜的。

● 转移、局部复发极为罕见，预后良好。

[病例] 肛周基底细胞癌

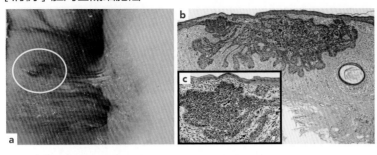

60 余岁，女性。主诉：肛周有疙瘩，时常坐立不安。a. 会阴部视诊，会阴部右前方（黄色线内）有约 10mm 长的扁平、不规则的黑色素沉着的肿瘤。在局部麻醉下施行完全切除术。b、c. 病理组织图像。与表皮部分相连的肿瘤细胞缺乏细胞质，呈细胞巢状或条索状增殖、浸润。在边缘发现条索状排列。
病程：只是局部切除，经过随访观察，没有复发，完全治愈

4　肛瘘癌

● 参考隔越等对肛瘘癌的定义（1981 年）。

● ① 长期肛瘘（10 年以上），反复发炎；② 肛瘘部位疼痛、有硬结；③ 有黏液样分泌物；④ 直肠肛门外的其他部位无原发性癌；⑤ 肛瘘开口与肛管的隐窝有交集。

● 发病率占所有大肠癌的 0.1%~0.4%，占所有肛瘘的 0.1%~0.3%，占肛门肿瘤的 6.9%~8.2%，组织类型中黏液癌最常见（60.8%）。

● 麻醉下的活检和搔扒刮取组织的病理组织对诊断有用。

● 基于 CT、MRI（T2 加权像的诊断能力高）的早期诊断效果差。

● PET 检查对黏液癌的阳性率也很低，有效性也很低。治疗方面，腹会阴联合直肠切除术、乙状结肠造口术为基本手术，但有时也有需要全部切除骨盆内脏器的情况。

● 预后：从 5 年生存率来看，有报道称，0~I 期肿瘤为 90.1%，II 期肿瘤为 66.7%，III 期肿瘤为 29%，需要早期完全切除。

[病例] 肛瘘癌①

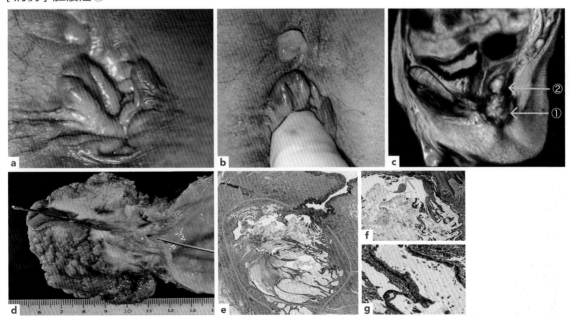

60 余岁，男性。主诉：肛门痛，排脓。a. 肛缘外侧有肛瘘外口。b. 指诊压迫，外口有黏液排出。活检确认为黏液癌。c. MRI 像。①的黄箭头部发现长径 3.2cm 的边缘不整的颗粒状高信号区，诊断为肛瘘癌；②的黄箭头处发现内部均匀的高信号区，诊断为脓肿。d. 切除标本，切口处有瘘管。e~g. 病理组织图像。e 低倍放大图像。肛门内外括约肌内与瘘管连续，形成黏液湖的肿瘤（蓝线内）。f. 中等放大图像。肿瘤部分瘘管上皮（鳞状上皮，蓝色箭头）连续可见黏液癌。g. 高倍放大图像。肿瘤由来自管状腺癌的高分化型黏液癌组成。
病程：实施腹会阴联合直肠切除术，完全治愈。最终诊断为 IIa 期（muuc，pT3，pN0，H0，P0，pM0）

[病例] 肛瘘癌②

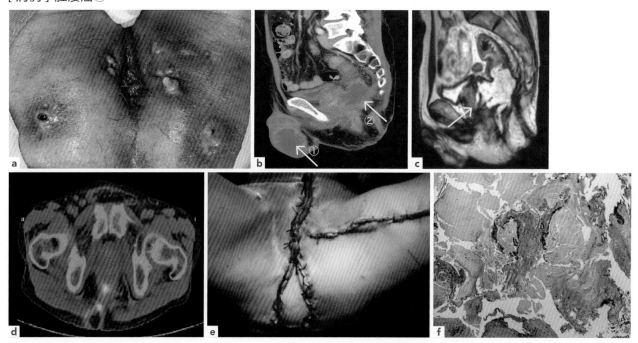

60余岁，男性。主诉：肛门痛、排脓。10多年前患肛瘘，从4年前开始多次施行手术仍未治愈。a.在笔者所在医院初诊时，在肛门、臀部发现了多发的外口。b.CT成像在阴囊（①）和直肠后方（②）发现脓肿。c.MRI图像。直肠左后方有呈T_2高信号的液体潴留。诊断为脓肿。d.FDG-PET/CT像显示从液体潴留部到肛门周围，沿瘘管有FDG异常聚集。很难鉴别是炎性还是肿瘤性。e.施行骨盆内脏器全切除，合并切除外生殖器、施行左股薄肌皮瓣重建术。f.病理组织图像。黏液湖形成明显，证实为杯状细胞分化明显的伴有一部分黏液湖的高分化型腺癌。K-RAS基因（野生型）。最终诊断为Ⅱb期肿瘤（porl，pT3，pN2，P0，pM0）。

病程：活检诊断为黏液癌，化疗（mFOLFOX6+帕尼单抗，4个疗程）后施行根治性切除术。术后恢复良好，痊愈

[病例] 肛瘘癌③

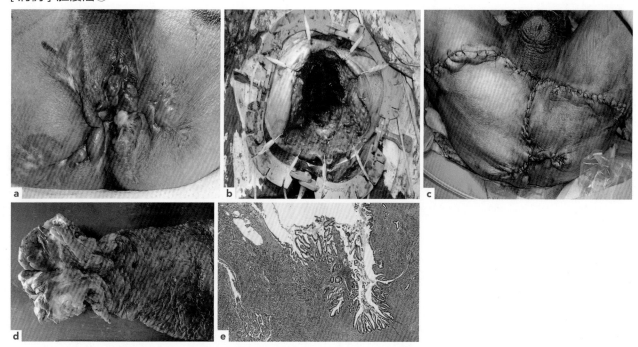

60余岁，男性。主诉：排便困难。a.肛门狭窄和有多发的外口。活检诊断为低分化腺癌。b.施行腹会阴联合直肠切除术。c.施行V-Y皮瓣整形术重建。d.被切除的直肠肛门。e.病理组织图像。低分化腺癌，Ⅲb期（pT3，pN2a，pM0）。病变的深度达肌层。肿瘤为腺管结构不明确的癌巢或中等规模的癌巢，非充满型和充满型混合的低分化腺癌，诊断为肛瘘癌。

病程：20多年前曾因肛门周围脓肿接受过医院治疗。实施挂线疗法。之后，反复出现肛瘘症状。因肛瘘引起排便障碍和腹胀，被转诊到笔者所在医院。施行腹会阴联合直肠切除术，术后恢复良好

5 直肠类癌

- Oberndorfer 报道直肠类癌为生长缓慢，预后良好的黏膜下肿瘤。
- 之后，报道了引起转移的恶性病例和肿瘤细胞内具有神经分泌性质的颗粒等。
- 在 WHO 分类中统称为神经内分泌肿瘤，根据恶性程度分为 1~3 级（G1、G2、G3）。
- 其中，以前被认为是类癌的病变是 NET（Neuroendocrine tumor）G1、G2。
- 在发生部位上，九成以上病例发生在下消化道的直肠下段，其中多为 NET G1。Soga 等的一项对 1271 个直肠类癌肿瘤的研究中，13.9% 在齿状线 4cm 以内，多通过内镜确诊。
- 治疗多采用内镜切除或局部切除。
- 在切除标本的病理组织学诊断中，深度 SM 以下、直径 10mm 以内、没有侵入脉管的情况下不需要考虑追加切除。但是，小于 10mm 的小肿瘤也有淋巴结转移的例子，几乎都是脉管侵犯阳性，因此要更加注意是否有脉管侵犯。

《大肠癌处理规约（第 9 版）》与 WHO 分类的关系

WHO 分类中统称为 NET，根据 Ki67 指数和核分裂像的不同分为 1~3 级（G1、G2、G3）亚分类，以前被称为类癌的低度恶性病变相当于 NET G1、G2。另外，G3 在日本被认为是一种内分泌细胞癌的高恶性肿瘤。

大肠癌处理规范（第 9 版）	世界卫生组织分类（2010）		
		Ki67 指数（%）	核分裂像*
类癌	NET G1	≤ 2	< 2
	NET G2	3~20	2~20
内分泌细胞癌	NEC	> 20	> 20

NET：神经内分泌肿瘤；NEC：神经内分泌癌；G：等级；*：每 10 个高倍视野（每 10 高倍视野）

[病例] 直肠类癌肿瘤①：实施EMR-L套扎（采用O型圈进行套扎切除）

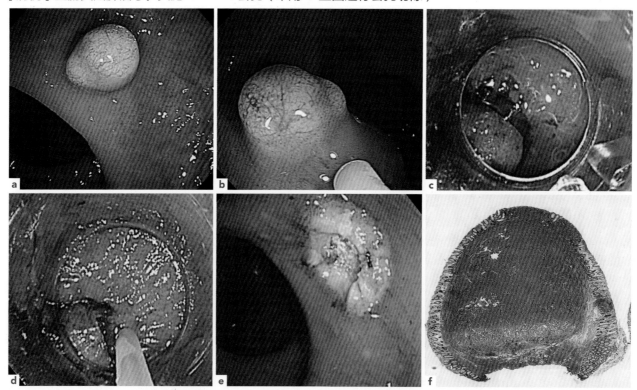

30余岁，男性。主诉：腹痛、血性腹泻。a. 直肠下段有黄色SMT病变。b. 向黏膜下注入透明质酸钠溶液。c. 采用O型圈实施结扎术。d. 从根部切除采用O型圈结扎的部位。e. 在切除部位，肿瘤与O型圈一起被移除。f. 病理组织图像。长径8mm的肿瘤主要位于黏膜下层，顶部侵犯黏膜固有层，显示上皮样细胞的条索状结构、假腺管结构的增生，无核分裂像，免疫组织化学中Ki-67指数1%以下，肿瘤全域突触素表现出强阳性，NET G1类癌。诊断不需要追加切除。恢复良好。
病程：经检查为乙状结肠缺血性肠炎，加以治疗。检查时确诊为直肠SMT

[病例] 直肠类癌②

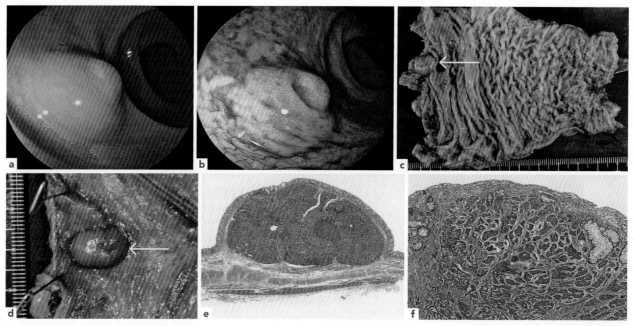

50余岁，男性。主诉：无症状，大便潜血检查呈阳性而进行进一步检查。a、b. 直肠下段内镜检查。顶部有SMT样病变，伴有轻度凹陷。怀疑是类癌，EMR-L（Endoscopic.Mucosal Resection using Ligating device，使用结扎装置进行内镜黏膜切除术）操作困难，实施腹腔镜辅助下超低位前切除术。c、d. 切除标本：长径14mm的黏膜下肿瘤（黄箭头）。e、f. 病理组织图像。几乎局限于黏膜下层的肿瘤，大小为14mm×10mm×6mm。在顶部浸润于黏膜固有层内，但未暴露于最表面。肿瘤由均匀的上皮样细胞构成，形成带状排列，假腺管样结构，筛状图案等，诊断为神经内分泌细胞瘤。考虑是相当于NET G1的类癌。深部未达肌层，无血管侵犯。无淋巴结转移。术后恢复良好

引用文献

[1] 吉松和彦, 他. 腫瘍性疾患—直腸癌の pagetoid spread. 胃と腸　53：988-990，2018.

[2] Nowak MA, et al. Perianal Paget's disease：distinguishing primary and secondary lesions using immunohistochemical studies including gross cystic disease fluid protein-15 and cytokeratin 20 expression. Arch Pathol Lab Med 122：1077-1081, 1998.

[3] Goldblum JR, et al. Perianal Paget's disease：a histologic and immunohistochemical study of 11 cases with and without associated rectal adenocarcinoma. Am J Surg Pathol 22：170-179, 1998.

[4] 高橋賢一, 他. その他の肛門悪性腫瘍—マラコプラキア，Paget 病，Bowen 病を含む. 臨消内科　20：1423-1430，2005.

[5] 稲垣水美, 他. 肛門科医に必要な肛門管悪性腫瘍の診断・治療のポイント（その4）—肛門周囲 Paget 病（Perianal Paget's disease）と Paget 現象（Pagetoid spread）について. 臨床肛門病学　5：74-80，2013.

[6] 稲次直樹, 他. 肛門部悪性腫瘍—稀な肛門癌の診断と治療—基底細胞癌および類基底細胞癌，Paget 病，Bowen 病. 臨外　63：245-255，2008.

[7] Sarmiento JM, et al：Perianal Bowen's disease：Associated tumors, human papillomavirus, surgery, and other controversies. Dis Colon Rectum 40：912-918, 1997.

[8] Rickert RR, et al. Bowen's disease. CA Cancer J Clin 27：160-166, 1977.

[9] 横尾貴史, 他. 肛門科医に必要な肛門管悪性腫瘍の診断・治療のポイント（その7）—肛門周囲 Bowen 病について. 臨床肛門病学　7：91-98，2015.

[10] 高橋賢一, 他. その他の肛門悪性腫瘍—マイコプラキア，Paget 病，Bowen 病を含む. 臨消内科　20：1423-1429，2005.

[11] Gibson GE, et al. Perianal and genital basal cell carcinoma：a clinicopathologic review of 51 cases. J Am Acad Dermatol. 45：68–71, 2001.

[12] 山岡健太郎, 他. 肛門科医に必要な肛門管悪性腫瘍の診断・治療のポイント（その6）—基底細胞癌および類基底細胞癌について. 臨床肛門病学　7：6-11，2015.

[13] Keighley RB, et al. Malignant tumours of the anal canal and anus. Basal cell carcinoma. in Keighley RB, et al（eds）. Surgery of the Anus, Rectum & Colon. Saunders Book Company, Collingwood, p1106, 1993.

[14] 斎田俊明, 他. 皮膚悪性腫瘍. 西川武二（監），池田重雄，他（編）. 標準皮膚科学，第 8 版. 医学書院，pp337-364，2004.

[15] Paterson CA, et al. Basal cell carcinoma of the perianal region：20-year experience. Dis Colon Rectum 42：1200-1202, 1999.

[16] 日本皮膚科学会ガイドライン作成委員会. 皮膚悪性腫瘍診療ガイドライン，第 2 版. 日皮会誌　125：5-75，2015.

[17] 隅越幸男, 他. 痔瘻癌. 日本大腸肛門病会誌　34：467-472，1981.

[18] 鮫島伸一, 他. 本邦における肛門扁平上皮癌，痔瘻癌の現況，第 59 回大腸癌研究会アンケート調査報告. 日本大腸肛門病会誌　58：415-421，2005.

[19] 松田圭二, 他. 日本における肛門部腫瘍の集計. 胃と腸　38：1303-1309，2003.

[20] 栗原浩幸, 他. 痔瘻癌. 胃と腸　51：354-357，2016.

[21] 内田秀樹, 他. 肛門科医に必要な肛門管悪性腫瘍の診断・治療のポイント（その3）—痔瘻癌（Adenocarcinoma Associated with Anal Fistula）. 臨床肛門病学　5：8-12，2013.

[22] Oberndorfer S. Karzinoide Tumoren des Dunndarms. Frankfurt Z Path 1：426-432, 1907.

[23] 横尾貴史, 他. 肛門科医に必要な肛門管悪性腫瘍の診断・治療のポイント（その9）直腸カルチノイド腫瘍について. 臨床肛門病学　8：100-109，2016.

[24] Soga J. Carcinoids of the rectum：an evaluation of 1271 reported cases. Surg Today 27：112-119, 1997.

[25] 小嶋基寛, 他. 大腸内分泌細胞腫瘍のアンケート調査結果—第 80 回大腸癌研究会アンケートを中心に. 胃と腸　52：454-460，2017.

[26] 大腸癌研究会（編）. 大腸癌取扱い規約，第 9 版. 金原出版，2018.

22 | 其他直肠肛门癌

- 类基底细胞癌是一种类似于皮肤基底细胞癌的癌症，是来源于直肠肛门部总排泄孔的残余上皮，因此被称为类基底细胞癌（Basaloid cell carcinoma）。

- 有报道指出，HPV16、HPV18 感染与肿瘤的发生有关。松田等的文献统计结果表明，在 117 例肛管癌中，类基底细胞癌有 11 例（9.4%），虽然组织像与基底细胞癌相似，但其病理不同，转移率很高。

- 症状为出血、疼痛、腹股沟淋巴结肿大、肿块肿大、贫血等。

- 诊断根据活检，但需要与非角化型鳞状细胞癌相鉴别。

- 有报道显示，大部分是进展癌，淋巴结转移率为 60%，腹股沟淋巴结转移率为 28%。

- 治疗方面，在欧美，多以放疗、化疗（RCT）为主，大都取得了良好的效果。RCT 今后也会在日本普及。

1　类基底细胞癌

[病例] 直肠类基底细胞癌

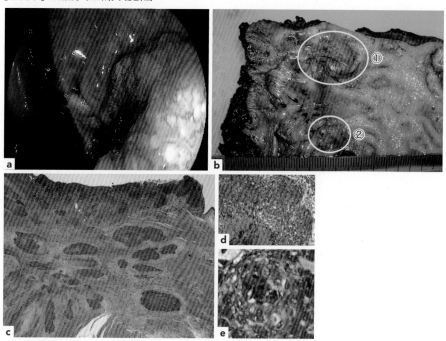

60 余岁，女性。主诉：排便困难、出血、疼痛。a. 通过肛管的内镜反转影像，在直肠下段发现 1/4 周的 2 型肿瘤。活检诊断为类基底细胞癌。b. 实施腹会阴联合直肠切除术。在切除标本中，标本上部（①）发现长径 2.2cm 大的黏膜下肿瘤样隆起，下部（②）发现长径 0.7cm 的黏膜下肿瘤。c~e. 病理组织图像。肿瘤细胞充实成巢状，显示间质膨胀性或类手指样的浸润性增殖。肿瘤细胞中心部分伴随坏死，边缘处可见核栅栏状排列（d）。部分伴有角化（e）。II 期（T3, int, IFNb. Ly1a, V1a, PM0, DM0, T2, N0, M0, DM0, pN0）。
病程：手术后经过顺利，患者对疗效满意。

2 肛管鳞癌

- 在《大肠癌处理规约（第9版）》中，腺鳞状细胞癌是含有腺癌和鳞状细胞癌两种成分的肿瘤，有可能包括来自直肠黏膜的腺癌和移行带产生的鳞状细胞癌。

- 关于两者的比例，WHO是根据鳞状细胞癌的内质泡巢的大小来分类的。山际等认为占鳞状细胞癌中40%以上为腺鳞状细胞癌。

- 组织发生起源有各种说法，有人提出是腺癌的鳞状上皮化生所致。

- 根据西村等的问卷调查显示，腺鳞状上皮细胞癌占全大肠癌的0.1%，是非常罕见的组织型，好发于升结肠和乙状结肠。

- 小泽等报道病例几乎都是进展癌，肉眼2型超过65.3%。治疗方法是包括主要病灶在内的广泛外科切除。有效的化疗和放疗还没有确立。与腺癌相比预后不良。

[病例] 肛管鳞癌

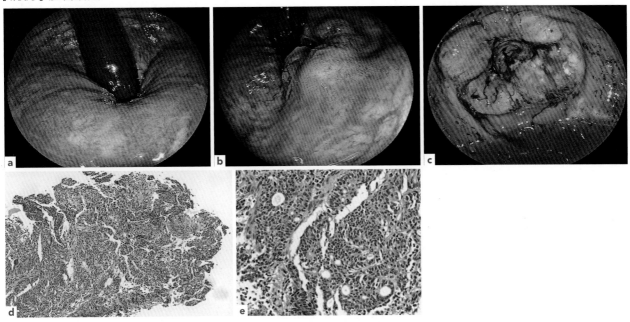

70余岁，男性。主诉：无，便潜血检查阳性。a.上次内镜检查时肛管没有异常。b.1年零8个月后内镜检查时发现直肠下段有2型肿瘤，经活检诊断为腺鳞状上皮细胞癌。c.化疗无效。引起出血并通过APC止血。d、e.病理组织图像。由于存在腺癌的要素和实质性或流动的细胞排列成分，所以被诊断为腺鳞状细胞癌。
病程：即使先进行化疗也无法切除。实施乙状结肠造口术和放疗。前列腺浸润、双侧腹股沟淋巴结转移、多发性肺转移

3 转移性肛管癌

- 据文献报道，大肠癌向肛管转移的概率为0.05%。

- 原发大肠癌病灶的位置都在左侧大肠。原发性大肠癌向肛管的转移方式有两种，一种是游离的癌细胞移动到肛管并在肛瘘等处生长发育的腔内转移，另一种是淋巴转移或血行浸润导致的淋巴血管性肛门转移，管腔内发生的概率较高。

- 治疗策略，管腔内的转移灶可以局部切除，可行切除原发灶、保留肛门的手术，血管淋巴管转移者建议连同原发灶一并扩大切除。

[病例] 直肠上段癌，肛管转移

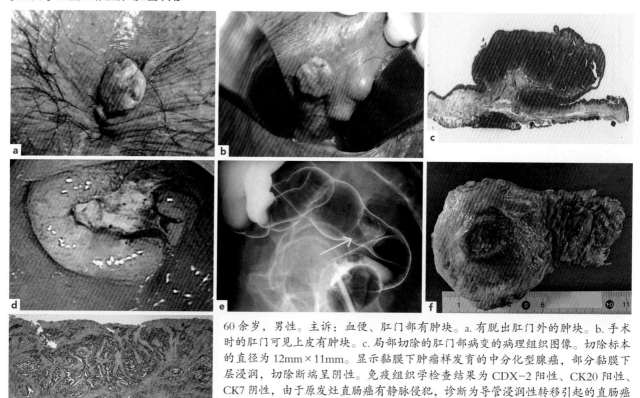

60余岁，男性。主诉：血便、肛门部有肿块。a. 有脱出肛门外的肿块。b. 手术时的肛门可见上皮有肿块。c. 局部切除的肛门部病变的病理组织图像。切除标本的直径为 12mm×11mm。显示黏膜下肿瘤样发育的中分化型腺癌，部分黏膜下层浸润，切除断端呈阴性。免疫组织学检查结果为 CDX-2 阳性、CK20 阳性、CK7 阴性，由于原发灶直肠癌有静脉侵犯，诊断为导管浸润性转移引起的直肠癌孤立性皮肤转移。判断不需要追加治疗。d. 内镜显示直肠上段有 2 型进展期癌。e. 灌肠 X 线影像在黄箭头部确定肿瘤。f. 切除标本显示为 2 型进展期癌。g. 直肠病变的病理组织图像。经鉴定，部分浆膜有中分化腺癌增生，高度浸润静脉。

病程：肛管病变局部切除，直肠癌施行腹腔镜辅助下低位前切除术。Ⅳ 期（pT4a，N0，p0，H0，pM1a，Ly1a，V1c，BD2）。施行化疗，痊愈

[病例] 乙状结肠癌肛门转移

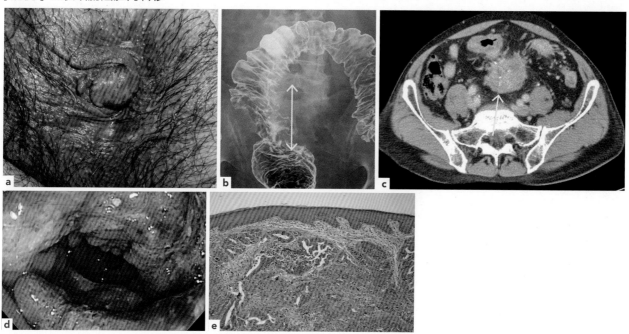

60余岁，男性。主诉：肛门肿瘤。a. 肛管有脱垂的肿块。b. 灌肠 X 线影像在乙状结肠部（黄箭头）发现充盈缺损。c. 腹部 CT 乙状结肠处有一个较大的肿瘤（黄箭头）。周围肠管有浸润。d. 内镜显示乙状结肠有 4 型进展期癌。e. 肛门部肿块的病理组织图像。具有丰富的嗜酸性细胞质的高圆柱体上皮从管状中显示出一部分筛状结构，正在增生，从高分化到一部分中分化型管状腺癌，考虑是乙状结肠癌的肛门转移。

病程：以肛门肿块初诊。经检查诊断为乙状结肠癌转移至肛管。检查出有较大的腹部肿瘤，腹膜播散、肺转移。没有肠梗阻症状而进行化疗。肿瘤转移灶缩小，效果良好，初次就诊 2 年零 8 个月后死于原发疾病

[病例] 肺癌的直肠转移

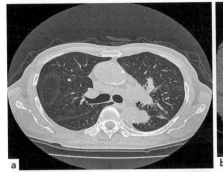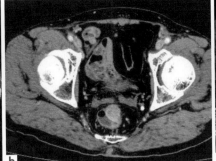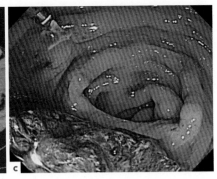

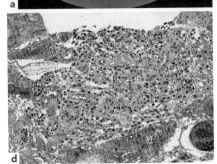

80余岁，男性。主诉：排便时出血。a.肺部单纯CT影像显示，左肺门部肿块伴有淋巴结转移，肺癌。b.骨盆腔增强CT显示，直肠左壁外压型肿瘤。c.内镜显示中部直肠有环1/3周的2型肿瘤。呈黑色。d.活检的病理组织图像。核小体清晰，具有类圆形到椭圆形核，胞体丰富的异型细胞胞巢状增殖的肿瘤，诊断为低分化腺癌。

病程：肺癌伴有直肠、骨转移。经支持对症治疗后，最终死于原发肿瘤

[病例] 前列腺癌的直肠浸润

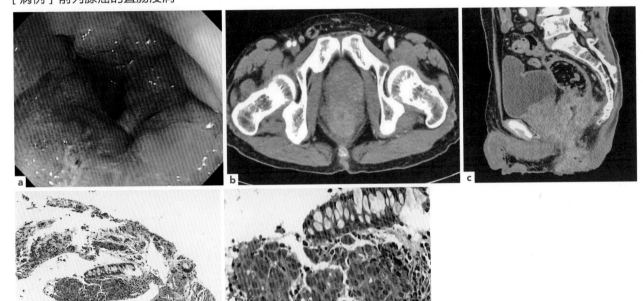

60余岁，男性。主诉：便条变细。a.内镜显示直肠下部有壁外性病变压迫的狭窄。没有溃疡。施行活检。b.骨盆腔增强CT检查怀疑前列腺癌有直肠浸润。c.骨盆腔增强CT显示，直肠中部至下部有不规整的肿块。与前列腺形成一团，界限不清。怀疑是前列腺癌直肠浸润。d、e.泌尿科前列腺活检的病理组织像。核小体明显N/C比高的细胞的乳头状集块，一部分呈索状排列。诊断为前列腺癌直肠浸润。

病程：开始激素疗法6个月后表现出去势耐药抗性，约1年半后死于原发癌

4 放射线诱发的大肠癌

- 癌位于照射区域内，发生率比普通大肠癌高2~3倍，多发生在直肠前壁。
- 容易在放射线治疗后的长时间间隔中发生，多数为10年以上（69%的病例中），黏液癌的发生率很高。病理组织型以黏液癌为高发（26%~58%，通常的大肠癌为10%），伴随放射线性肠炎的占58%。

- 笹屋等报道说，17% 的放射线性肠炎中存在不典型增生，24% 的放射线性肠炎中存在深在囊性结肠炎，由此可能引发癌症。
- 多数预后不良，5 年生存率不到 50%。由于照射导致骨盆内的瘢痕、粘连，手术时容易造成淋巴结清扫困难。

[病例] 宫颈癌进行化疗放疗 20 年后发生的直肠癌

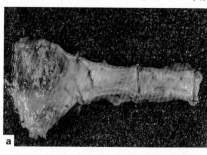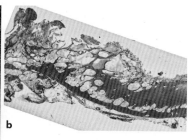

80余岁，女性。主诉：先血后便。病史：21年前，对子宫颈癌进行化疗放疗 [Liniac 50Gy，RALS（remote after loading system）30Gy+5-FU200mg/day，6个月]，直至完全缓解。1年后因放射线性肠炎并发直肠阴道瘘，造乙状结肠瘘。直肠被旷置。第20年原肛门出血，经检查发现旷置直肠有晚期癌，施行直肠切除术（Hartmann法）。术后经过良好，痊愈。a.标本切除。肿瘤大小 50mm×35mm，由浅浸润性溃疡和高度较低的周堤组成的3型晚期癌症。肿瘤口侧的肠管由于放射线肠炎和旷置引起废用性萎缩，肠壁肥厚。b.病理组织图像。从黏膜面固有肌层内发现高分化的肿瘤细胞，伴有明显的黏液潴留，一部分露出浆膜面。非癌部位黏膜萎缩，黏膜下纤维化，动脉玻璃样变性，呈放射线性肠炎样。Ⅱ期（pT4a，pN0，P0，H0，pM0）muc，Ly1a，V0，pDM0，pPM0

放射线诱发癌的依据

（1）在临床上

- 曾经有过对子宫癌的放射线照射。照射野内的其他器官中发生了与子宫癌不同的组织型癌症。也就是说，照射野内发生了直肠癌。放射线照射后已经过了 20 年。
- 发生在直肠前壁，未暴露于粪便中的旷置直肠发生了癌变。

（2）在病理学上

- 是黏液癌。周围黏膜存在癌前病变和异型增生。周围黏膜可见 p53、Ki-67 阳性细胞。

5 肛管 GIST（胃肠间质瘤）

- GIST（Gastrointestinal stromal tumor）是间充质肿瘤的一种，是起源于消化道肌层内的 Cajal 间质细胞的肿瘤。
- 有报道显示，消化道 GIST 是一种间充质肿瘤，占所有消化道肿瘤的 0.5%~1.0%，各部位的发生率为胃 60%~70%，小肠 25%~35%，大肠约 5%，食道约 5%，网膜和肠系膜约 7%。
- 症状为先血后便、贫血、腹痛、肿块等。通过免疫染色 c-kit 阳性即可诊断，据报道，c-kit 阳性率为 80%~95%。
- 近年来，DOG1（Discovered on GIST）在免疫染色中对 GIST 诊断很有用，也有报道，称其灵敏度和特异性超过了 c-kit。
- "GIST 诊疗指南"中有"GIST 治疗手册"，肿瘤直径小于 2cm，如果没有发现恶性，可以局部切除，随访（1 年 1~2 次）即可，对于不完全切除和不能切除的病例，可作为伊马替尼的适应证。

[病例] 肛管 GIST

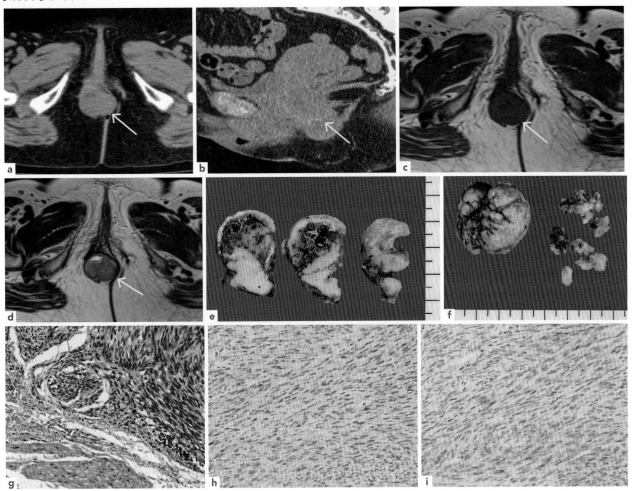

60 余岁，女性。主诉：会阴部皮下触及肿块。a. 骨盆腔 CT 影像在会阴部皮下发现 30mm 大小的和肌肉等密度的边界清晰的肿块（黄箭头），一部分呈变性的低密度区域。b. 骨盆腔 CT 影像发现了疑似钙化的高密度区（黄箭头），但无法识别肿瘤发生部位。c. MRI T2WI 像中肿块边界清晰，边缘平滑，具有低信号被膜的一部分液化变性，有明显的高信号区域（黄箭头）。d. 在 MRI T1WI 像中，肌肉几乎呈现等信号像（黄箭头）。e、f. 切除标本长径 35mm，部分被分割切除，表面覆盖有薄纤维性组织被膜，切除面呈黄白色，部分有出血和囊状变化。g. HE 染色像中具有椭圆形至纺锤形细胞核和弱嗜酸性胞体的长纺锤形细胞呈束状增殖。肿瘤边缘存在已有的平滑肌组织。h. 免疫染色结果为 CD34 阳性。iic-kit 阳性，HHF35 阴性，S-100 蛋白阴性，诊断为 GIST。

根据核分裂像诊断为高危。在监视局部复发的情况下使用伊马替尼进行治疗。经过良好

引用文献

[1] 岡本規博，他. 肛門類基底細胞癌の 1 例. 日本大腸肛門病会誌　57：141-144，2004.

[2] 松田圭二，他. 日本における肛門部腫瘍の集計. 胃と腸　38：1303-1309，2003.

[3] 松田圭二，他. 直腸肛門部の巨大 basaloid carcinoma の 1 例. 胃と腸　38：1326-1331，2003.

[4] Martenson JA, et al. External radiation therapy without chemotherapy in the management of anal cancer. Cancer 71：1736-1740, 1993.

[5] Doci R, et al. Combined chemoradiation therapy for anal cancer. A report of 56 cases. Ann Surg 215：1150-156, 1992.

[6] Ando H, et al. Chemoradiation therapy for squamous cell carcinoma of anal canal cancer：Report of a case. Radiat Med 18：199-203, 2000.

[7] Longo WE, et al. Rare anal canal cancers in the US veteran：Patterns of disease and results of treatment. Am Surg 61：495-500, 1995.

[8] 大腸癌研究会（編）. 大腸癌取扱い規約, 第 9 版. 金原出版, 2018.

[9] 山際裕史，他. 大腸癌における squamous change. 癌の臨　30：233-238，1984.

[10] 西村洋治，他. 稀な大腸悪性腫瘍の臨床 病理学的検討―第 54 回大腸癌研究会アンケート調査報告. 日本大腸肛門病会誌　57：132-140，2004.

[11] 小沢俊文，他. 下行結腸に発生した腺扁平上皮癌の 1 例. Gastroenterol Endosc 48：43-50，2006.

[12] 清水誠治，他. 腺扁平上皮癌. 胃と腸　51：350-353，2016.

[13] Takahashi H, et al. Anal Metastasis of Colo-Rectal Carcinoma Origin：Implications for diagnosis and treatment strategy. Dis Colon Rectum 54：472-481, 2011.

[14] 増田　勉，他．肛門科医に必要な肛門管悪性腫瘍の診断・治療のポイント―その8：肛門部皮膚転移を伴った直腸癌に対して肛門温存が可能であった1例―．臨床肛門病学　8：20-26，2016.

[15] 小泉　亘，他．放射線誘発大腸癌と考えられた1例．Progress of Digestive Endoscopy 81：132-133, 2012.

[16] 笹屋一人，他．子宮癌などに対する放射線治療後に発見された大腸癌の検討．癌の臨　39：557-71，1993.

[17] 川﨑敬次郎，他．空置直腸に発生した放射線誘発直腸癌の1例．日消外会誌　44：617-623，2011.

[18] 板場壮一，他．腫瘍性疾患 GIST．胃と腸　53：1016-1017，2018.

[19] Nigiri GR, et al. Gastrointestinal stromal tumor of the anal canal：an unusual presentation. World J Surg Oncol 5：20, 2007.

[20] Hirota S, et al. Gain-of-function mutations of c-kit in human gastrointestinal stromal tumors. Science 279：577-580, 1998.

[21] 菅井　有，他．Gastrointestinal Stromal Tumor（GIST）の臨床病理と最近の進歩．癌と化療　38：715-721，2011.

[22] 日本癌治療学会，他（編）．GIST 診療ガイドライン，2014 年 4 月改訂 第 3 版．金原出版，2014.

参 考 文 献

[1] 山岡健太郎，他．肛門科医に必要な肛門管悪性腫瘍の診断・治療のポイント（その6）―基底細胞癌および類基底細胞癌について．臨床肛門病学　7：6-11，2015.

[2] 松田圭二，他．肛門管悪性腫瘍の臨床的特徴と治療方針．胃と腸　51：295-308，2016.

[3] 柴地隆宗，他．多発した肛門管類基底細胞癌の1例．日臨外会誌　72：2092-2096，2001.

[4] 増田　勉，他．肛門部皮膚転移を伴った直腸癌に対して肛門温存が可能であった1例．臨床肛門病学　8：20-26，2016.

[5] 渡邊真哉，他．同時性肛門転移で発見された直腸癌の1例．日消外会誌　44：1198-1204，2011.

[6] Takahashi H, et al：Anal Metastasis of Colorectal Carcinoma Origin：Implications for Diagnosis and Treatment Strategy. Dis Colon Rectum 54：472-481, 2011.

[7] 小松健一，他．肛門管 GIST の1例．日臨外会誌　77：1757-1763，2016.

23 | 其他直肠肛门肿瘤性病变

- MALT（Muucosa-associated lymphoid tissue）淋巴瘤是在 1983 年由 Isaacson 等提出的由节外性黏膜关联淋巴组织产生的恶性淋巴瘤。
- 组织学特征是 CCL（Centrocyte-like cell）细胞的存在、淋巴滤泡的存在、浆细胞的浸润、淋巴瘤细胞对腺管的破坏（Lymphoepithelial lesion）。
- 过去主要采用外科治疗方法，但近年来，针对幽门螺杆菌阳性病例，有报道根除幽门螺杆菌、放疗、化疗等治疗方法有效。但是标准的治疗方法还没有确立起来。

1　直肠 MALT 淋巴瘤

[病例] 直肠 MALT 淋巴瘤

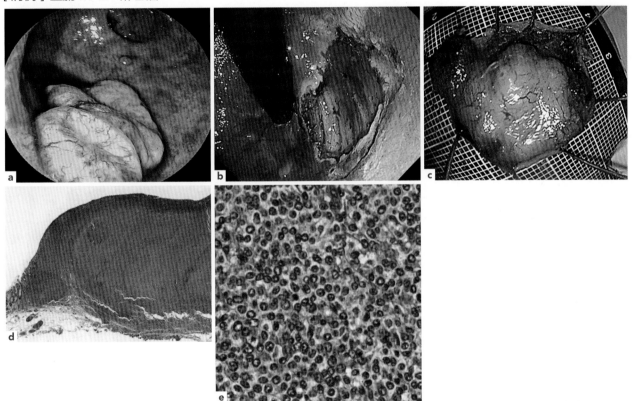

60 余岁，女性。主诉：几天前大便附着粉红色黏液。a. 通过直肠下段的内镜检查，发现了稍硬、表面血管明显的黏膜下瘤样病变。b. 实施 ESD。c. 肿瘤为 29mm×16mm。d、e. 病理组织图像。从黏膜到黏膜下层，从小型到中型的单核淋巴细胞弥漫性增殖。考虑是 MALT 淋巴瘤（其他部位无病变。诊断为 Lugano 国际会议分类 Stage Ⅰ）。
病程：由于深部断端阳性转到血液科。实施利妥昔单抗化疗。经过良好

2　直肠恶性淋巴瘤

- 大肠恶性淋巴瘤是一种罕见的疾病，占大肠恶性肿瘤的0.1%~0.7%，直肠淋巴瘤占大肠淋巴瘤的10%~35%。

- 从组织类型来看，MALT淋巴瘤最多见，弥漫性大B细胞淋巴瘤（Diffuse large B-cell lymphoma，DLB-CL）、T细胞淋巴瘤、滤泡性淋巴瘤的发生率也高。

- 治疗大多以外科治疗为优先，但多数情况下，术后以化疗为主的药物疗法对长期生存极为重要。

- CHOP（环磷酰胺、阿霉素、长春新碱、强的松龙）疗法3~4个疗程＋放疗或CHOP疗法6个疗程。DLBCL、R-CHOP疗法联合利妥昔单抗是标准的治疗策略。关于预后，高级别淋巴瘤、肿瘤直径10cm以上、non-MALT被认为是预后不良因素。

[病例] 回盲部、直肠恶性淋巴瘤

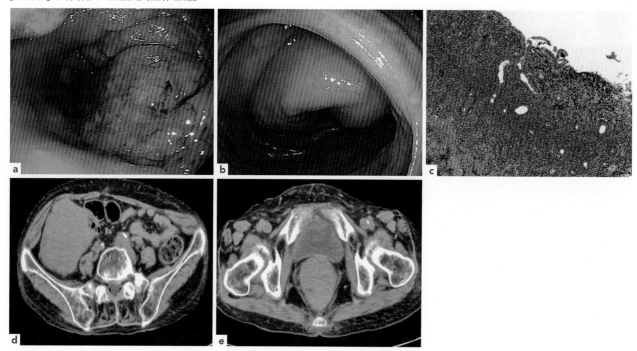

80余岁，女性。主诉：偶尔排便时出血。a.直肠下部有大的SMT样肿瘤。b.回盲部也有较大的SMT样肿瘤。c.回盲部肿瘤的活检病理组织像。在表现细胞高度密集的弥漫性细胞浸润的结肠黏膜中，从黏膜固有层内到黏膜下层也有细胞浸润，虽然不明显，但上皮内细胞浸润也很常见。诊断为恶性淋巴瘤合并B细胞淋巴瘤。d.腹部CT影像显示回盲部有一个较大的密度均匀的肿瘤。e.骨盆部CT影像显示直肠有占据管腔的肿瘤。治疗：死于原发肿瘤

[病例] 肛门周围皮肤恶性淋巴瘤

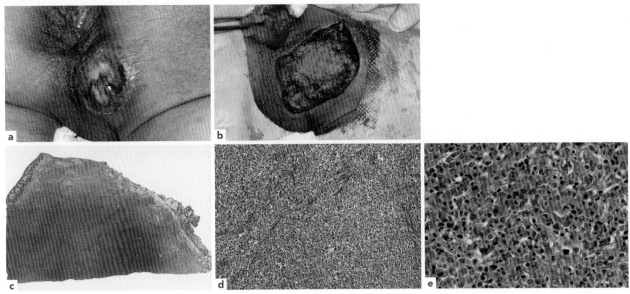

80 余岁，男性。主诉：肛门周围肿胀、疼痛。a. 会阴部右前方有中心部伴有溃疡的肿瘤。b. 在腰椎麻醉下实施肿瘤全切术。c~e. 病理组织图像。肛门周围，从真皮到皮下组织，伴有溃疡形成的长径 40mm 大的肿瘤，由卵圆形至多边形或短纺锤形细胞增生组成，有多数中性粒细胞和嗜酸性粒细胞浸润。肿瘤核大小不一，肿瘤边界稍不清晰，断端呈阴性。通过免疫染色诊断为皮肤原发间变性大细胞淋巴瘤。

病程：切除后，施行放疗痊愈

3　恶性末梢神经鞘瘤

- 恶性末梢神经鞘瘤（Malignant peripheral nerve sheath tumor，MPNST），发病率为每 10 万人中 1 人，好发于 25~50 岁人群，占恶性软组织肿瘤的 5%~10%。

- 临床大致分为孤立性、并发神经纤维瘤Ⅰ型、放射线治疗后继发型。好发部位在四肢近端、躯干、颈部，骨盆内发生极为罕见。

- 诊断是根据病理组织学，在影像诊断中，MRI 检查是边界不清晰、不规则增强的肿瘤，在 FDG-PET 检查中摄取高代谢。但是，即使是良性细胞密度高的神经鞘肿瘤，FDG 的吸收值也容易增高，因此良恶性的鉴别诊断是困难的。

- 包括肿瘤被膜在内的外科切除是治疗手段。放疗、化疗的有效性尚不明确。预后方面，有报道称 5 年生存率为 16%~39%，肿瘤直径 7cm 以下为孤立性。

［病例］直肠旁恶性神经鞘瘤

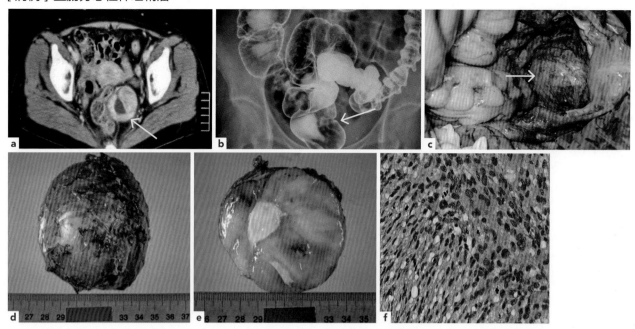

50 余岁，女性。主诉：肛门痛、左下肢痛。a. 骨盆腔增强 CT 在直肠左侧发现长径 10cm 大的肿块（黄箭头），大部分显示为强化，内部呈囊状，怀疑为神经源性肿瘤。b. 灌肠 X 线图像，黄箭头部发现了来自壁外的压迫。c. 术中骨盆部位。肿瘤在直肠左侧后腹膜腔（黄箭头）与左骨盆神经丛处，固定。d、e. 切除标本为长径 72mm 的实质性肿块。f. 病理组织图像。肿瘤细胞在致密的纺锤形细胞中成束状增殖，发现黏液、水肿状的变性，也发现多核肿瘤细胞，在各种免疫组织染色检查中仅神经丝蛋白（Neurofilament，NF）为阳性，核分裂像 7cells/HPF，诊断为左侧骨盆神经源性恶性末梢神经鞘瘤。
病程：在开腹手术下施行肿块切除术。经过良好，痊愈。

引用文献

[1] Isaacson P, et al. Malignant lymphoma of mucosa-associated lymphoid tissue. A distinctive type of B-cell lymphoma. Cancer 52：1410-1416, 1983.
[2] 白川晴章，他．放射線単独療法にて完全寛解した直腸 MALT リンパ腫の 1 例．胃と腸　41：372-377，2006.
[3] Swerdlow SH, et al（eds）. WHO Classification of Tumours of Haematopoietic and Lymphoid Tissues, 4th ed. IARC, Lyon, 2008.
[4] Nakamura S, et al. Primary gastrointestinal lymphoma in Japan：A clinicopathologic analysis of 455 patients with special reference to its time trends. Cancer 97：2462-2473, 2003.
[5] 中村昌太郎，他．直腸悪性リンパ腫．胃と腸　53：1004-1006，2018.
[6] 森　康明，他．大腸悪性リンパ腫．日臨 別冊消化管症候群（下）　12：192-194，2009.
[7] 小椋美知則．腸管悪性リンパ腫の治療―内科的治療．胃と腸　41：338-344，2006.
[8] 岩下明徳，他．原発性大腸悪性リンパ腫の臨床病理学的検索．胃と腸　30：869-886，1995.
[9] 尾原伸作，他．非神経線維腫症の患者にみられた骨盤内悪性末梢神経鞘腫の 1 例．日消外会誌　46：156-162，2014.

24 | 导致息肉的遗传性疾病

- 与消化道息肉和大肠癌相关的疾病有 Lynch 综合征、家族性大肠息肉病、Peutz-Jeghers 综合征、Cowden 病、遗传性黑色素瘤等。
- 今后，通过在临床实践中发现未发病的基因变异携带者，采取癌症预防措施，将有可能降低癌症死亡率。

有代表性的遗传性肿瘤和致病基因

疾病名称	相关主要肿瘤	致病基因
遗传性乳腺癌、卵巢癌综合征	乳腺癌、卵巢癌、前列腺癌、胰腺癌	BRCA1、BRCA2
Lynch 综合征	大肠癌、子宫体癌、卵巢癌、小肠癌、肾盂及输尿管癌、胃癌、胆道及胰腺癌	MLH1、MSH2、MSH6、PMS2
家族性息肉病	大肠癌、胃癌、十二指肠癌	APC
Li-Fraumeni 综合征	骨软组织肉瘤、乳腺癌（尤其是年轻人）、脑瘤、肾上腺皮质瘤、白血病	TP53
Peutz-Jeghers 综合征	消化道息肉病、消化器官癌、宫颈腺型恶性肿瘤、卵巢肿瘤、胰腺肿瘤、精索肿瘤、乳腺癌	STK11
Cowden 综合征	甲状腺肿瘤、乳腺肿瘤、子宫体癌	PTEN
视母细胞瘤	视母细胞瘤、骨肉瘤、肉瘤	RB1
多发性内分泌肿瘤（MEN）1 型	垂体、甲状旁腺等肿瘤 / 增生	MEN1
多发性内分泌肿瘤（MEN）2 型	甲状旁腺功能亢进症、嗜铬细胞瘤	RET
Von Hippel-Lindau 综合征	脑肿瘤，视网膜血管瘤，小脑、延髓、脊髓等中枢神经的血管母细胞瘤，肾、胰、肝、肾上腺等囊肿 / 肿瘤	VHL
Wilms 肿瘤（肾母细胞瘤）	肾肿瘤、泌尿生殖器系统、肌肉、骨骼系统等畸形	WT1, WT2
遗传性黑色素瘤	黑色素瘤、胰腺癌	p16
遗传性乳头状肾细胞癌	乳头状肾细胞癌	MET

［平沢　晃，他. 遗伝性腫瘍・家族性腫瘍. 日医師会誌　147：1401-1405，2018 を参考に作成］

1 Peutz-jeghers 综合征（黑色素沉着 – 息肉综合征）

● Peutz-Jeghers 综合征是一种以肠道错构瘤性息肉为主体的常染色体显性遗传性疾病。

● 特征是消化道发生错构瘤性息肉，口唇、手脚有特殊的色素沉着。

● 息肉可发生在食道以外的所有消化道，以大肠居多，其次是小肠，胃和十二指肠也可发生。随着生长、数量和大小不固定。

● 恶性肿瘤的发病率依次为大肠、胃、空、回肠、十二指肠，消化道外以胰腺癌、乳腺癌、子宫癌居多。

● 症状是腹痛和出血，肠套叠引起的肠梗阻症状等。

● 有症状的息肉和怀疑癌变的病例需要切除。也有人认为长径 10~20mm 的息肉应切除。60 岁之前的大肠癌发病率为 20%~30%，建议从 20 岁开始每 2 年进行一次筛查。

[病例] Peutz-jeghers 综合征（黑色素沉着 – 息肉综合征）

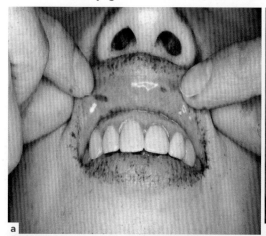
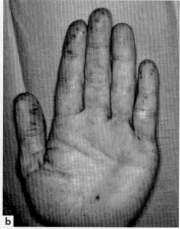
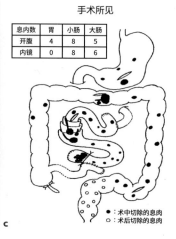

手术所见

息肉数	胃	小肠	大肠
开腹	4	8	5
内镜	0	8	6

● ：术中切除的息肉
○ ：术后切除的息肉

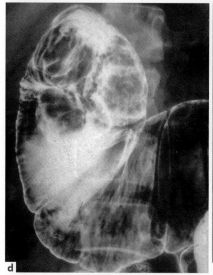
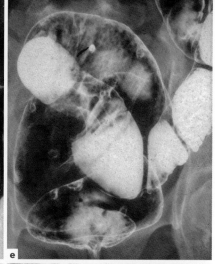
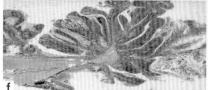
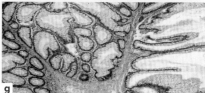

30 余岁，女性。主诉：右下腹痛。a、b. 口唇、手指上有褐色的色素沉着。c. 通过手术观察，在大肠和小肠全程区域发现了息肉。d、e. 灌肠 X 线影像显示，直肠、乙状结肠、横结肠、小肠内有多发大小不等的息肉。f、g. 切除息肉的病理组织图像。黏膜上皮的过度肿瘤形成是其特征，观察到从黏膜固有层开始的平滑肌纤维束呈树枝状增生。

家族史：父亲肺癌，母亲胃息肉。

既往史：0 岁因肠套叠切除部分小肠，10 余岁因肠梗阻切除部分小肠。病史：20 余岁时被其他医生诊断为 Peutz-Jeghers 综合征。20 岁后半期诊断出胃息肉。本次右下腹痛相关检查中，诊断出胃、大肠的多发性息肉。患者希望接受手术而在笔者所在医院就诊。化验除了低蛋白血症（TP 5.4g/dL）以外没有其他变化。

治疗：开腹后，没有进行肠段切除，而是在胃、小肠、结肠切开小切口，用手、内镜切除了 4 个胃息肉、16 个小肠息肉、11 个结肠息肉。息肉都是错构瘤

2　Cowden 病（多发性错构瘤综合征）

- Cowden 病是一种以口腔内乳头状瘤、面部外毛根鞘瘤、四肢角化性丘疹等皮肤、口腔黏膜病变为特征的疾病。
- 常与消化道息肉病合并存在。在皮肤、乳腺、消化道、甲状腺、中枢神经、泌尿生殖道等全身各脏器发生多发性错构瘤综合征。
- 常染色体显性遗传性疾病，与 PTEN（Phosphatase and tensin homolog deleted on chromosome）基因的变异有关，散发病例也不少，有报道称 20 万人中有 1 人发生。
- 有很高的并发脂肪肝和肝硬化的发生率，40% 伴发恶性肿瘤。
- 消化道的息肉多种多样，是一种肿瘤性息肉、增生变化、神经节细胞瘤、腺瘤等。
- 大肠息肉的大小可以达数毫米大，白色，多分布于直肠至乙状结肠区域。
- 内镜下呈增生性结节样，食道上也可见息肉。其病理组织图像是糖原棘皮症。
- 由于目前还没有成熟的治疗方法和恶性肿瘤的预防方法，因此有必要对各脏器的恶性肿瘤进行早期发现。

[病例] Cowden 病（多发性错构瘤综合征）

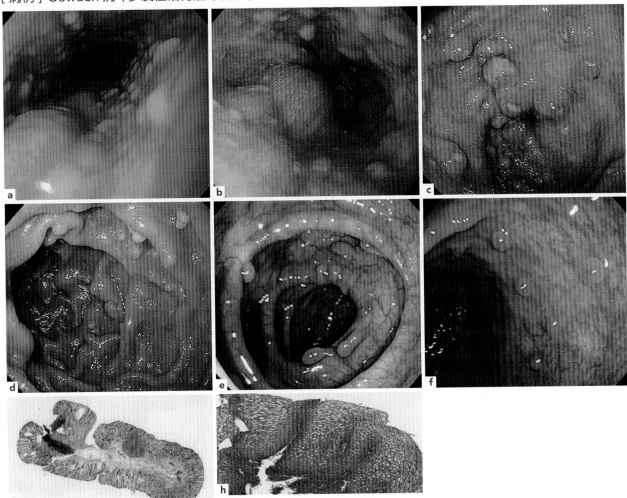

50 余岁，男性。主诉：无特别之处。40 余岁时通过检查诊断出 Cowden 病。a. 食道的多发性息肉。b. 食道下段黏膜下肿瘤。c. 幽门口多发息肉。d. 十二指肠降段的多发息肉。e. 横结肠多发息肉。f. 直肠多发息肉。g. 内镜切除的乙状结肠息肉的病理组织图像显示为增生性息肉。h. 内镜切除的食管息肉的病理组织图像为糖原棘皮症。其他还有脂肪肝、胆囊息肉、肝血管平滑肌脂肪瘤、四肢角化性丘疹、口腔内乳头瘤、马尾肿瘤。另外，因口腔内乳头瘤和马尾肿瘤正在接受切除手术。
病程：并发脑肿瘤，施行切除术，确诊是胶质母细胞瘤。CRT 实施术后复发，再手术，再实施 CRT 后在术后第 1 年 7 个月因脑肿瘤而去世

3 Cronkhite-Canada 综合征（息肉 - 色素沉着 - 脱发 - 指甲营养不良综合征）

- Cronkhite-Canada 综合征是一种极其罕见的非遗传性疾病，在患有消化道息肉病的同时多处伴有皮肤色素沉着、脱发、指甲萎缩等特征性皮肤症状。

- 多发生于 60 余岁的男性，是以腹泻为主要症状的原因不明的蛋白质丢失性疾病。这种蛋白质丢失会引起多种疾病。

- 形成原因与压力和自身免疫有关。

- 治疗是对症治疗，如肾上腺皮质激素、抗肾上腺素药、营养疗法、抗炎药、免疫调节药等。

- 由于大肠腺瘤和癌症的伴发率高，需要定期检查。

[病例] Cronkhite-Canada 综合征（息肉 - 色素沉着 - 脱发 - 指甲营养不良综合征）

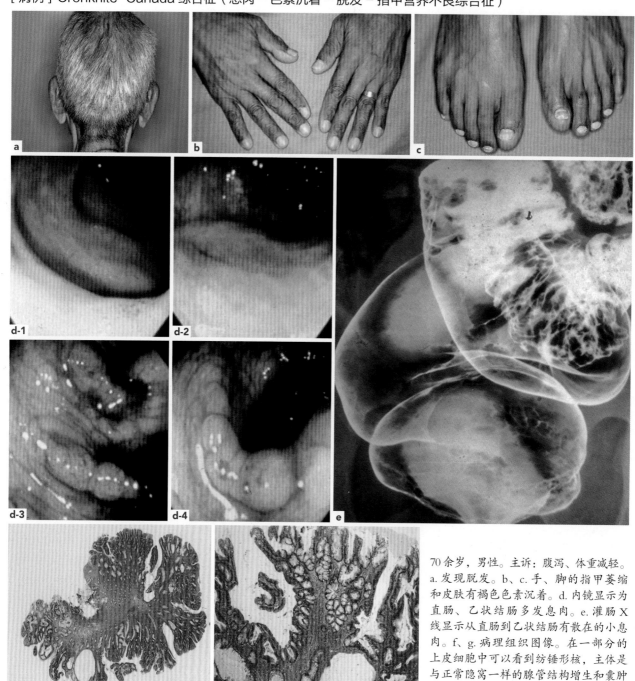

70 余岁，男性。主诉：腹泻、体重减轻。a. 发现脱发。b、c. 手、脚的指甲萎缩和皮肤有褐色色素沉着。d. 内镜显示为直肠、乙状结肠多发息肉。e. 灌肠 X 线显示从直肠到乙状结肠有散在的小息肉。f、g. 病理组织图像。在一部分的上皮细胞中可以看到纺锤形核，主体是与正常隐窝一样的腺管结构增生和囊肿样扩张，诊断为再生性增生的息肉

4 家族性大肠息肉病

- 家族性大肠息肉病（Familial adenomatous polyposis，FAP）是大肠中发生 100 个以上腺瘤的常染色体显性遗传疾病，致病基因为 APC 基因。

- 息肉在 10 岁前后开始发生，以后随着时间的推移，数量和大小都增加、增大。15 岁左右，息肉开始癌变，40 岁左右约 50% 癌变，60 岁以前 90% 以上发生癌变。

- 小肠也有腺瘤的发生。另外，还应注意胃的息肉、胃癌、十二指肠多发腺瘤、十二指肠乳头附近癌、子宫癌、卵巢癌、颅骨瘤、眼底色素上皮肥厚等伴随病变。

- 大肠病变的治疗，大肠全切除、回肠储袋肛管吻合是基本手术方案。

- 手术时间一般选择在大肠癌发生比较罕见的 20 岁之前进行。

[病例] 家族性大肠息肉病

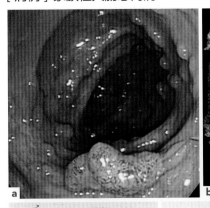
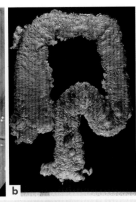
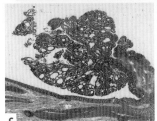
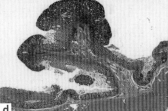
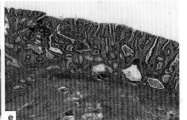

10 余岁，男性。主诉：排便时出血。a. 通过内镜发现了全大肠多发的、大小不等的息肉。在降结肠的息肉中发现了高分化型腺癌（黏膜癌）。b. 在切除标本上发现了全大肠多发的、大小不等的息肉。c~e. 病理组织图像。c、d 是有蒂息肉，腺瘤。e 为大息肉，腺管早期闭合，腺腔坏死。是高分化型管状腺癌、黏膜癌。
病程：10 余岁时因排便时出血而就诊。祖父、父亲、哥哥、姐姐有大肠息肉、癌症。施行大肠详细检查。诊断为家族性大肠息肉病。有息肉增大的倾向，20 余岁施行大肠次全切除术、回肠储袋肛管吻合手术。术后 10 余年，病程良好

引用文献

[1] 平沢 晃，他. 遺伝性腫瘍·家族性腫瘍. 日医師会誌 147：1401-1405，2018.
[2] 前田 清，他. Peutz-Jeghers 症候群. 日臨 別冊消化管症候群（下） 12：224-226，2009.
[3] 浅野光一，他. Peutz-Jeghers 症候群. 八尾恒良（監），「胃と腸」編集委員会（編）.胃と腸アトラスⅡ 下部消化管，第 2 版. 医学書院，pp493-495，2014.
[4] Van Lier MG, et al. High cancer risk in Peutz-Jeghers syndrome：a systematic review and surveillance recommendations. Am J Gastroenterol 105：1258-1264，2010.
[5] 米野和明，他. Cowden 病. 胃と腸 52：799-801，2017.
[6] Liaw D, et al. Germline mutations of the PTEN gene in Cowden disease, an inherited breast and thyroid cancer syndrome. Nat Genet 16：64-67，1997.
[7] 廣瀬靖光，他. 過誤腫性ポリポーシス—Cowden 病の長期経過. 胃と腸 45：2085-2092，2010.
[8] Pilarski R. Cowden syndrome：a critical review of the clinical literature. J Genet Couns 18：13-27，2009.
[9] 河内修司，他. Cowden 病. 日臨 別冊消化管症候群（下） 12：231-234，2009.
[10] 平田 敬，他. Cronkhite-Canada 症候群. 胃と腸 52：806-811，2017.
[11] 岩間毅夫. 家族性大腸腺腫症. 日臨 別冊消化管症候群（下） 12：205-207，2009.
[12] 松本主之，他. 家族性大腸腺腫症. 八尾恒良（監），「胃と腸」編集委員会（編），胃と腸アトラスⅡ 下部消化管，第 2 版. 医学書院，pp682-685，2014.

25 直肠内异物

- 除医疗行为外，大多数直肠内异物是因误食的异物或因性嗜好插入的异物。
- 因此在问诊中很难正确把握病程经过和症状。
- 口服异物包括误食 PTP 片、假牙，以及食品内的异物等，从肛门插入直肠的异物包括蔬菜、瓶子、塑料容器、性玩具等，大小也各不相同。
- 经肛门插入时，有肛管并发直肠损伤的危险，需要进行内镜和 CT 等详细检查。
- 在清除异物时，为了避免引起新的肠管、肛管损伤等并发症，必要时应在麻醉下进行，有时还应在开腹下小心安全地取出异物。
- 取出异物后也要注意迟发性并发症。

[病例] 直肠内异物①

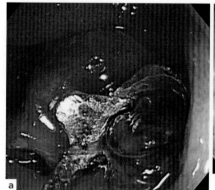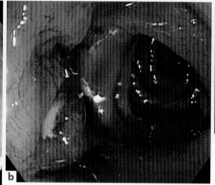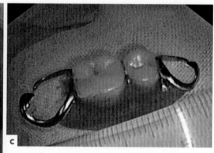

70余岁，男性。主诉：排便时出血。a. 通过直肠肛门指诊触到异物，内镜检查发现是假牙。b. 直肠肛管有疑似假牙引起的溃疡形成，出现轻度出血。c. 通过肛门镜用钳子拔出异物

[病例] 直肠内异物②

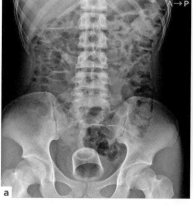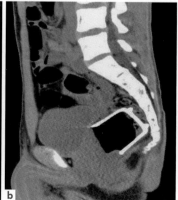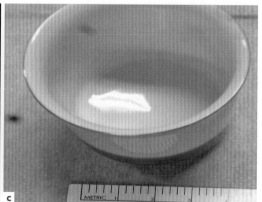

20余岁，男性。主诉：将酒杯放入直肠内。a. 腹部 X 线图像发现异物。b. CT 影像显示虽有异物，但未发现肠管损伤。c. 取出的酒杯。

经过：患者因"用酒杯撑开肛门，塞进去取不出来"而就诊。经仔细检查确认肠管没有损伤后，在腰椎麻醉下将肛管扩张后取出酒杯

[病例] 直肠内异物③

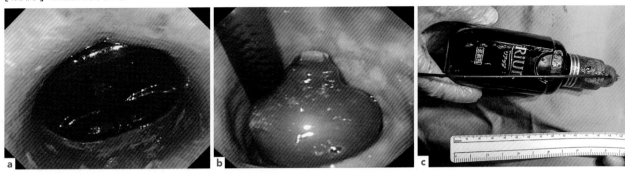

50余岁，男性。主诉：将塑料容器从肛门插入，拔不出来。a. 内镜发现阻塞在直肠中部的聚乙烯容器。b. 在腰椎麻醉下检查，确认肠管没有损伤。由于采用内镜发现容器底部没有可以握持的部位，所以将镜子移向肛门口侧，用钳子握持异物头部前端，将肛管扩开而移除异物。c. 被取出的塑料容器

[病例] 直肠内异物④

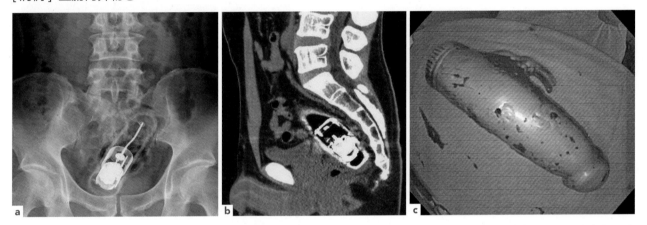

40余岁，男性。主诉：肛门里塞入成人用品，拔不出来。a. 腹部X线图像显示异物在骨盆内。b. 骨盆腔CT图像发现异物，但未发现肠管穿孔。c. 在内镜下用钳子夹持住、取出异物。

经过：前一天，患者把成人用品插入肛门里娱乐的时候，成人用品钻进了直肠。想用自己的手指取出来，但出血了，取不出来，只好求诊。CT检查确认没有肠穿孔等并发症，在腰椎麻醉下用内镜观察。用器械把肛管撑开将异物取出

[病例] 直肠内异物⑤

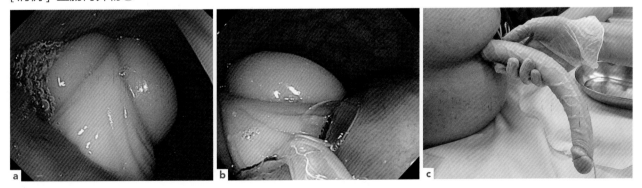

10余岁，男性。主诉：放在直肠里的成人用品拿不出来。a. 通过内镜观察龟头样异物的周边。b. 用圈套器套住后拖到肛门外。c. 用手除去异物

26 | 肛门直肠外伤

- 以肛门痛为主诉而就诊的患者，在没有特殊病史的情况下，应仔细检查异物（鱼骨等）穿通的可能性。
- 肛管上看似很小的伤口也有可能导致脓肿形成或肠穿孔，应进行适当的检查（内镜、CT 等）以明确有无并发症。如果发现晚了的话有可能会加重，需要注意。
- 根据外伤的病情进行适当的治疗。有时也需要施行肠造口手术。

[病例] 混入食物中的木片刺伤肛管

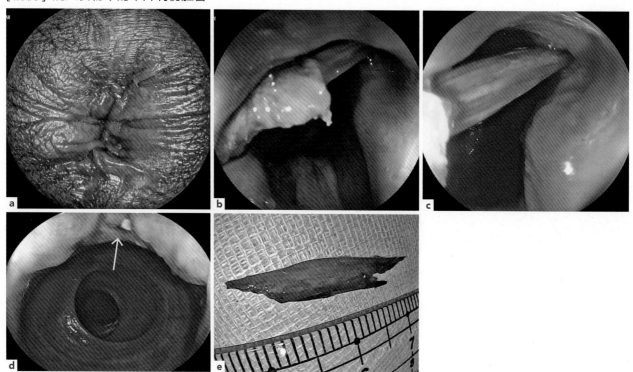

80 余岁，男性。主诉：早上突然肛门痛。a.肛门边缘有轻度肿胀。通过指诊发现异物触到肛管。b、c.内镜检查发现有异物刺入肛管，通过充气扩张得以清除。d.黄箭头是木片刺入部。e.刺入的木片。
经过：只取出异物便治愈了肛周脓肿

[病例] 肛门外伤形成脓肿

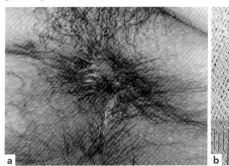 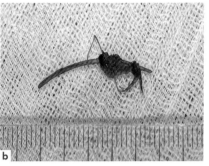

70余岁,男性。主诉:肛门疼痛和肿胀。a.肛门边缘有发红、肿胀、压痛。诊断肛周脓肿,在腰椎麻醉下施行切开、排脓。b.脓肿切口发现的鱼刺。

经过:几天前有吃鱼的经历。因突然肛门痛来院就诊。脓肿切开、排脓时发现鱼刺,摘除后治愈,未形成肛瘘

[病例] 由于误食 PTP 导致肛周脓肿

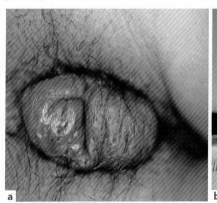 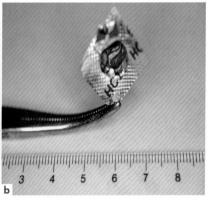

80余岁,男性。主诉:几天前开始肛门疼痛和肿胀。a.肛门边缘有较大的囊肿状隆起性病变,诊断为脓肿。b.腰椎麻醉下切开、排脓。PTP(药物铝箔包装)和脓一起排出。

经过:服药时因"不小心误食"PTP导致肛管撕裂。感染引起肛门周围脓肿发病。取出异物,没有形成肛瘘,痊愈

[病例] 由于误饮 PTP 导致直肠撕裂伤

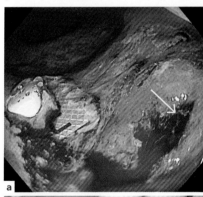 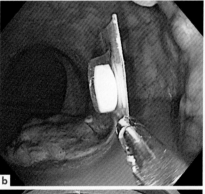 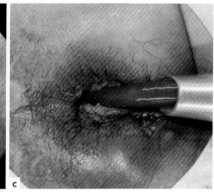

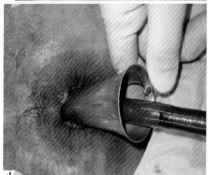 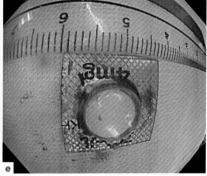

70余岁,男性。主诉:排便时肛门疼痛、出血。a.用指诊触摸异物。内镜检查发现有PTP,溃疡(黄箭头)出血。b.用活检钳夹住PTP。c、d.通过插入的肛门镜,在不损伤肛管的情况下取出了PTP。e.被回收的"不小心误饮"的PTP

[病例] 灌肠导致肛管穿孔

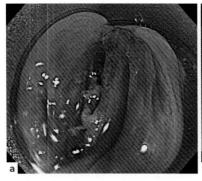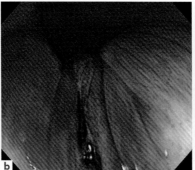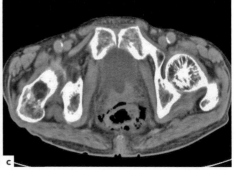

80余岁，男性。主诉：便秘、肛门痛。a.肛门镜检查发现肛管有小裂伤，轻度出血。b.肛管的内镜影像发现了穿孔部位。c.CT图像显示直肠周围有游离气体。

经过：由于大便不畅，自己进行了灌肠，紧接着肛门痛并出血，第二天就诊。经内镜检查和CT检查，诊断为直肠肛管穿孔。实施了造口术。3个月后通过内镜检查，穿孔部位愈合，之后关闭了造口

[病例] 灌肠导致肛管穿孔

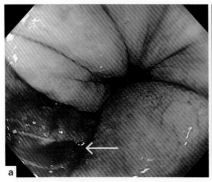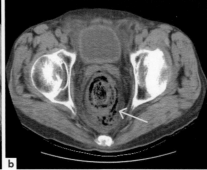

70余岁，男性。主诉：便秘、灌肠后出血。a.内镜检查发现，在肛管黄箭头的部位灌肠时插导管形成外伤。b.骨盆腔CT显示直肠周围有游离气体（黄箭头），诊断为灌肠引起的直肠穿孔。

经过：有对便秘施行灌肠的病史。因为有肛门出血而就诊。发热、肛门痛，用抗生素药物、禁食、输液，经过约2周的保守治疗。病情好转，第3周出院

[病例] 淋浴水管导致直肠穿孔

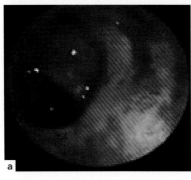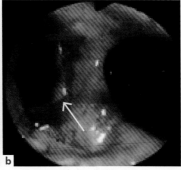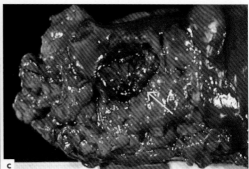

60余岁，男性。主诉：突然腹痛。a.直肠下段内镜显示有出血。b.内镜显示直肠中部有很大的穿孔（黄箭头）。c.切除标本中发现直肠有较大穿孔溃疡（黄箭头）。

经过：为了治疗便秘，把淋浴头取下来，把水管部分从肛门插入，注入水排便。由于水压变强，突然出现腹痛。伴有肛门出血而就诊。诊断为外伤性直肠穿孔，施行直肠切除术。经过良好出院

引用文献

[1] 川島市郎，他. 魚骨による肛門周囲膿瘍の1例. 日本大腸肛門病会誌　66：194-198, 2013.

[2] 北山大裕. 直腸肛門の稀な病気. 辻仲康伸（監）. 大腸肛門病ハンドブック. 医学書院, pp307-342, 2011.

27 | 直肠阴道瘘

- 直肠阴道瘘有先天性和后天性之分，指阴道和直肠两上皮表面之间形成的瘘管。
- 病因有外伤、分娩时损伤、医源性、暴力、异物、炎症性肠病（溃疡性结肠炎、Crohn 病）、骨盆内放射线照射治疗、肿瘤（直肠肛门癌、子宫癌、阴道癌）、血液疾病（白血病）、感染性疾病（直肠肛门周围脓肿）、先天性疾病等。
- 治疗方面，可以进行瘘管封闭术，高位可以选择开腹手术，低位可以选择会阴手术。
- 关于手术时间，众说纷纭，分娩后的小瘘管约半数会自愈，也有人建议半年左右的随访期。会阴的手术入路有经肛门、经阴道、经会阴的手术。
- 瘘管的封闭采用分层缝合封闭法、瘘管剔除法、直肠推移瓣修复法、瘘管封堵等修复术等。

根据直肠阴道瘘瘘口的高度进行分类（Philip 的分类）

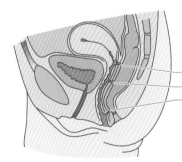

高位（High）：阴道侧的瘘口在阴道后穹隆或宫颈附近
中位（Middle）：低位和高位之间
低位（Low）：直肠一侧的瘘管开口在齿状线上或稍靠近肛门口的一侧，阴道侧瘘口在阴唇系带处

[Gordon PH，et al. Rectovaginal Fistula. Principles and Practice of Surgery for the Colon, Rectum, and Anus, 3rd ed. CRC Press, Boca Raton，2007 を参考に作成]

[病例] 分娩后直肠阴道瘘①

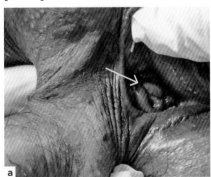

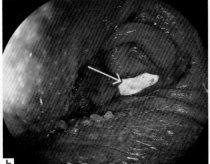

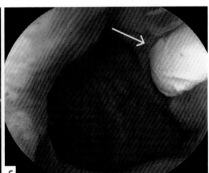

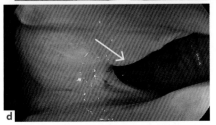

20 余岁，女性。主诉：产后阴道排气、排便。a、b.直肠指诊显示阴道后壁有穿孔部（黄箭头）。c、d.通过阴道指诊，在肛门括约肌正上方的前壁发现了一个很大的瘘口（黄箭头），食指很容易就能进入直肠。诊断为低位直肠阴道瘘。产后直肠阴道壁松弛改善半年后，在腰椎麻醉下经肛门、经阴道层层缝合，将瘘管封闭，病情痊愈

[病例] 分娩后直肠阴道瘘②

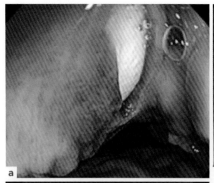
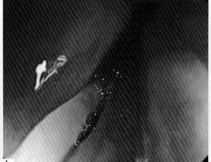
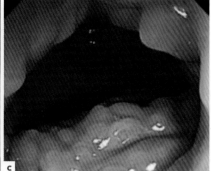
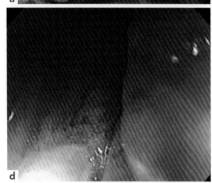

30余岁，女性。主诉：阴道排出大便。a. 直肠指诊，阴道一侧可见手指。b. 通过阴道的指诊，可以看到直肠侧的手指。c. 在腰椎麻醉下，经肛门、经阴道层层缝合，封闭瘘管，已治愈的阴道侧瘘管闭合部。d. 愈合的直肠侧瘘管闭合部。经过：前两个孩子经阴道分娩。生下第二个孩子一年半后，阴道开始出现便样物。因怀第三胎来产科就诊，诊断为直肠阴道瘘。剖腹产第三胎，待腹壁恢复，施行根治术。痊愈

引用文献

[1] 辻仲康伸. 直腸腟瘻の診断と治療. 辻仲康伸（監）. 大腸肛門病ハンドブック. 医学書院，pp213-221，2011.

[2] 稲垣水美，他. 一期的修復が可能であった分娩後直腸腟瘻の1例. 臨床肛門病学 2：101-105，2010.

[3] 洲之内廣紀. 外傷，腸軸捻転，胆管内異物，直腸壁瘻. 武藤徹一郎（編）. 大腸・肛門外科. 朝倉書店，1999.

[4] Gordon PH, et al. Rectovaginal Fistula. Principles and Practice of Surgery for the Colon, Rectum, and Anus, 3rd ed. CRC Press, Boca Raton, 2007.

第Ⅲ篇

问与答

内科医生、内镜医生想知道的问与答

Q1
患者所说的"痔、肛裂"是疾病名称吗？

A1
很多患者因为肛门肿胀，所以说自己有"痔"；因排便时疼痛出血，所以说自己有"肛裂"。因此，与其说"痔、肛裂"是疾病名称，不如说是症状表现。

Q2
我是内科医生。向患者说明"内痔、外痔和息肉都属于痔疮"，有问题吗？

A2
可以解释为"痔疮"，但比起有什么症状，患者的日常生活中痛苦与否是更重要的，所以在实施 2~4 周的保守性治疗还无法得到改善的情况下，请推荐患者前往专科就诊。

Q3
大便潜血阳性进行肠镜检查，若无异常可以说明是痔疮吗？

A3
大便潜血阳性的人进行大肠内镜检查，发现癌症的概率是 2%~4%。其他出血来源不明。解释说"排便时有活动性出血的话是肛裂或者内痔的可能性很大"比较合适。

Q4
如何应对排便时出鲜血？

A4
通过视诊、指诊，最好是肛门镜检查，发现内痔、肛裂等出血性病变后，首先开始使用栓剂等进行治疗，观察 2~4 周。并且建议尽早施行直肠乙状结肠镜，或大肠内镜来查找有无肿瘤性病变。另外，如果出血不止，建议转诊至专科医生处。

Q5

针对痔疮出血，内科医生可以用 EVL 止血吗？那之后需要咨询外科医生吗？

A5

如果你是熟悉 EVL 的医生，可以用 EVL 止血。EVL 后疼痛时，应实施局部麻醉或转介给专科医生。EVL 后如果症状好转的话，可以考虑观察病程。

Q6

痔疮是什么？

A6

在肛门及其周围出现的突出的东西被称为"痔疮"，一般认为多指内痔。

Q7

内痔和外痔有什么区别？

A7

关于痔疮，齿状线以上的直肠上静脉丛曲张而形成的是"内痔"，齿状线以下的直肠下静脉丛曲张而形成的是"外痔"。

Q8

疼的是内痔吗？还是外痔？

A8

除血栓性内、外痔外，内痔和外痔都很少引起疼痛。

Q9

通过肛门部的内镜反转观察发现内痔的时候，会不会有"这个是不是该介绍给外科比较好"的观察结果呢？

A9

插入内镜时如果有明显的脱出和出血的话，建议联系专科医生会诊。另外，关于脱出，施行内镜观察时，有即使很小也会脱出的病例，也有即使很大也不会脱出的病例。对于内痔的诊断和治疗来说，重要的是在插入内镜前了解是否有出血、脱出、疼痛等症状，以及这些症状在日常生活中是否痛苦。插入或拔出内镜时，要仔细观察肛管，如果确定除痔疮以外没有其他疾病引起上述症状，就开始痔疮的治疗（栓剂和便秘的治疗等）。即使有症状，如果对患者的日常生活没有影响，也可以由内科医生通过开栓剂等处方来治疗，观察病情的发展。

Q10

什么时候需要内镜反转观察呢？另外，有窍门吗？

A10

我并不认为所有的病例都需要内镜反转观察。指诊无异常，通常在插入和拔出内镜时应注意观察，如肛管无异常则应拔出。如果在指诊中感到异常，或者在内镜检查前的肛门镜检查中发现微小病变时，建议反转观察。手术方面，如果可能的话，选择细径且柔软的内镜。将内镜拔出至直肠壶腹部，通过充气使直肠扩张，将角度放满，一边转动内镜一边慢慢插入，就可以安全反转观察而不损伤直肠壁。反转的话使内镜旋转反复插入、拔出肛管上部，可以全面观察肛管上部。

Q11

有不建议内镜反转观察的情况吗？在常规检查中也需要内镜反转观察吗？

A11

对于身材矮小且直肠腔狭窄的人，内镜反转操作很困难，有可能造成损伤，所以最好不要实施。对于炎症性肠病，特别是直肠病变为中度以上的溃疡性大肠炎病例和伴有直肠狭窄的克罗恩病病例最好不要实施。常规检查时，在指诊、肛门镜检查无异常，常规观察无异常时考虑不做。

Q12

有没有"这种程度的话，还是去内科吧！"的检查结果？

A12

没有。但是，如果内科医生在问诊时发现异常，请务必进行肛门视诊和指诊。比如痔疮，如果痔疮的诊断被确定，保守治疗很轻松的话，我认为可以继续进行治疗。在继续治疗的过程中，也要通过问诊来检查症状的变化，如果有变化，一定要进行肛门视诊和指诊。另外，即使症状没有变化，也建议1年做几次视诊和指诊。

Q13

如何选择软膏治疗内痔呢？

A13

"肛门疾病的外用药"（⇒ p. 63）中列出了各种软膏的成分、作用、功效和效果。以这些为参考给药，根据治疗过程考虑是继续还是变更。一般来说，应该避免使用含有类固醇的药物。如果疼痛、出血、肿胀等急性期症状减轻了，就改用不含类固醇的药物。如果症状消失的话，可以考虑停止治疗。

Q14

"痔"有手术适应证吗？

A14

广义的"痔"多指"痔疮""肛裂""肛瘘"。每种疾病都有手术适应证。请参照各治疗方案（内痔：p.77，裂肛：p.88，肛瘘：p.101）。

Q15

如何掌握内痔的手术适应证呢？

A15

一般来说，Goligher 分类 III ～ IV 度即使进行保守治疗也不会减轻，可以认为是导致贫血的持续出血的原因。

Q16

请告诉我关节内镜对内痔的 ALTA 疗法。

A16

在学会、研究会、论文等中发表了内镜下 ALTA 疗法的手术，这些手术并不是讲习会指导的"二酮四阶段注射法"。但是，我们可以在内镜下将二酮注入内痔核内，作为硬化疗法的效果值得期待。

Q17

肛门息肉需要活检吗？

A17

由于多发生在肛管的感觉神经区域，活检时会伴有疼痛。考虑到诊断和治疗，最好在麻醉下进行作为完全活检的局部切除手术。多数发生在鳞状上皮上的息肉，也有鳞状上皮癌和恶性黑色素瘤，需要仔细观察。

Q18

活检后出血怎么办？

A18

一般情况下，活检后不会出现无法止血的情况，但如果出血，可用纱布压迫止血，如果仍无法止血，则需要缝合止血。

Q19

在肛门部位有"息肉"的情况下，"这个最好转诊至专科机构"的息肉是什么样的呢？

A19

"肛门息肉"大部分是慢性肛裂的鳞状上皮性息肉，或者是在几乎相同的机制下发生的鳞状上皮性肥大乳头，所以没有恶化的风险。因此，如果能与恶性肿瘤相鉴别的话，无论大小或有无脱出，如果患者在日常排便时感到痛苦的话，我认为还是去专科机构比较好。

Q20

有没有"最好不要用内镜治疗"的息肉？

A20

肛裂和内外痔的息肉发生在齿状线附近，所以施行内镜切除时需要局部麻醉。大的息肉切除后会对肛管造成撕裂伤，所以应该避免施行内镜切除。

Q21

在日本"肛门息肉的内镜切除"可以申请保险吗？

A21

"诊疗一览表"中没有"肛门息肉内镜切除"的项目，所以不能申请保险。

Q22

请告诉我直肠静脉曲张的治疗情况。

A22

在"直肠静脉曲张"一项（⇒ p. 110）中有记载。内镜治疗有 EVL、EIS、APC 等方法，外科治疗有经肛门直肠静脉曲张结扎术。对内痔实施的硬化疗法（ALTA）对直肠静脉瘤曲张同样有效，但不适用于保险诊疗。

Q23

哪些是最好不要切除的皮赘？

A23

我觉得没有什么特别的。皮赘还是一种疾病，如果患者有任何症状，建议切除。

Q24

"脱肛"和"直肠脱垂"是不同的吗？请告诉我分辨方法。另外，有必要区分"脱肛"和"直肠脱垂"吗？

A24

这是两种截然不同的病症，"脱肛"是内痔脱出，"直肠脱垂"是直肠脱出。因为治疗方法完全不同，所以需要鉴别。"用力排便诊断法"是很有用的鉴别方法。请让患者在厕所或者便携式厕所里用力排便，观察脱出状态。花瓣状为"脱肛"，环状为"直肠脱垂"。

Q25

对直肠病变有做点墨标记的必要吗？

A25

少数情况下，在内镜切除后追加切除时，切除部位不明。对于这种有危险的病变，或者直肠切除手术时难以确认部位的病变，需要在手术前进行点墨标记。

Q26

对于直肠肛门部病变的 ESD 有什么注意事项吗？

A26

由于从齿线到肛门边缘有感觉神经的存在，所以对于该部位的病变需要采取止痛对策。另外，伴有痔疮时，血管丰富，容易出血，纤维化也很强，需要充分考虑这些特征进行黏膜剥离。适应证是通过套扎一次性切除困难的腺瘤和推定深度 M 到 SM 的浅层病变和局部复发早期癌。但是全周切除术后瘢痕狭窄的危险性很高，从次全周到全周性病变被认为是相对适应证的。在进行齿线下方的切除时进行局部麻醉，然后注入透明质酸钠，在确保与肿瘤有间隙的情况下进行切除。切除后使用抗炎栓剂是有效的应对肛门疼痛的策略。

Q27

请告诉我"肛门部 ESD"可以切的肌肉纤维和不能切的肌肉纤维。

A27

从肛管的局部解剖来看，黏膜下层是在肛门内括约肌和肛门内、外括约肌之间纵向的联合纵向肌，分散并贯穿肛门内括约肌、外括约肌皮下部，附着在肛管上皮上，形成黏膜皮肤支持韧带（Treitz 韧带）。因此，"肛门部 ESD"时被切断的是这些纤维群。在脱出性内痔和慢性肛裂的病例中有纤维化较强的病例，血管也很丰富，需要小心切除。

Q28

有痔疮的直肠 ESD 有什么注意事项吗？

A28

在有内痔的情况下，如果必须切除内痔部分的话，是容易出血的，而且还会伴随疼痛。所以，对于出血要进行充分的止血操作，对于疼痛建议用局部麻醉等去除疼痛的切除。

Q29

ESD 后从肛门取出大标本有什么窍门吗？

A29

将标本运到直肠下部，先拔出内镜，将肛门镜安装到内镜的外筒，插入内镜后再插入肛门镜，就可以在不损伤标本的情况下取出标本。另外，也可采用在蓄水的便携式厕所里让其排出的方法。

Q30

请告诉我内镜或 ESD 导致穿孔需要造设人工肛门的情况。

A30

如果没有肠管穿孔引起的腹膜炎症状，穿孔较小的话，可以通过保守治疗观察病程。如果是开腹手术，也有只用单纯缝合就能完成手术的情况。如果同时发生腹膜炎，穿孔部较大，或者肠管水肿严重的情况下，在穿孔部位或穿孔部位的口侧肠管上造设人工肛门。腹膜炎痊愈，或者穿孔部位愈合后，可通过手术还纳人工肛门。

引用文献

[1] Nemoto D, et al. A novel retrieval technique for large colorectal tumors by endoscopic submucosal dissection：tumor extraction by defecation. Endosc Int Open 4：E93-95, 2016.

"肛门疾病问诊表"

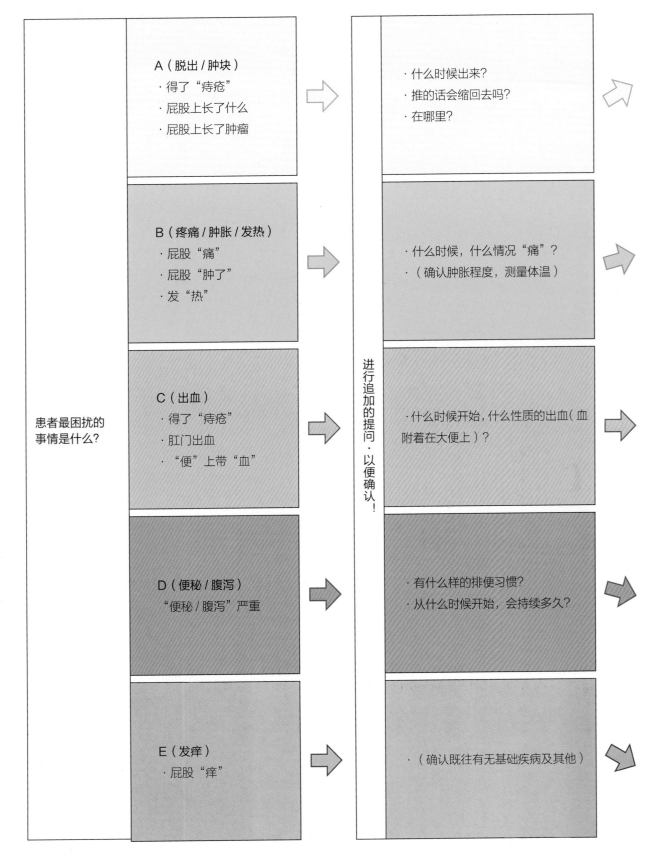

患者最困扰的
事情是什么?

A（脱出 / 肿块）
· 得了"痔疮"
· 屁股上长了什么
· 屁股上长了肿瘤

· 什么时候出来?
· 推的话会缩回去吗?
· 在哪里?

B（疼痛 / 肿胀 / 发热）
· 屁股"痛"
· 屁股"肿了"
· 发"热"

· 什么时候，什么情况"痛"?
·（确认肿胀程度，测量体温）

C（出血）
· 得了"痔疮"
· 肛门出血
· "便"上带"血"

· 什么时候开始，什么性质的出血（血附着在大便上）?

D（便秘 / 腹泻）
"便秘 / 腹泻"严重

· 有什么样的排便习惯?
· 从什么时候开始，会持续多久?

E（发痒）
· 屁股"痒"

·（确认既往有无基础疾病及其他）

进行追加的提问·以便确认!

患者的主诉	医生的追加提问	患者的回答
A(脱出/肿块) · 得了"痔疮" · 屁股上长了"什么" · 屁股上长了"肿瘤"	**医生的追加提问** 什么时候脱出？	**患者的回答** 每次排便时 排便时突然咳嗽 打喷嚏、长距离步行、蹲下 长时间站立工作
	医生的追加提问 一按就缩回去吗？	**患者的回答** 不推也能自然回去 用手指一按就回去 回不去
	医生的追加提问 在哪里？	**患者的回答** 肛门和肛门附近 远离肛门的地方

患者的主诉	医师的确认事项	患者的状态
B(疼痛/肿胀/发热) · 屁股"痛" · 屁股"肿了" · 发"热"	**医师的确认事项** （确认"肿胀"的程度）	**患者的状态** （有肿胀）
	医师的追加提问 痛 什么时候，什么情况"痛"？	**患者的回答** 经常 排便时（后） 擦屁股的时候 碰触的时候 长时间坐着的时候 突然
	医师的确认事项 （测量体温）	**患者的状态** （有高热）

患者的主诉	医师的追加提问	患者的回答
C(出血) · 得了"痔裂" · 屁股出血 · "便"上带"血"	什么时候，有什么性质的出血(血附着在大便上)？	鲜血沾在纸上 鲜红的血滴落下来 喷出红色的血 流出红黑色的血 流出黑血 伴有脓 伴有黏液

患者的主诉	医师的追加提问	患者的回答
D(便秘/腹泻) · "便秘/腹泻"严重	有什么样的排便习惯？ 从什么时候开始，会持续多久？	便秘突然加重了 长期持续着 大便一直很细 腹泻突然加重了 腹泻持续了很久

患者的主诉	医师的追加提问	患者的回答
E(发痒) · 屁股"痒"	· 有没有痔疮的症状、流脓和黏液？ · 有漏大便吗？ · 您有基础疾病吗？ · 是否摄入了大量的刺激性食品(咖啡、红茶等含有咖啡因的食物，酒精、香烟、辣椒、西红柿等)？ · 有日常使用的药物吗？ · 要用力清洗肛门吗？温水清洗座便器的使用次数、时间、压力是多少？ · 有精神上的不安征兆或强迫行为吗？ · 肛门周围的皮肤有没有变化？	有痔疮的症状 有分泌物 有基础疾病病史等，符合提问的内容

可能的疾病	主要的疾病例子	消除认识差距的提示
内痔（p.75）、肛门息肉（p.87）、直肠息肉、直肠脱垂（p.1113）等	外痔、皮赘 内痔 肛周粉瘤	·有的患者认为肛门周围的"凸点、疙瘩"是某种"脱出"，诉说"痔疮出来了"。 ·说"总是有痔疮""用手指按压也挤不回去"的患者，指的是"内痔"脱出的情况，也有指"外痔"和"皮赘"等肛门外的"外痔"脱出的情况。 ·描述为"疙瘩"的情况，有可能产生认识差距。
内痔、血栓性外痔（p.73）、嵌顿内痔（p.75）、外痔（p.72）、肛门息肉、直肠息肉、直肠脱垂等		
内痔、肛门息肉等		
内外痔、外痔、皮赘（p.72）等		

可能的疾病		
内痔（Grade Ⅱ）（p.76）、肛门息肉（p.87）等		
内痔（Grade Ⅲ）（p.76）、肛门息肉、直肠息肉、直肠脱垂（p.1113）等		
嵌顿内痔（p.75）、皮赘（p.72）、血栓性外痔（p.73）、肛门癌（p.189）等		

可能的疾病		
外痔（p.72）、皮赘（Skin tag）（p.72）、内痔（p.75）、肛门息肉（p.87）等		
肛周粉瘤、痔疮（p.100）、肛周脓肿（p.93）、皮肤肿瘤、肛周癌症等		

可能的疾病	主要的疾病例子	消除认识差距的提示
血栓性外痔（p.73）、肛周脓肿（p.93）、痔疮（p.100）、嵌顿内痔（p.75）等	血栓性外痔 肛裂 肛周脓肿 痔疮	·注意疼痛发生的时机和特征。

可能的疾病		
血栓性外痔（p.73）、嵌顿内痔（p.75）、肛周脓肿（p.93）、肛门癌（p.189）、肛门部皮炎等		
肛裂（p.87）、脱出的内痔（p.76）、脱出的肛门息肉（p.87）等 ※遇水后会有渗出：肛门疱疹 ※排便后持续疼痛：脱出的内痔		
血栓性外痔、肛周脓肿、肛门部皮炎、肛门疱疹等		
血栓性外痔、嵌顿痔核（p.75）、肛周脓肿等		
肛裂、神经性盆腔器官综合征等		
血栓性外痔，消散性肛门直肠痛（神经源性盆腔器官综合症）等		

可能的疾病		
肛周脓肿（p.93）等		

可能的疾病	主要的疾病例子	消除认识差距的提示
肛裂（p.87）、外痔（p.72）、肛门溃疡、内痔（p.75）、肛门癌（p.189）等	肛裂 内痔核	·如果肛门出血的话，多数患者都会自我诊断为"肛裂""痔"。
内痔、肛门部静脉曲张（p.110）等		
内痔、肛门部静脉曲张等		
血栓性外痔（p.73）、感染性肠炎、缺血性大肠炎（p.126）、溃疡性大肠炎（p.139）、结肠憩室炎、直肠癌（p.183）、小肠疾病等		
胃癌、胃十二指肠溃疡、结肠憩室炎、小肠疾病等		
肛瘘（p.100）、肛周脓肿（p.93）、溃疡性大肠炎、Crohn病（p.125）等		
溃疡性大肠炎、感染性肠炎、直肠脱垂（p.113）、直肠黏膜脱垂（p.111）、直肠息肉、直肠癌等		

可能的疾病	主要的疾病例子	消除认识差距的提示
宿便性肠梗阻、肠扭转、直肠癌（p.183）、肛门癌（p.189）等	不显性直肠脱垂 梗阻性直肠癌	·由于直肠的原因，有时会出现用力拉不出来、大便稀溏、有残便感、排便时脱出等症状。
慢性便秘、直肠阴道壁松弛、不显性直肠脱垂（p.113）、梗阻性直肠癌、直肠癌、肛门癌等		
过敏性肠炎、慢性裂肛（p.87）、Crohn病（p.125）、直肠癌、肛门癌等		
急性、水样性：感染性肠炎、食物过敏、食物中毒等 急性、黏液性（血液性）：缺血性肠炎、结肠憩室炎等		
慢性、水样性（泥性）：肠易激综合征、乳糖不耐症、其他内分泌疾病等 慢性、黏液：溃疡性大肠炎（p.139）、Crohn病、结肠憩室炎、大肠癌等		

可能的疾病	主要的疾病例子	消除认识差距的提示
内痔（p.75）、裂肛（p.87）、痔（p.100）、直肠脱垂（p.1113）等	肛门瘙痒症 自动温水洗净座便器综合征	·确认有无以下基础疾病，饮食、体重、排便习惯，使用药剂，淋浴、洗澡、上厕所的清洗次数，精神状态（不安症状和强迫行动等），肛门周围的皮肤变化，大便引起的斑点和污垢（卫生状态），有无痔疮等。 ※基础疾病：（糖尿病、肝病、白血病、再生障碍性贫血、甲状腺功能障碍等全身疾病，脱肛、内痔、肛裂、外痔、肛肠脱垂、直肠脱垂、尖锐湿疣、大肠炎、直肠肛门癌、蛲虫病等直肠肛门疾病，萎缩性皮肤炎、脂溢性皮炎、接触性皮炎、平苔藓、硬化性苔藓、良性家族性天疱疮、表皮黑色素细胞肿瘤、白斑症、Bowen病、Paget病等皮肤疾病）
肛门瘙痒症（p.107），自动温水座便器综合征（p.109），皮肤真菌症（p.107），接触皮肤炎（p.107），皮肤疾病[bowen病（p.192）、paget病（p.189）、异位性皮肤炎、尖锐湿疣（p.158）等]，蛲虫症（p.107）等		

为了防止直肠、肛门部位的病变，可采取如下措施

- 将直肠、肛门作为"一个脏器"来看待。
- 做好问诊工作，掌握疾病的发生、发展过程。通过视诊、触诊会阴部、肛门部掌握疾病的进展程度。
- 仔细进行肛门指诊检查，根据病情及时进行肛门镜、直肠镜、内镜检查。

提高"直肠、肛门部的诊察能力"

- 对各种直肠肛门部疾病，特别是直肠肛门部恶性肿瘤的诊断和治疗有了很大的进步。而提高治疗效果的最佳方法就是早期诊断、早期治疗。
- 肛门恶性肿瘤是罕见但最容易出现症状的疾病，在诊断时也不需特殊检查，而是特别重视"视诊、指诊"，如果忽视就会显著降低生活质量。因此，为了促使患者早期接受治疗，我们医务人员必须更加小心谨慎地进行诊疗，以免对患者造成不利影响。
- 有排便障碍和血便等症状的患者多去综合诊疗医生、内科医生处就诊，"便潜血检查阳性"，实行全结肠镜检查的消化内科医生和外科医生接诊了很多诉说排便时出血、肿块、肛门痛等症状的患者，这就要求肛肠科医生进一步提高"直肠、肛门部的诊察能力"。

负责直肠肛门部疾病早发现、早治疗的医生包括全科医生、内科医生、消化内科医生、消化外科医生、肠镜专科医生、肛肠科医生、普外科医生。"看得见，看得到，直肠肛门部病变要好好检查！"

结束语

　　我 1970 年毕业于奈良县立医科大学，进入该大学第一外科学专业（现消化器官、综合外科学专业）学习。1972 年，恩师白鸟常男教授就任教授一职。当时正是肛肠疾病临床研究的高峰期。受到白鸟教授的熏陶，本书是在白鸟教授的"珍惜每一例"理念的严格教导下，积累了大量病例的总结。在奈良县立医科大学消化器、综合外科学专业的肛肠治疗组和健生会土库医院奈良大肠肛门病中心的"吉川团队"（第一代是"稻次团队"）的合作下，我持续了半个世纪的系统性诊断直肠、肛门部疾病。本书是在过去一起诊疗的研究人员，以及医院内新设立的病理诊断科指导下共同完成的成果。此外，在"病例数据收集"方面，奈良肛肠病中心工作人员的全力协助也起到了很大作用。

　　最后，我向接受本书制作企划提案、一直到出版为止给予我指导和帮助的医学书院，以及其工作人员们表达我深深的感谢之情。

稻次 直树